U0292026

纳米刀
肿瘤消融治疗学

主　编　肖越勇　王忠敏

副主编　田锦林　蒋天安　胡效坤　牛立志

人民卫生出版社
·北京·

图书在版编目（CIP）数据

纳米刀肿瘤消融治疗学 / 肖越勇，王忠敏主编 . —
北京：人民卫生出版社，2023.2
ISBN 978-7-117-33806-6

Ⅰ.①纳… Ⅱ.①肖…②王… Ⅲ.①肿瘤 —导管消
融术 Ⅳ.①R730.56

中国版本图书馆 CIP 数据核字（2022）第 195287 号

人卫智网	www.ipmph.com	医学教育、学术、考试、健康， 购书智慧智能综合服务平台
人卫官网	www.pmph.com	人卫官方资讯发布平台

纳米刀肿瘤消融治疗学
Namidao Zhongliu Xiaorong Zhiliaoxue

主　　编：肖越勇　　王忠敏
出版发行：人民卫生出版社（中继线 010-59780011）
地　　址：北京市朝阳区潘家园南里 19 号
邮　　编：100021
E - mail：pmph @ pmph.com
购书热线：010-59787592　　010-59787584　　010-65264830
印　　刷：北京华联印刷有限公司
经　　销：新华书店
开　　本：889×1194　1/16　　印张：15
字　　数：403 千字
版　　次：2023 年 2 月第 1 版
印　　次：2023 年 2 月第 1 次印刷
标准书号：ISBN 978-7-117-33806-6
定　　价：148.00 元

打击盗版举报电话：010-59787491　E-mail：WQ @ pmph.com
质量问题联系电话：010-59787234　E-mail：zhiliang @ pmph.com
数字融合服务电话：4001118166　　E-mail：zengzhi @ pmph.com

编　者

（按姓氏汉语拼音排序）

丁晓毅（上海交通大学医学院附属瑞金医院）

杜　鹏（中国人民解放军总医院第六医学中心）

何晓锋（中国人民解放军总医院第一医学中心）

胡效坤（青岛大学附属医院）

黄　蔚（上海交通大学医学院附属瑞金医院）

蒋天安（浙江大学医学院附属第一医院）

李　婕（中国人民解放军总医院第一医学中心）

李　竞（中国人民武装警察部队特色医学中心）

李成利（山东省立医院）

马　丽（中国人民解放军总医院第一医学中心）

马旭阳（中国人民解放军总医院第一医学中心）

马洋洋（暨南大学附属复大肿瘤医院）

孟凡银（中国人民解放军总医院第一医学中心）

孟亮亮（中国人民武装武警部队北京市总队医院）

牛立志（暨南大学附属复大肿瘤医院）

田锦林（厦门市第三医院）

王忠敏（上海交通大学医学院附属瑞金医院）

魏颖恬（中国人民解放军总医院第一医学中心）

吴　斌（中国人民武装武警部队北京市总队医院）

肖越勇（中国人民解放军总医院第一医学中心）

薛晓东（中国人民解放军总医院第一医学中心）

薛志孝（天津市鹰泰利安康医疗科技有限责任公司）

杨　杰（中国人民解放军总医院第一医学中心）

杨　坡（哈尔滨医科大学附属第四医院）

张　肖（中国人民解放军总医院第一医学中心）

张　欣（中国人民解放军总医院第一医学中心）

张立成（山东威海市立医院）

张啸波（中国人民解放军总医院第一医学中心）

张忠亮（中国人民解放军总医院第一医学中心）

赵　颖（中国人民解放军总医院第一医学中心）

主编简介

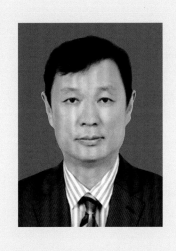

肖越勇　医学博士、主任医师、教授、博士研究生导师。就职于解放军总医院第一医学中心。任第二十一届国际冷冻治疗协会主席，亚洲冷冻治疗学会名誉主席，中国抗癌协会肿瘤微创治疗专委会主任委员，中国医药教育协会常务理事兼介入微创治疗专委会主任委员，肿瘤纳米刀消融治疗分会主任委员，国家肿瘤微创治疗产业技术创新战略联盟副理事长，磁共振介入专委会副主任委员，中国医师协会介入医师分会常务委员兼磁共振介入学组副组长，北京医师协会介入放射专业医师分会副主任委员，北京医学会介入医学分会副主任委员。兼任国家卫健委制订《肿瘤消融治疗技术管理规范》专家组副组长，《中国介入影像与治疗学》杂志主编，《中国医学影像学技术》杂志常务编委，《介入放射学》中英文版杂志常务编委，《中华放射学杂志》编委。

肖越勇教授从事影像诊断与介入治疗工作40余年。曾在哈佛医学院做高级访问学者，专修CT、MRI引导下介入治疗。始终坚持一线工作，重视科研，致力于影像诊断与介入治疗，注重微创介入手术细节、手术质量和疗效，尤其在非血管介入的研发与临床应用方面做出了巨大贡献。获得多项科研成果奖和专利。承担国家自然科学基金研究项目4项，科技部重大支撑课题2项，参与多项国家级与省部级课题及国际合作课题。注重在CT、MRI引导微创介入治疗的基础研究和临床应用，设计多项CT、MRI引导微创介入手术方法，提出影像学引导肿瘤微创个体化治疗、肿瘤适形冷冻消融治疗方法及策略等理念，组织讨论并制订国内第一批肿瘤冷冻消融和纳米刀消融相关技术的系列专家共识；引进纳米刀肿瘤消融新技术，并对此技术的优势、局限性和临床应用做了大量深入研究，为国产化纳米刀设备的临床应用做出了贡献。2020年获得第四届"国之名医·卓越建树"荣誉称号。

在国内外期刊发表论文200余篇。主编著作《氩氦刀肿瘤消融治疗技术》《CT介入治疗学（第3版）》《脊柱介入治疗技术》；副主编著作《肝脏肿瘤消融治疗学》《磁共振导引微创诊疗学》《胰腺整合介入治疗学》；主译著作《介入性磁共振》。

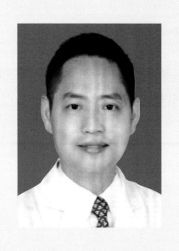

　　王忠敏　主任医师,教授,博士研究生导师。长期从事血管和肿瘤疾病的介入治疗,带领团队在常见病、高发疾病的早筛早诊早治、疑难复杂和急危重症疾病的影像学诊断与介入微创治疗方面积累了较为丰富的实践经验。任中国医师协会介入医师分会副会长、中华医学会放射学分会介入学组副组长、中国抗癌协会肿瘤消融治疗专业委员会副主任委员、中国临床肿瘤学会放射介入专业委员会副主任委员、上海市医师协会介入医师分会副会长、上海医学会放射学分会副主任委员等。荣获“国家卫生健康突出贡献中青年专家”“上海医务工匠”“上海市卫生系统优秀学科带头人”“上海市杰出专科医师奖”等称号。

　　王忠敏教授率先在国内采用四维电磁导航和机器人人工智能导航系统对肿瘤同步进行活检和消融微创治疗;在国内较早进行纳米刀消融和放射性粒子近距离植入治疗,就肿瘤早诊与介入综合治疗策略牵头制定国内外相关介入诊疗专家共识和指南;领衔研发了具有自主知识产权的系列腔道性内照射支架和抗癌药物缓释消化道支架,并建立了复杂性气道梗阻性疾病的多学科介入诊疗关键技术和体系;在介入相关材料研发和3D打印技术研究等方面也获得重大进展,系列研究成果发表在国际顶级期刊。

　　王忠敏教授主持国家自然科学基金4项,省市级课题20余项,以第一完成人获得教育部科学技术进步奖二等奖、中华医学科技奖二等奖、华夏医学科技奖二等奖、上海市科学技术进步奖二等奖、上海医学科技奖三等奖各1项。获得发明和实用新型专利10项,以第一及通信作者在 *Cancer research*、*J Control Release*、*GI Endoscopy*、*Frontiers in Immunology* 等 SCI 期刊发表论文近50篇,主编和合编8部著作,牵头或参与制定行业内专家共识13项。

内容提要

本书详细介绍了纳米刀肿瘤消融治疗的原理、技术方法、消融参数设置和操作步骤。按照章节系统地介绍了各部位肿瘤的纳米刀消融治疗操作技巧。根据临床实践积累的丰富经验,通过大量实际病例的展示详细叙述了患者的选择、术前准备、麻醉、手术操作方法、布针技术、消融参数设置与调整、术后恢复、围术期护理以及并发症的发生与处理等内容,并论述了纳米刀肿瘤消融治疗的优势和局限性。让读者能够全面掌握纳米刀消融治疗的基本方法,通过手术图像和文字讲解,最终达到手把手教会读者的目的。

序

  不可逆电穿孔技术,又名纳米刀,作为一种新兴的局部肿瘤消融技术,在国际上已经历了十多年的探索和临床应用。虽然我国纳米刀技术起步较晚,但在肖越勇、王忠敏和牛立志等一批有责任、有担当的肿瘤微创介入学者的不懈推动下,纳米刀技术在国内逐渐推广,其在肿瘤治疗中的独特价值越来越获得认同。目前,该技术已在肝脏、胰腺、肾脏等多部位肿瘤进行临床应用,并编写发表了多个国内纳米刀技术的专家共识和规范。

  纳米刀的独特之处在于其消融的高度"选择性",能选择性地消灭肿瘤细胞,保留脉管、神经等的正常结构。因此,对于一些靠近血管和其他重要脏器的病灶就可以选择纳米刀进行消融治疗。纳米刀消融治疗引起肿瘤细胞膜的不可逆穿孔,会导致大量肿瘤特异性抗原的释放,激活肿瘤免疫、增强抗肿瘤免疫反应。此外,纳米刀与免疫治疗结合可能发挥协同作用,在肿瘤治疗中的潜力未来可期。

  此外,令人欣慰的是,在肿瘤微创医师的推动下,国内企业界积极响应,研发出了国产纳米刀。初步临床应用结果显示,国产纳米刀的性能和临床疗效完全可与国际最先进的设备媲美,从而打破了国外产品的垄断局面,极大地增强了纳米刀技术的可及性。

  源于此,我对纳米刀这项技术及临床应用充满了信心。但鉴于目前在国内的推广和普及还面临一些技术方面的困难,亟需一本具有实用价值的专著来指导和促进纳米刀技术在国内的开展,作为国内最早开展纳米刀技术的一线临床医师,本书作者当仁不让。他们组织编写团队,历时5年,终于完成这一专著。该书针对全身不同部位肿瘤,从技术原理、手术技巧、麻醉及围手术期护理等方面对纳米刀消融治疗进行了全面细致的介绍。该书汇集了国内知名专家们的宝贵临床经验,对开展纳米刀消融治疗的基础研究和临床推广有重要参考价值,尤其为即将开展纳米刀临床应用的读者提供宝贵的经验和指引。

  综上,我欣然推荐这本专著。

中国科学院院士
2022年秋分于南京

前　言

在我从事影像学诊断与介入治疗专业的 40 余年里，我对微创诊疗的发展和进步深有感触，随着影像学设备和技术的发展，对疾病显示所获得的信息更丰富和全面、影像学引导的微创介入手术更为简便，使许多疾病的诊疗模式发生了根本的变化，这种改变还在持续地进步。肿瘤消融治疗创伤小、操作简便、适应证广、患者耐受性好、可反复应用，其疗效甚至与外科手术相媲美，基于温度变化的热或冷的物理消融已经被广泛应用于肿瘤的临床治疗并发挥着巨大作用。但在临床实践中，总有部分肿瘤因生长部位特殊而无法进行温度消融，这部分患者的治疗效果则大打折扣，长期以来我们努力探索能够改变此种状况的技术方法，不可逆电穿孔消融技术（纳米刀）的问世为此带来了希望。纳米刀作为一种新型的消融技术，其工作原理、治疗模式与温度消融完全不同。自 2013 年起我们收集全球的有关纳米刀治疗的全部资料进行学习和"消化"，2014 年初拿到纳米刀进口样机以后即展开纳米刀消融的实验动物研究，研究生们对小型猪的胰腺、肝脏、肾脏、肺，甚至大脑进行了详细的纳米刀消融研究，获得了大量的研究数据，完全掌握了纳米刀消融的技术特点。我本人于 2014 年 12 月赴美参加纳米刀消融治疗技术培训班、再次重温了纳米刀动物实验技术，并观摩了对胰腺癌和肝癌患者实施的纳米刀消融治疗手术，掌握了纳米刀的临床应用方法。2015 年 7 月国家药品监督管理局批准陡脉冲治疗仪用于临床后，我们即完成了国内首例胰腺癌的纳米刀消融治疗，随后纳米刀消融治疗的临床应用研究全面展开。随着国内各大医院肿瘤微创治疗专家的加入和纳米刀消融治疗病例的增多，纳米刀消融治疗的潜力在临床上逐渐得到发挥。国际和全国的纳米刀肿瘤消融治疗学术交流多次召开，学术团体得以成立。随着纳米刀设备的国产化，纳米刀消融治疗成为一种更为亲民的治疗技术。

为了让更多的医生学会和掌握应用纳米刀消融治疗技术，我们历时 5 年撰写此书，从技术原理、临床消融方法步骤、布针原则、消融技术参数、消融疗效评价和随访等方面进行系统全面的论述，以期能通过手把手的教学模式教会大家进行纳米刀消融治疗。愿此书成为纳米刀肿瘤消融临床工作的必备工具书，并希望通过读者的临床应用获得反馈信息，以便再版时进一步完善提高此书的内容。

肖越勇

2022 年秋于北京

目 录

第一章
纳米刀技术的发展史

第一节　自然界电现象

电(electricity)是一个物理学名词,是一种电子运动所带来的自然现象。早在2 500多年前,古希腊哲学家Thales(公元前624—公元前546年)(图1-1)就发现人们常随身佩戴的琥珀经摩擦后,会吸引羽毛或木屑,并将此称为"静电"。我国东汉时期的《说文解字》(公元100—121年)有记载"电,阴阳激燿也。从雨,从申"。中国古人认为电是自然现象,是通过"闪电"发现它的存在的,认为是阴气与阳气相激而生成的(图1-2)。明代梅膺祚1615年编成的《字汇》中,也有"雷从回,电从申。阴阳以回薄而成雷,以申泄而为电"的描述,中国古人对电方面的研究贡献不多,仅限于自然现象如雷电的观察认识。

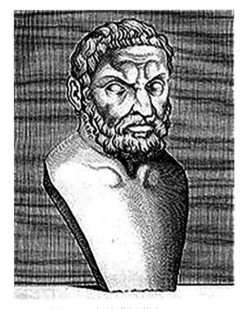

图1-1　古希腊哲学家Thales

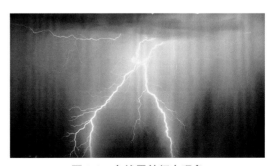

图1-2　自然界的闪电现象

1600年,英国科学家Gilbert(1544—1603年)(图1-3)多次实验发现"电力""电吸引"等诸多现象,创造并使用了"电"这个词,在此之前人们将"电"称为"琥珀(amber)",Gilbert被誉为"电学研究之父";1660年,德国物理学家、工程师Guericke(1602—1686年)(图1-4)发明了一件原始的静电发生仪,由一个硫磺球和两个手柄组成,摇动其中一个,就会和另一个摩擦而产生静电。

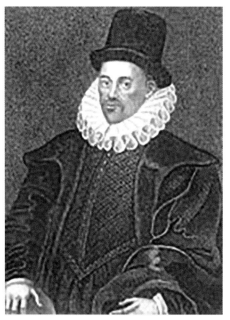

图 1-3 英国科学家 Gilbert

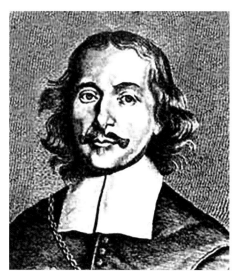

图 1-4 德国物理学家、工程师 Guericke

1733 年,法国科学家 Charles Dufay(1698—1739 年)(图 1-5),根据吸引和排斥的原理把电荷分为两种,并以"玻璃电"和"琥珀电"命名。1747 年,美国科学家 Benjamin Franklin(1706—1790 年)(图 1-6),首次定义用丝绸摩擦过的玻璃棒带的电荷为正电荷(图 1-7),用毛皮摩擦过的橡胶棒带的电荷为负电荷(图 1-8)。

20 世纪初,原子结构被发现,电的起源和原理才被比较精确的书面定义。物体是由分子和原子构成的,原子是由原子核和核周围高速运转的电子构成,电子带负电荷,原子核由带正电荷的质子和不带电荷的中子构成,质子的电荷量等于电子的电荷量,因此,原子呈中性(图 1-9)。当摩擦时外部高速运转的电子转移到别的物体上,导致电荷分布不均衡,使失去电子的物体带正电荷,获得电子的物体带负电荷(图 1-10)。带等量正、负电荷的两个物体接触时,正、负电荷会相互转移,使物体恢复到不带电的状态,即中和状态。中和发生的过程即是电子转移流动和放电的过程,伴随着放电的是光能、热能、声能释放和传播的现象。

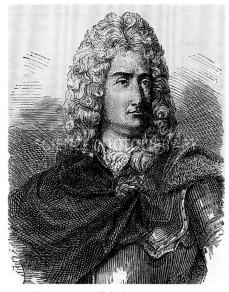

图 1-5 法国科学家 Charles Dufay

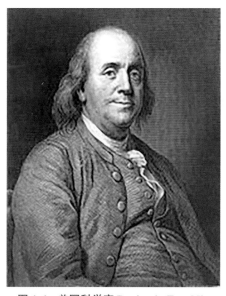

图 1-6 美国科学家 Benjamin Franklin

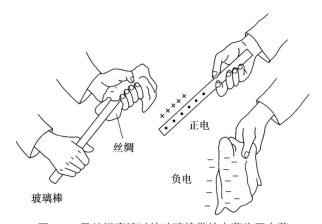

图 1-7　用丝绸摩擦过的玻璃棒带的电荷为正电荷

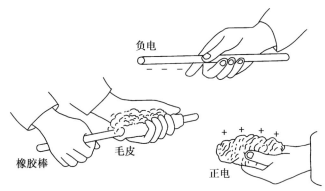

图 1-8　用毛皮摩擦过的橡胶棒带的电荷为负电荷

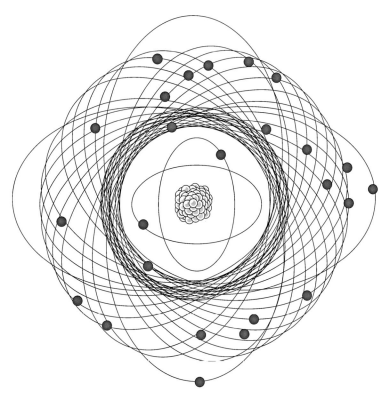

图 1-9　铁原子原子核及核外电子模式图

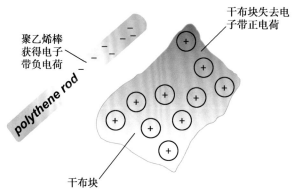

图 1-10 聚乙烯棒和干布块摩擦发生电荷转移

polythene rod: 聚乙烯棒。

电通常以静电单位库仑度量,1 库仑(C)=1 安培·秒(A·s),也就是说若导线中有 1A 的稳恒电流,则在 1s 内通过导线的横截面积的电量为 1C。电荷的定向运动称为电流。在金属物质中,电流是电子在外电场力作用下的定向运动而形成的。在电解液中,电流是正、负离子在外电场力的作用下定向运动而形成的。在绝缘物质中几乎没有自由电子,在外电场力的作用下,绝缘物质中没有电流形成。电流的方向和大小随时间变化的电流称为交流电;电流的方向和大小不随时间做周期性变化的电流称为直流电。这里的外电场是电子定向移动的动力,称为电压;电子定向移动会遇到阻力,称为电阻,不同的物体电阻不同。

第二节 外电场对细胞行为及功能的影响

一、正常细胞的结构与膜电位

细胞是一切生物体结构和功能的基本单位。人体约有 10 多种不同类型的细胞,其形态和大小随其所在环境和功能不同而呈现显著差异(图 1-11)。细胞的基本结构是细胞膜、细胞质和细胞核。细胞膜是由脂类、蛋白质、糖类等组成,脂质分子以非极性基团向内、亲水性基团向外作双分子定向规则排列,膜蛋白镶嵌在脂质双分子层中(图 1-12)。细胞膜对离子有一定的通透性,因而具有一定的导电性。但是和以电解质水溶液为主的细胞质的电导相比则小得多。因此,细胞可以近似看作具有介质特性的细胞膜(近似等效于电容)包围着的易导电的细胞质(近似等效于电导)。细胞内含有细胞器及细胞核,前者是指散布于细胞质内具有一定形态和功能的微结构或微器官,包括线粒体、内质网、高尔基体、核糖体及中心体等,后者是指细胞内含有遗传物质 DNA 的封闭式膜状胞器,由核膜及核仁构成(图 1-13)。

人体的主要成分是水和无机盐。水分子是极性分子,氢氧原子间形成极性共价键,相邻的水分子形成不稳定的氢键,使水有较强的内聚力和表面张力。水分子的共价键,其他无机盐分子的正负电荷、有机大分子形成的共价键和电荷区、生物大分子的电荷区等等,组成了生物电的分子基础。分子水平的物质有其特殊的电性。分子的电性是细胞生物电产生的基础。

既然人体各组织和器官的电现象的产生是以细胞水平的生物电现象为基础的,那么,什么是细胞生物电呢? 细胞生物电是如何产生的?

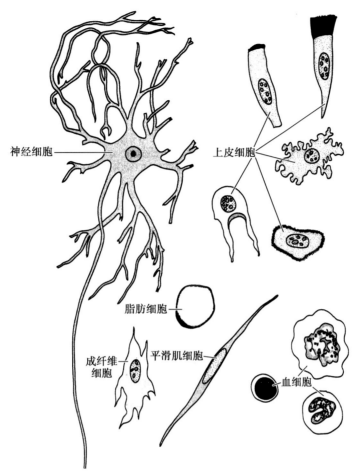

图 1-11 不同类型的细胞

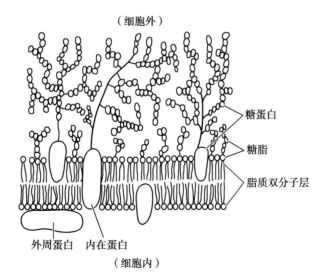

图 1-12 细胞膜结构

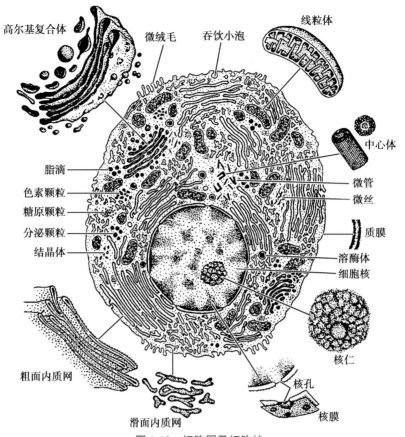

图 1-13　细胞器及细胞核

（一）细胞静息电位

一个独立的细胞,其细胞表面任意两点间电位相等而无电位差,这是保持细胞正常形态的基本条件。但细胞膜两侧具有电位差。每个细胞内、外都有很多离子,比如 Ca^{2+}、Na^{+}、K^{+} 等。其中,细胞内 K^{+} 的浓度是 177mmol/L,细胞外液 K^{+} 的浓度是 4mmol/L,浓度差的存在使细胞膜内外电位不同。由于一开始细胞膜内外电荷平衡,而外流的 K^{+} 带正电,K^{+} 的外流使细胞内出现了剩余负电荷,使细胞膜内总体带负电,细胞膜外带正电,两者之间形成了一个电场,电场方向由细胞膜外指向细胞膜内。而 K^{+} 带正电,它受到顺着电场方向的电场力作用,这种电场力阻止了 K^{+} 的外流。当这种电场力正好等于浓度差引起的外流力时,K^{+} 不再流动,细胞内外达到平衡状态。这种使离子产生运动的电就是人体细胞的生物电,这时的电位差称为细胞的静息电位(图 1-14)。

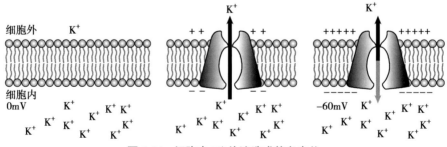

图 1-14　细胞内 K^{+} 外流造成静息电位

在测量膜电位时,通常将膜外电极接地,使其固定在零电位,安静时记录到的膜内电位一般为负值,范围在 $-100\sim-10$mV。如骨骼肌细胞约为 -90mV,而神经细胞约为 -70mV。静息电位是一稳定的直流电位,只要细胞未受刺激并且代谢维持正常,膜内负电位就恒定地持续下去。静息电位(以及其他形式的膜电位)一般用膜外电位为零时的膜内电位的数值来表示。膜电位的绝对值代表电位差的大小,而膜电位的符号说明了膜内电位与膜外电位的关系。例如,静息电位为 –90mV 有两层含义,一是说明膜内外电位差为 90mV;二是说明由于膜内电位是负值,说明膜内电位低于膜外90mV。而膜电位发生变化时,如由 –90mV 变为 –100mV,负值增大(绝对值增大),也称为膜电位增大(电位差增大);反之,当 –90mV 变为 –70mV 时,则称为膜电位减小,而此时膜内电位较静息时升高了。静息电位的产生是由于膜两侧不同极性的电荷积聚的结果,把这种静息时位于膜两侧电荷(外正内负)的分极状态称作极化。当膜电位增大(如 –90mV 变为 –100mV)时,称为超极化;当膜电位减小(如由 –90mV 变为 –70mV)时,称为去极化;细胞在发生去极化后膜电位再向静息电位方向恢复的过程,称为复极化。

(二) 细胞动作电位

可兴奋细胞在受到适当刺激后,其膜电位将发生短暂的、可扩布的电位变化,称之为动作电位。细胞的动作电位包括峰电位和后电位两部分,其过程为受刺激后膜电位由静息电位快速地升高,并逆转成为正电位,即膜电位发生了快速和大幅度的去极化变化。随后,膜电位又迅速复极化恢复至静息电位水平,动作电位的去极化和复极化过程进行得非常快,产生的电位变化形似尖耸的峰,称为峰电位。峰电位一般持续时间约 1~2ms。

动作电位可沿细胞膜不衰减地传导,直至传遍整个细胞,这是动作电位的一个重要特点。当某一局部受刺激而产生动作电位时,此处细胞膜出现反极化,即表现为外负内正的电位变化,在动作电位发生部位,膜内电位高于邻近的静息部位,而膜外电位则低于邻近的静息部位。由于存在这种电位差,在动作电位发生部位与邻近的静息部位之间便可产生微小的电流。电流方向在膜外由静息部位流向动作电位发生部位,而在膜内则由动作电位发生部位流向静息部位(图 1-15),这种电流称为局部电流。局部电流的产生使邻近的静息部位膜内电位升高而膜外电位降低,即发生一定程度的去极化,当去极化达到阈电位水平时,就能触发该处产生新的动作电位。于是,在新产生动作电位的部位又会与其下游相邻的静息部位之间产生局部电流,如此不断向前推进,动作电位便很快传遍整个细胞。

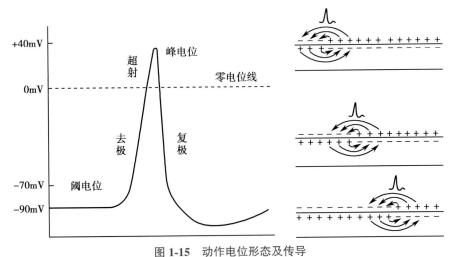

图 1-15　动作电位形态及传导

二、脉冲电场中细胞的行为及生物化学变化

以上是细胞本身存在的电现象,那么当一个细胞置身于外加脉冲电场环境下,会发生什么现

象呢？

当每厘米数千伏级的电脉冲强度,持续数微秒到数毫秒,就会引起细胞膜半通透性丧失,细胞内带电离子及代谢产物就会无选择地渗漏到细胞外,同时,细胞外的一些药物、分子探针及 DNA 物质也很容易进入细胞内,我们把这一现象称为电穿孔现象。当更高强度的电场施加于细胞时,细胞膜会发生细胞间的膜融合、膜泡形成甚至细胞膜崩解而致细胞溶解。也就是说,处于脉冲电场中的细胞会发生电穿孔现象、膜融合现象、膜崩解现象等,其中电穿孔现象是最基本的现象。这些现象反映了细胞膜在电脉冲作用下的生物化学变化,对研究细胞膜的结构及功能具有重要意义。

细胞膜在脉冲电场作用下发生电穿孔现象的机制如何呢? 我们知道,细胞膜的主要结构是脂质双分子层结构,在此基础上还有一些蛋白质通道。要研究细胞膜的电穿孔机制,首先要弄清楚脂质双分子层发生电穿孔的机制。下面将先阐述脂质双分子层的电穿孔机制,进而阐述细胞膜的电穿孔机制。

（一）脉冲电场引起脂质双分子层电穿孔术的分子机制

在电压 150~500mV 之间时,脉宽数微秒到数毫秒的电脉冲,就能够使脂质双分子层(lipid bilayer)被击穿。脂质双分子层被击穿时,单位厚度的膜所承受的最大电压称为介电强度,脂质双分子层厚度在 5nm 时介电强度为 300~1 000kV/cm。介电强度主要取决于脉冲电场(pulse electric field,PEF)的电压幅值及时间长短。在 PEF 作用下,脂质双分子层的脂类分子会发生动力学改变,导致定向分布,从而产生一个亲水极,这样会破坏脂质双分子层对电解质离子的屏障作用,使得脂质双分子层有电流通过,从而产生电热效应(焦耳效应),使得脂质双分子层发生热相变,引起脂质分子构象的改变和重新排列,现有结构膨胀产生新的疏水孔道,然后形成结构上更加稳定的亲水孔道。在这种情况下,脂质双分子层的凝胶相(S 态)和液晶相(F 态)混合存在,其表观渗透率(apparent permeability),用 P_{app} 表示,可以用如下方程式表示:

$$P_{app}(T) = P_{S\alpha S}\exp(-E_s/RT) + P_{F\alpha F}\exp(-E_F/RT) + P_{B\alpha_B}\exp(-E_B/RT)$$

式中 P 为脂质双分子层的渗透性,α 为脂质组成成分,E 是渗透性的温度依赖术语,相当于 Arrhenius 活化能,S、F、B 分别代表脂质双分子层的凝胶相(S 相)、液晶相(F 相)和这两相的交界处的脂质聚集相(B 相),B 相还可以作为测量脂质双分子层波动特性的参数,如交界区域的压缩系数、热容量等。在温度接近脂质小泡的相变温度时,Na^+、K^+ 及其他亲水性分子的渗透性存在明显的最大化,处于相变区域的脂质小泡用参数 α_B 来表示。跨双分子层的各类离子通路在有脂质小泡的交界区域优先形成,用公式表示就是:$P_B \gg P_S$、P_F。这些交界区域可以看作是晶格的缺损区,在该区域的脂质分子缺乏相互间的作用力,受到相邻分子的约束力最小,容易发生运动。溶剂分子及水合离子很容易在这些波动的缺损区透过。对于非极性物质,$P_F > P_S$,$P_B = 0$;对于中性物质,$P_F > P_S > P_B$。

晶格缺损区不是一成不变的,在数皮秒到数分钟的时间范围内,它一直处于波动状态。脂质分子内的纠缠(如 CH_2—CH_2 键的顺反式转变)发生在 5ns 的时间范围内,纠缠构象在其相邻分子间的延伸发生在 20~200μs 的时间范围内。在这些快速的事件过后,就会出现一个缓慢的、高度相互协作的结构重组,一般在数毫秒到数分钟的时间范围内完成。脂质分子的旋转在数毫秒内完成。脂质的横向弥散系数达 $1 \times 10^{-8}/(cm^2 \cdot s)$,脂质的跨双分子层翻转是一个非常缓慢的过程,一般在数小时到数天的时间范围内完成,可看作是一个时间恒量,在 PEF 撤出后可测量获得,反映了分子热运动的不同模式。当施加外电场后,电偶的定向速率会加强,加强的程度可根据以下方程式进行计算:

$$\kappa_{elec} = \kappa_0 \exp[-r\Delta M_{elec} \cdot E_{membr}/RT]$$

式中 κ_0 为零电场状态下的速率常数,为 κ_{elec} PEF 状态下的速率常数,r 是从 0~1 之间的分摊常数,ΔM_{elec} 为分子摩尔电运动的微分,E_{membr} 为跨脂质双分子层的电场强度,R 是气体常数,T 是热力学温度。脂质双分子层的电穿孔动力学变化可以通过充电脉冲弛豫方法或者电导率方法进行测算。脂质双分子层的电击穿发生在亚微秒时间范围内。一个巨大的脂质小泡(直径 40μm)的跨膜电位($\Delta \Psi_{membr}$)的产生取决于盐浓度,且在微秒时间内完成。理论上讲,$\Delta \Psi_{membr}$ 的产生和取决于脂质小泡半径(R_{cell})的电场强度、介质内部和外部特定的电阻率(r_{int} 和 r_{ext})之间存在如下函数关系:

$$\Delta \Psi_{membr}=1.5R_{cell}E_{app1}\cos\theta\left[1-exp\left(-t/T_{membr}\right)\right]$$

式中 θ 为电场线与常规线(脂质小泡中心到膜表面感兴趣点之间的连线)的夹角,膜的弛豫时间(T_{membr})可表示为:

$$T_{membr}=R_{cell}C_{membr}\left(r_{int}+r_{ext}/2\right)$$

式中 C_{membr} 为每单位膜面积的电容,由于实验测量得到的 T_{membr} 和电穿孔的快相很相似,故膜穿孔可能起始于脂质双分子层存在波动的晶格缺损处。

一旦缺损局部存在电流(i),那么局部就会产热,产热量的大小等于 $i^2r\Delta t$,这里的 r 是缺损区域的电阻率,Δt 是电场的持续时间。局部产热可引起相变或脂质分子的排列紊乱,局部温度可以在数微秒至数毫秒内严重升高,如果 Δt 的值是数毫秒或更长,那么,局部产生的电流就会产生电渗透作用,从而扩大原缺损区。时间分辨荧光成像方法可以观察到大的脂质小泡(直径 40μm)上所形成的微米级孔的大小。脂质双层膜在脉冲电场作用下发生可逆性电穿孔(reversible electroporation,RE)及其随后的修复过程见图 1-16、图 1-17。

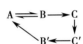

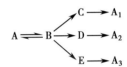

图 1-16　脂质双层膜在脉冲电场作用下发生 RE 及修复过程

从 A 到 B 为第一阶段,代表在亚微秒或更短时间内发生的可逆性穿孔起始阶段,这一阶段是可逆性的;B 到 C 为第二阶段,代表孔扩大阶段。也就是说,在第一阶段以后,如果脉冲电场(PEF)的跨膜电位超过了膜的绝缘强度值,就会出现孔的继续扩大,这一阶段是不可逆性的,因为这时孔的重新愈合需要在电脉冲停止后数秒到数分钟的时间内才能完成;从 C′ 到 B′ 为第三阶段,代表 PEF 撤出后,在数秒到数分钟的时间内,扩大的孔经愈合恢复到初始形成时的大小;从 B′ 到 A 为第四阶段,代表 PEF 撤出后,在第三阶段的基础上,孔继续愈合,达到穿孔前的状态。

图 1-17　脂质双层膜在脉冲电场
作用下发生 IRE

如图所示,第一阶段和图 1-16 类同;第二阶段从 B 到 C、D、E,代表 PEF 强度加大,大大超过了膜的绝缘强度值时,极化的分子在强大的电场推力下,出现膜小泡的破碎,此过程是不可逆性的;第三阶段,从 C、D、E 分别到 A1、A2、A3,代表 PEF 撤出后,膜的碎片逐渐愈合,形成新的更小的小泡,此过程也是不可逆性的。

(二)脉冲电场引起细胞膜电穿孔术的分子机制

大家知道,细胞膜和单纯的脂质双分子层不同,细胞膜上面存在许多特定的蛋白质通道,这些蛋白质通道的开放与关闭依赖于跨膜电位,当跨膜电位达到 50mV 左右时,蛋白质通道开放,达不到时则处于关闭状态。这一跨膜电位远远低于细胞膜的绝缘强度值,因此,不会造成细胞膜的穿孔。如果外加一个脉冲电场,细胞膜上的这些蛋白质通道在跨膜电位($\Delta \Psi_{membr}$)没有达到击穿(击穿电位为 150~500mV)之前会大量开放,这时通过这些通道的电流就会加大,超过原本这些通道能够承受的值,继发的电热效应及通道功能基团的电子构象的改变使这些蛋白质通道发生不可逆性的变性,出现细胞膜穿孔现象。因此,细胞膜的电穿孔,除了具有前述的脂质双分子层的一般机制外,还有细胞膜上这些蛋白质通道的改变机制。细胞膜发生电穿孔的机制及过程见图 1-18、图 1-19。

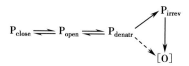

$$A \rightleftharpoons B \longrightarrow C \longrightarrow C' \longrightarrow B' \longrightarrow A$$

图 1-18　细胞膜磷脂部分发生电穿孔过程

$$P_{close} \rightleftharpoons P_{open} \rightleftharpoons P_{denatr} \begin{array}{c} \nearrow P_{irrev} \\ \downarrow \\ [O] \end{array}$$

图 1-19　细胞膜的蛋白质通道部分发生电穿孔的过程
从 P_{close} 到 P_{open} 为第一阶段,代表蛋白质通道从关闭
到开放的过程,耗时数微秒,为可逆性过程;从 P_{open} 到
P_{denatr} 为第二阶段,代表蛋白质通道从开放到蛋白质可
逆性变性的过程,耗时数毫秒到数秒,为可逆性过程;从
P_{denatr} 到 P_{irrev} 及 O 的过程为第三阶段,分别代表蛋白质
通道从可逆性变性到不可逆性变性的过程,以及可逆性
变性的蛋白质被细胞内吞噬作用清除而再利用的过程,
为不可逆性过程;从 P_{irrev} 到 O 的过程为第四阶段,代表
不可逆性变性的蛋白质被细胞内吞噬作用清除而再利
用的过程,耗时数分钟,为不可逆性过程。

　　细胞膜脂质部分的电穿孔愈合过程类似于脂质双分子层及脂质小泡的电穿孔愈合过程,耗
时约数毫秒到数秒;但膜蛋白的情况就较为复杂,这一过程耗时数纳秒到数小时不等。实验研究
表明,细胞膜的电穿孔可以通过其渗透性改变、导电性改变及荧光显像等方法进行检测,得出图 1-18、
图 1-19 的图示结果。人类红细胞膜上的 Na^+-K^+-ATP 酶在外加脉冲电场作用下能够产生跨膜电流,
这一效应能够被毒毛旋花子苷所抑制。

　　对于细胞膜,尚存在电场其他的继发效应,不能通过上述图示所能够展示的。通过快速冷冻
电镜法捕捉到的分子事件和导电率测量所得到的结果完全一致。通过导电率测量,一个在亚微秒
内形成的孔能够被离子泄露实验记录下来。孔扩大过程发生在 100μs 内,孔的完全或不完全愈合
过程发生在之后的数毫秒内。直到外电场停止后 10ms,电镜才能够观察到孔样结构。很明显,电
镜捕捉到的相对较大的孔样图像是外电场继发效应造成的,可能反映了细胞支架网络的重组情
况。电穿孔后细胞所固有的膜电位的丧失同样会导致脂质的不对称性丧失或胞质内超微结构的
丧失。

　　要想获得大规模的细胞膜结构的改变,就要施加一个能够产生跨膜电位($\Delta\Psi_{membr}$)为 1V 的
PEF,且脉宽为数毫秒或更长。这时,就会产生很多细胞碎片。倘若 PEF 的场强稍高于细胞膜击穿
电压一点点,就会形成许多细胞膜小泡。显著增高的外电场能够造成被击穿细胞发生继发效应而
溶解,这个现象在人类红细胞身上已经得到很好的证明。已经证明,细胞的溶解是由于细胞质中大
分子物质造成的胶体渗透压升高造成的。因此,防止细胞出现溶解的方法,也可以采用增加细胞外
溶液中的大分子物质的方法来提高细胞外的胶体渗透压,值得一提的是,大分子物质的直径一定要
大于细胞穿孔的直径。这样就会阻止细胞肿胀,促进细胞膜愈合(图 1-20)。

　　直到现在,有关 PEF 对细胞膜的化学方面的效应尚不清楚,$\Delta\Psi_{membr}$ 将不可避免的改变细胞
膜特定蛋白的电荷分布,这种电荷分布的改变通过两种途径实现:一是通过电子构象的改变,
另一方面通过氨基酸的磷酸化来改变。PEF 也可能会引起一些氧化还原反应,如"-SH"基团
及甲硫氨酸的氧化等。电脉冲的副作用也可能会阻碍细胞膜的正常功能,或阻止穿孔的细胞膜
修复。

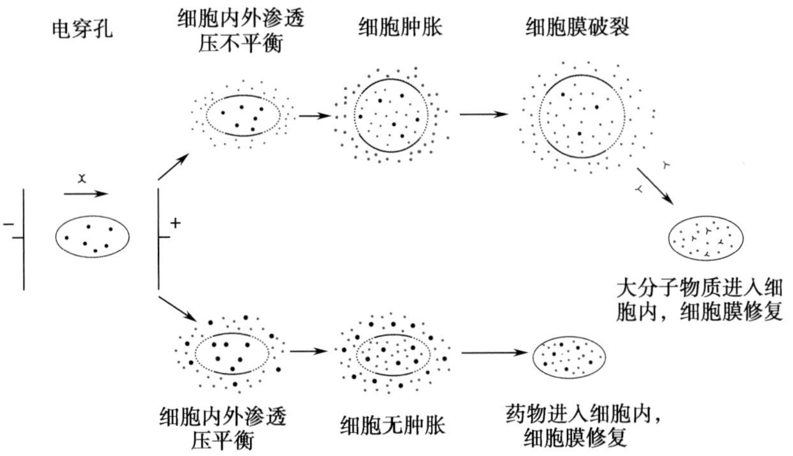

图 1-20　电穿孔后细胞膜的修复过程

有两种加载外源性分子物质到细胞内及细胞膜修复的路径比较,上一个路径示细胞膜发生电穿孔后,膜的通透性增加,小分子溶质可以进入细胞内,细胞内大分子物质不能移出细胞外,细胞内的胶体渗透压升高,胞外水分进入细胞内导致细胞肿胀,最终细胞溶解,之后在发生修复的过程中欲加载的生物大分子物质或者药物被包在了细胞内。下一个路径示,细胞发生电穿孔后,在细胞外液中加入了大分子物质,平衡了细胞内外的胶体渗透压,细胞没有发生肿胀、溶解,最终细胞膜发生了修复,欲加载的物质进入了细胞内。

(三) 电穿孔现象在生物医学中的应用

电穿孔现象可分为 RE 和不可逆性电穿孔(irreversible electroporation,IRE),前者主要应用于:①用于基因转染中将外来 DNA 及质粒导入活体细胞内;②用于细胞融合配制杂合体、杂交瘤及杂种胚胎等;③用于在细胞膜内插入蛋白质;④用于癌细胞化疗中提高化疗药的运送及效能;⑤用于将人类细胞和动物组织融合而制作动物模型;⑥用于激活细胞膜载体及酶;⑦用于改变活体细胞的基因表达。后者主要用于肿瘤的消融,只针对肿瘤细胞的细胞膜,使其凋亡,细胞外骨架结构能够保持完整,特别适合于靠近血管、其他管道结构、空腔脏器周围的肿瘤消融,能够选择性地灭活肿瘤,而保持其他结构的完整,这是本书以后章节重点讲述的内容。先于肿瘤消融的 IRE 技术应用于食品工业的杀菌消毒,这里不再赘述。

第三节　电穿孔技术的形成与演变

一、知其然,不知其所以然

1754 年,法国物理学家 Nollet(图 1-21)在他的一本名为《特殊电现象原因探求》(*Recherches sur les causes particulieres des phénoménes électriques*)之中首次提出"不可逆电穿孔(irreversible electroporation,IRE)"之说,这是最早较为科学地描绘这一现象并建议采用"IRE"来定义这一现象的著作。他在自己的电场实验中注意到,在电场中,若在人类或动物的皮肤上施加电火花,局部就会产生一个红点,称为 Nollet 氏红点。到 1998 年,Reilly 也报道了同样的现象,并且认为这种红点的形成是由于热损伤后皮肤角质层退变的结果。虽然在当时,热损伤引起红点的可能性不能排除,但接下来 1999 年 Prausnitz 及 Vanbever 的研究都证实了电穿孔引起皮肤红斑、红点较常见,是 IRE 引起皮肤毛细血管损伤,血管通透性增加,血液成分渗出而引起的。且在电穿孔情况下,静电所产生的热也不可能达到这种皮肤损伤的程度。

可以说,整个 18 世纪,科学界就生物体或生物材料的电现象学研究一直保持着浓厚的兴趣。事实上,在这一时期,有关电学及生理学方面的研究发现往往存在内在的联系。自 1780 年开始,意大利生理学家 Galvani(图 1-22)就发现,将一只死去的青蛙放置在铁栅栏上,再用一铜钩刺激该青蛙的脊髓,就会出现肌肉的收缩现象,他将这一现象解释为当时他认为的所谓"动物电"所致。后来,意大利物理学家、化学家 Volta(图 1-23)给出了较科学的解释:当两种不同的金属同时存在于同一种电解质中时(如青蛙的体液),就会产生直流电,从而刺激青蛙肌肉而出现收缩。他再将青蛙的体液换成浓盐水浸泡过的纸,也同样产生了直流电,这一发现及理论,直接催生了发电桩的发明。这也是第一个能够产生稳定直流电的发电设备,成为以后所有电磁发明的基石。

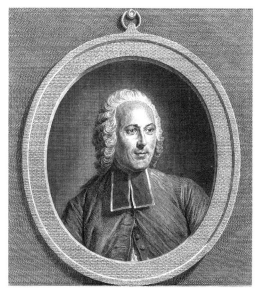

图 1-21　法国物理学家 Nollet

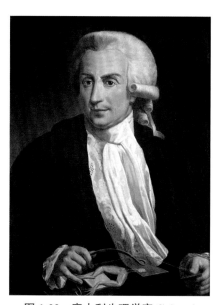

图 1-22　意大利生理学家 Galvani

在 1802 年,德国物理学家、化学家、哲学家 Ritter(图 1-24)通过大量的电生理学实验发现一种后来被称为 Ritter 氏开放式破伤风(Ritter's opening tetanus)的现象,即当通过伸展的肌肉神经介体的强电流中断时,会偶尔出现肌肉收缩。这一现象在当时尚不知其原因,直到 20 世纪中叶,有人提出假说,认为是细胞膜的破坏崩解造成的,这一假说直接促使了我们今天所说的细胞电穿孔现象的发现。

针对 IRE 现象研究首次报道的学者大概要数 Fuller。其在 1898 年的一篇《有关肯塔基州路易斯维尔市俄亥俄河净化的研究报告》中首次提到 IRE 现象。在他的报告中有一点值得注意,那就是多次高电压放电能够杀灭水样本中的细菌,所使用的全部电脉冲仅仅持续几分钟,而在这一过程中温度并没有升高,电解效应不能够完全排除。基于此研究发现,当时 IRE 还被应用于液体的灭菌消毒。Fuller 报道的杀菌作用极有可能就是 IRE 的作用。

19 世纪末,有关电学方面的医学治疗应用越来越多,许多都是基于电热效应及电化学现象,但关于强的、短的电脉冲的应用还没有。在 19 世纪晚期,有一本由 Rockwell 编写的书《电在内外科中的应用》,其中包括 X 线、芬森(Finsen,图 1-25)氏光、振动治疗及高频电流。书中记载有一个实验,处于电场中的莱顿瓶(Leyden jar)(图 1-26)中的红色小体(即血液中的红细胞),在发电的情况下,其形态发生改变并失去原有的红色,这大概就是描述了在电穿孔下发生溶血的情况。这里的莱顿瓶就相当于一个电容,用来收集并积累由静电发生仪所产生的静电,当积累达到一定程度时,产生高电压及高电流短脉冲,而高电压及高电流短脉冲恰恰是处在悬浮液中的红细胞发生电穿孔所需要的条件。

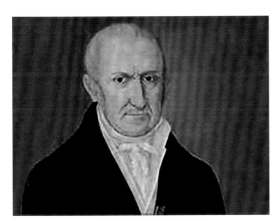

图 1-23　意大利物理学家、化学家 Volta

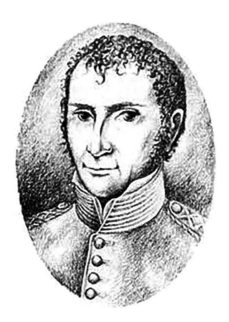

图 1-24　德国物理学家、化学家、哲学家 Ritter

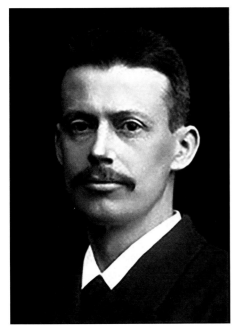

图 1-25　丹麦医师 Finsen

因首创紫外线法治疗皮肤病而获 1903 年诺贝尔生理学或医学奖,为光疗法的先驱者。

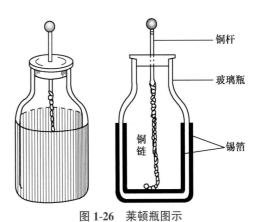

图 1-26　莱顿瓶图示

玻璃瓶的瓶里瓶外分别贴有锡箔,瓶里的锡箔通过铜链跟铜杆连接,铜杆的上端是一个金属球,这就是最初的电容器。

18—19世纪,已有很多研究报道注意到了我们今天认为是"电穿孔"的这一现象的存在。但机制尚不明确,其中没有提到这一现象造成的细胞膜破坏、膜通透性增加这一电穿孔的实质,用一句话总结就是"知其然,不知其所以然"。

二、初探机理

20世纪早期,有人将生物组织放置于电场中,观察其效应,事后被认为与电穿孔有关。Jex-Blake于1913年对工业电击和雷电致人类死亡的认识系列文献进行了综述,他认为在工业电击事故中,电热效应导致的烧伤是最常见到的致死原因,但雷电击伤则不同,电热效应不是主要的致死原因。当时,在雷电击伤方面,由IRE引起部分损伤的观点已经被接受。

1777年,德国物理学家利希滕贝格(Lichtenberg)用高压粒子加速器施加于玻璃而自创闪电奇观。这些奇观形成一幅幅美丽的图案,这些图案被称为利希滕贝格图样(Lichtenberg figures)(图1-27)。有一种现象就是当人遇到雷电击伤而没有死亡时,会在皮肤上留下富有特征性的利希滕贝格图案,在几天内消退(图1-28)。这种图案可能与前文提到的Nollet氏红点具有相同的发生机制,即它们都是由发生在皮肤部位的电解质击穿,局部电子物质聚集,导致毛细血管通透性增加,血液中红细胞移出血管进入皮肤浅层所形成的图案。

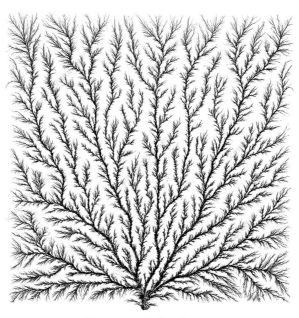

图1-27　利希滕贝格图样

Jex-Blake还提到了一项有意思的试验,当对受电击而引起心力衰竭(简称"心衰")的动物进行另外一次电击后,动物的心衰奇迹般康复了。第一次电击使动物发生了心室颤动,出现了心衰,第二次电击相当于除颤,所以动物出现了康复。当然,当时还没有"心室颤动"这一词。在这一过程中,电穿孔在除颤方面发挥了主要作用。

20世纪30年代,电场对生物体的热效应已经是大家所共识的。在1936年,McKinley将自己的研究结果结合20世纪20—30年代的研究结果进行总结分析,提出高频电场(10~100MHz)对活体组织造成的损伤不仅仅是大家所熟悉的热源性的,还有一种特殊的"因素"存在,尤其是与神经组织相关。他还提出这种特殊的"因素"和电场的存在密切相关,可以用来选择性消融某些特定的组织,可作为一种微创的消融治疗方法来使用。但在他本人的实验研究中采用了鸡的胚胎作为研究对象,在方法学方面尚缺乏足够的数据说明发生了电穿孔现象。虽然如此,他提出的电场对生物体细胞造成损伤的机制除了热源性以外,还存在其他机制这一结论,对后来进一步研究发现电穿孔实质具有重大意义。

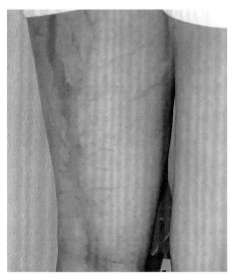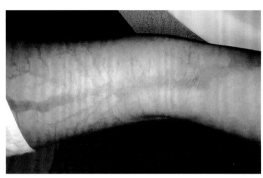

图 1-28 雷电击伤后皮肤上留下的利希滕贝格图案

在 1951 年,Hodgkin 提出 Ritter 氏开放式破伤风现象是在异常增高的电位变化下,和膜的绝缘性破坏有密切关系。很显然,他对这一现象的解释和如今我们所说的 IRE 现象很相似。这里的"膜"就是今天我们所说,作为细胞外面的一薄层"绝缘膜"或"介质膜"的细胞膜。实际上将细胞膜设想为一层很薄的介质膜的构想已经存在很久了。早在 1925 年,Fricke 在假设红细胞膜作为一种电绝缘膜的情况下,通过红细胞的一些被动性电特性,就已经假定了细胞膜的合理的厚度应该在30nm,而不是实际的 7nm。一旦细胞膜被看作是一种薄的绝缘层,那么就有理由认定活体细胞的这种绝缘膜和所有的绝缘材料一样会发生崩解、破裂,从而导致其绝缘性破坏。最常见的崩解机制是雪崩式崩解,将一绝缘膜放置于足够强大的电场中时,被束缚的电子就会被激活,逃离束缚,加速运动,和其他电子发生碰撞,从而激活更多的电子,这一过程会导致绝缘膜的导电性大大增加,达到一定程度后,就会损坏绝缘膜的物质结构。当然,现在我们已经弄清楚了,电穿孔不是由于绝缘膜的雪崩式崩解所造成的。但是,跨细胞膜的过高电压能够造成细胞膜的崩解这一构想对后来设计电穿孔试验确实起到了非常大的启示作用。

20 世纪早期的这些研究亮点,都说明了生物体置于电场中的一些效应,和后来的电穿孔有一定的联系及一致性。细胞膜可看作是一层绝缘膜,且能够在高压电场中发生崩解,这一概念已经深入人心。在这一时期,达成的最有意义的共识,就是电场不仅能够通过产热造成生物体的损伤,而且能够通过非产热的方式造成生物体损伤,而后者正是电穿孔被发现的基础。另外,还有一个共识就是电场能够造成细胞膜的不可逆性损害,这也为后来的电穿孔现象的发现奠定了基础。可以说,这一阶段,属于对电穿孔现象机制的初步探索,用一句话来总结就是"初探机理"。

三、电穿孔机制初步探明,不可逆性电穿孔技术开始应用

这一阶段在 1951—1970 年。由于 Galvani 之前已经做过电刺激神经的实验研究,因此,用神经组织作为研究对象,设计一个系统的可逆性电穿孔(reversible electroporation,RE)和 IRE 的实验研究,就不会引起太多的质疑。1956 年,Frankenhaeuser 和 Widén 报道了他们的关于探索阳极中断兴

奋(anode break excitation)现象机制的研究结果,他们把这一现象描述为:当在1根神经的神经节上施加一幅值超过阈值10倍、脉宽小于1ms或超过100ms的电脉冲时,正常神经的传导性会发生改变。他们还指出这一现象不是什么新鲜事儿,实际上这一现象在1898年就已经有人报道过。他们认为,这种传导性的改变是由于过强的电脉冲会造成神经节被大范围地破坏、灭活,即发生IRE,没有灭活的部分,即发生了RE。

1951—1960年,Stämpfli和Huxley等合作进行了一系列的研究,都是有关青蛙神经膜的可逆性和不可逆性电穿孔研究的。他们宣称已经证实了Frankenhaeuser和Widén的研究结果,观察到在1根有髓神经上施加较强的正向脉冲,能够引出阳极中断兴奋现象。这种脉冲能够影响细胞膜的电阻及电位而使其崩解,如果增加膜电位从70mV到100mV,那么跨细胞膜的电压梯度相应的会增加至500kV;如果仅仅是一次短的脉冲,则细胞膜在崩解之后很快恢复;如果继续给予强大的10V的膜电位,细胞膜就会发生不可逆性破坏。进一步研究发现,对于单一的1根绝缘的含有郎飞结的蛙神经,5s的电脉冲就能够引起细胞膜电位达到120~140mV,相应的跨膜电压梯度达到了接近500kV,这时会导致细胞膜电阻抗消失,细胞膜发生崩解。在有些情况下,这种崩解多数是不可逆性的,但有时是可逆性的。这一现象类似于电容绝缘场的崩解。以上观察到的RE现象是在他的特定的装置里,且在发生细胞膜崩解时及时关闭电场的情况下发生的。

纵观IRE的发展历史,可以看出,在生物医学领域取得丰硕研究成果的同时,在食品加工技术领域也同样取得了巨大进步。在食品加工领域,IRE被称作脉冲电场(pulse electric feild)处理或电细胞质溶解(electroplasmolysis),相当于组织的细胞膜崩解,用于在液体中提取内容物,或用于液体中的细菌杀灭处理。电场的非热效应杀菌作用最早是由Fuller在1898年报道,这方面的研究一直延续至今。然而,这一时期内,从表面上看,所有的研究者对于电场具有杀菌作用的机制认识,并不在乎是热效应还是电化学效应或是别的什么机制。比方说,Sale和Hamilton在他们1967年的重要作品中,引用了Burton于1949年出版的一篇综述,该综述解释了支持和反对电场热效应的各种理由。Burton还在1950年Nature杂志上发表了一篇书信,在信中他对之前Nature上发表的一篇文章的观点提出了反对意见。该文章认为利用强大的射频电场在致死温度以下杀灭混悬液中的大部分细菌是有可能的。然而,在1961年,Doevenspeck报道了一种商业化的设备,该设备能够在肉制品的食品工业加工中将细胞成分解离出来。该设备就是通过电场的非热效应实现的,有点类似于今天所说的IRE现象。这些涉及处理的原料中炭精电极的电脉冲放电过程。值得强调的是,这篇文章没有特意提到细胞膜的电击穿现象,也没提到电脉冲应用方面的特定价值。然而,机制是很明确的,是属于细胞膜的非热消融。而且,Doevenspeck还发现电脉冲在利用非热效应杀灭微生物的同时,伴随着局部高达30℃的温度变化。

"电场具有杀菌作用"这一有趣的发现直接激励了Sale和Hamilton的研究团队,于是就产生了3篇相关的重要学术论文,在IRE领域打下了基础,为将来在电穿孔方面深入研究开辟了道路。第一篇文章展示了高场直流电脉冲能够杀灭细胞而无热效应产生。他们认为,采用10个直流电脉冲,脉宽短至2~20μs,脉冲间隔长达数秒,能够有效减少温度的上升。进一步系统的研究发现,对于多种细菌以及两种酵母菌,这种杀菌作用与细胞的周期、pH是否存在电解或加热无关。在杀菌过程中,测到的温度升高大约10℃。他们认为,和杀菌有关的参数按照重要性依次是电场强度、外加电场作用的时间。电场强度是完全杀灭细胞的最关键因素,如6kV/cm的场强能够杀灭酿酒酵母菌,而16kV/cm的场强能够杀灭大肠埃希菌。

在第二篇论文中,Sale和Hamilton重点阐明了电脉冲杀灭细胞的机制是半渗透屏障作用的细胞膜功能的不可逆丧失。在论文中,他们报道了大肠埃希菌细胞在电脉冲作用后,其细胞内容物在介质中发生了渗漏,并在光镜下观察到细胞膜完整性丧失的图像。他们还观察到红细胞及原生质体在电脉冲作用下,细胞膜功能不可逆丧失,导致了细胞的死亡。大肠埃希菌及红细胞的电镜观察发现,完全性的细胞膜击穿并没有见到。因此他们认为,直流电脉冲造成细胞的损伤发生在细胞的特定区域,这一区域尚不可知。

在第三篇文章中,Sale 和 Hamilton 主要阐述了能够引起生物体溶解的电场强度是 3.1~7kV/cm,脉宽 20μs,10 个脉冲的方案就能够达到 50% 的致死效果,相应的跨膜电压从 0.7V 到 1.15V。他们认为,跨膜电压能够引起细胞膜构象发生改变,从而导致其半渗透性的丧失。

为了计算跨膜电压,他们采用了一个模型,将细胞看作是一个孤立的,与周围有导电性的介质,但有一层薄的绝缘层隔开的球体,这样就可以根据 Maxwell 的计算混悬液中球体导电性的方程式推导出一个方程式,跨膜电压(V_m)在面向电极(电场方向 E)的一极存在最大值,在这两点的电压值 $V_m=(2/3) \times a \times |E|$,其中 a 为细胞的半径,在细胞的任何一点,跨膜电压 $V_m=(2/3) \times a \times |E| \times \cos(\theta)$,θ 为细胞表面某一点到细胞中心连线与电场方向的夹角,这一方程式被称为 Schwan 氏方程。

总之,在 20 世纪 60 年代末,电脉冲能够改变细胞膜的通透性,非热效应导致细胞溶解已经成为共识。初步探明 RE 和 IRE 区别主要是电脉冲的强度不同造成的。IRE 技术初步应用于食品加工的消毒领域。用一句话总结就是"电穿孔机制初步探明,IRE 技术开始应用"。

四、可逆性电穿孔机制进一步明确并开始应用

1971—1990 年这 20 年的时间内,RE 领域取得了重要的进展,以至于 RE 技术成为生物科技及医学领域主要的应用技术,对其发生机制也进一步明确。1972 年,Neumann 和 Rosenheck 发现,场强为 18~24kV/cm,脉宽 150μs 的电脉冲能够使牛骨髓嗜铬颗粒细胞的细胞膜发生可逆性通透性增加。实验在 0℃进行,在这一过程中,温度最高上升到 6℃,故导致细胞膜通透性增加的机制是非热效应。尽管他们的实验涉及 RE 现象,但限于当时认识的局限性,没能将膜通透性增加归结为外加电场引起的极端跨膜电压导致的现象,而是将这一现象与神经元生理性释放神经递质或激素相联系在一起。

Zimmerman 及其研究团队通过观察发现电子的库尔特细胞计数器(图 1-29,图 1-30)上的读数不相一致,于是认定是计数器上的外加电场导致了细胞膜崩解。他们采用的方法是将计数器上和平行板之间进行的实验与液体的拉普拉斯方程相结合,这样获得了关于细胞电穿孔方面所需要的相关电参数,首次产生了系统性的相关数据。通过对牛和人的红细胞研究,他们探索到导致细胞膜崩解、细胞内容物游出而在细胞外液中出现,所需要增加脉冲的脉宽及幅值之间的关系。他们观察到细胞内容物在细胞外液中出现并逐渐达到最大量时,所需要的脉宽是 50~100μs,所需电场强度为 2.6~2.8kV/cm,导致细胞膜崩解的临界膜电位需要 1V。他们的研究团队在 1974 年发表了一系列的相关论文。值得一提的是,他们的研究数据和 IRE 参数极度相关。这些参数作为渐近值列于其研究论文中,很有意思的是,他们还发现了人和牛红细胞具有不同的渐近值,这一点提示在组织电穿孔时需要用不同的方法。他们还发现这种效果不是热源性的。他们团队具有应用价值的研究成果是推荐了红细胞和淋巴细胞可作为药物和酶的载体系统。

在 1977 年,Kinosita 和 Tsong 提出在施加电脉冲后细胞膜的通透性与细胞膜上形成的小孔有关,该小孔半径只有几埃(Å)(1Å=10^{-10}m)。在经典的红细胞渗透性实验中,他们观察到这种小孔的大小各不相同,且最终发生了闭合。同时,他们还提出,这种透性化的细胞可作为化学标本的载体通过血循环。在评估穿孔的细胞需要多长时间才能闭合时,他们发现温度是其中一个影响因素,在 37℃时,穿孔的细胞膜很快恢复对阳离子的不通透性,而在 3℃时,细胞保持很长时间的通透性,甚至达到 20h 以上。这一发现提示:即使在使用 RE 参数的情况下,降低温度能够产生类似于 IRE 效果。

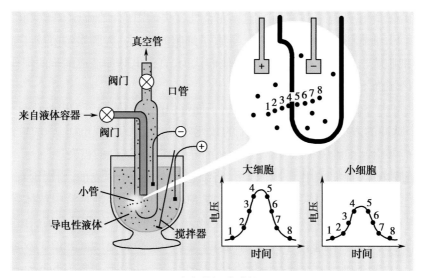

图 1-29　库尔特细胞计数原理图

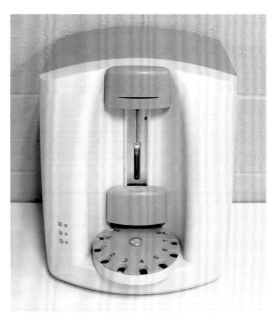

图 1-30　库尔特细胞计数器实物图

1978 年,Belov 发表了一篇文章,虽然没有被人引用过,但该研究和 IRE 现象的发现背景密切相关。该研究也许是首次在活体内有意进行的探索性研究报道。在一项有关电外科设备产生凝固性坏死类型的研究报告中,Belov 提出外科的凝固性坏死和细胞膜的崩解有关,而细胞崩解由电脉冲引起,这种脉冲具有高峰值平均电压比。而高峰值平均电压比早在 1938 年 Tatrinov 就研究报道过。Belov 的实验采用蛙腿肌肉组织作为研究对象,采用 500 个脉冲,电场强度为 8.5kV/cm,脉宽 1μs,1 000 个脉冲,电场强度为 7.5kV/cm,脉宽 2μs 两种条件,都能引起细胞膜的损坏,在此过程中没有热效应产生。

在 1982 年,出现了两大发现,这两大发现将 RE 技术推向了生物科技及医学的前沿,它们是应用了 RE 技术的细胞融合技术(图 1-31,图 1-32)及细胞内基因导入技术。Zimmermann 报道了 RE 技术可使细胞发生相互融合。后来 Ramos 和 Teissie 两人对细胞融合技术进行了系统性的综述。Neumann 及其同事在 1982 年在一篇综述中首次创造性使用了"电穿孔(electroporation)"这一词来描述细胞膜的损坏,并提出了 RE 技术可用于细胞内基因导入。同时,他们还展示了在电穿孔期间细胞膜微孔形成的经典的热动力学分析。值得感兴趣的地方是这篇论文中,在关注安全的 RE 的同时,要更加注意其可能会发生 IRE 的相关参数的警告参数内容,而这些被警告的参数恰恰是我们追求 IRE 所需要的。之所以要提起这件事,是因为在之后 20 年的 IRE 研究中,都采用了 RE 所使用的参数的上限。因为在当时,人们对 RE 方面关注较多,相关应用研究的成果也相当显著,在 IRE 方面研究应用较少,往往在研究 RE 时,要重点避免参数设置过高,出现 IRE。

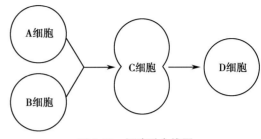

图 1-31　细胞融合线图

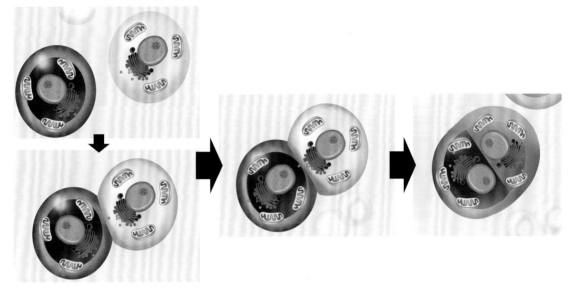

图 1-32　细胞融合图

直到 20 世纪 80 年代,针对电穿孔的研究还主要集中在细胞电穿孔上面。1987—1989 年,开始针对组织电穿孔进行研究,到 80 年代末,人们才开始大量研究 IRE。

Okino、Mohri 及 Orlowski 等人分别提议,RE 可造成细胞膜的通透性可逆性增加,利用这一点可以向恶性肿瘤细胞内导入细胞毒性物质,用来治疗肿瘤。很快 RE 技术被应用于治疗肿瘤,这就是后来所说的电化学疗法(electrochemotherapy)(图 1-33)。

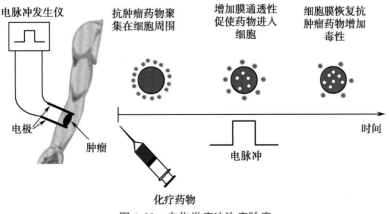

图 1-33　电化学疗法治疗肿瘤

1989 年，Powell 等人进行了青蛙皮肤导电系数的测量研究，发现青蛙皮肤能够发生 RE。他们没有进一步报道这种 RE 对经皮肤的药物导入产生何种影响，但受此现象启发，后来者 Prausnitz 等人据此应用了 RE 技术使得经皮传送药物的效果大大增强。

1987—1988 年，Lee 及其同事们进行了放电导致组织损伤的研究，是组织 IRE 领域重要的系列研究，他认为放电引起的焦耳热乍一看似乎是造成组织损伤的原因，尤其是与皮肤的接触点，但却不能解释远离接触点部位的组织发生损伤。他们用大鼠的肌肉细胞作为研究对象，将其暴露在 20~300V/cm 的电场中，持续 1ms，间隔 30s，每次场强增量 25V/cm。在整个实验过程中，对系统温度进行了监测。解剖分离好的大鼠肌肉组织，给予 30 次电脉冲，持续 1s，场强 150V/cm，间隔 5s，在每个脉冲序列开始和结束后测量肌肉的电阻。结果显示：随着脉冲强度从 50V/cm 增加到 300V/cm、脉冲次数从 1 次增加到 30 次，肌肉细胞发生了不可逆性损伤。而在此过程中，组织温度升高的确没有超过 0.1℃。结果显示，组织在施加了电脉冲后，阻抗降低，这一点可作为组织损伤的一个指标。在这一过程中，温度的增加仅仅为 0.7℃，再次证实了这种损伤是非热源性的。这一实验同时表明，100V/cm 的场强，持续 1s，可以达到 10~20℃ 的温度增加。他们认为，在这种情况下，细胞相对于这种热源性损伤还是非热源性损伤机制来说，都是非常脆弱的。在这种情况下，搞清楚究竟是什么原因导致的细胞破裂非常必要，因为不管是电穿孔还是电热作用，都可以造成细胞破裂及细胞毒性作用。

总之，这 20 年结束的标志是 RE 及细胞融合技术成为生物科技和医学研究的工具。有一本书由 Neumann 等 1989 年编写出版的，书名叫《电穿孔技术和电融合技术在细胞生物学中的应用》很好地反映了这一时期的研究特征。这一阶段，RE 现象的机制已经十分明确，人们开始将这一现象广泛应用在生物医学领域，如细胞融合、电化疗、基因导入等，用一句话总结就是"可逆机制进一步明确并开始应用"。

五、可逆性电穿孔技术广泛应用，不可逆性电穿孔技术应用开拓新领域

在 20 世纪 90 年代，许多关于 RE 的构想，因前期产生于 70 年代或 80 年代，已经足够成熟，可以应用于商业经营及临床。

自从 Potter 设计出适合电穿孔细胞悬液的小试管后，微生物研究中开始应用电穿孔技术于电泳电源，来实现基因的转染（图 1-34）。之后不久，多款有关利用电穿孔技术的基因的转染仪器面市，如今，基因转染在微生物学实验室已经变得非常普及了。有关该技术的总结及应用方面的书籍也有较多出版，如前文提到的《电穿孔技术和电融合技术在细胞生物学中的应用》、Nickoloff 于 1995 年编写出版的《电穿孔工具在微生物学中的应用》等。

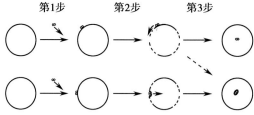

图 1-34　DNA 质粒电转染的两种机制

上面一条途径：第 1 步，DNA 质粒连接于细胞膜表面；第 2 步，电穿孔后，DNA 质粒通过细胞膜微孔进入细胞内。下面一条途径：和细胞膜相连的 DNA 质粒，在外加电场的作用下，进入细胞内，但被一层脂质膜包绕，分子探针，溴化乙锭不能进入其内。上面一条途径的第 3 步 DNA 质粒也可以胞吞的形式进入细胞内，这样其外面也有一层脂质膜包绕。

在 1991 年,Titomirov 等人首次发表了 RE 技术应用于活体组织 DNA 质粒导入的文章,在活体组织内,基因的细胞内转移在生物技术及医学中占有重要地位,而该项技术的核心内容是 RE 技术。也有人将该项技术应用于治疗肿瘤。

在 1991 年,Mir 等人发表了两篇有关 RE 技术治疗癌症具有突破性的文章。该技术能够使抗肿瘤药物,如博来霉素等,更容易进入肿瘤细胞内,从而增加其抗肿瘤效果。他们还创造出了一个词 “电化疗”,用来描述这种治疗方法,同时还首次报道了电穿孔领域的相关临床试验结果。如今,电化疗已经成为一项成熟的 RE 应用技术,被广泛应用于临床治疗肿瘤中。

在这 10 年内,有关皮肤组织的药物传送方面的电穿孔应用也是电穿孔技术应用的一个重要方面。电穿孔技术经皮药物传送的研究在 1993 年就已有报道。随后又有多篇文章对该技术做了综述。

IRE 在组织电击伤后可能造成组织损伤的机制研究,始于 20 世纪 80 年代,一直没有停止,Lee 起到引领作用,开展的研究对 IRE 在组织损伤方面的机制研究贡献较大。在这个研究领域有人发现,细胞膜的 IRE 可以被表面活性物质治疗而愈合,是一个新的、有趣的发现。

通过以上多位研究者的结果,可以很容易得出一个结论,那就是电穿孔导致的细胞膜过度通透导致细胞渗透压平衡破坏,是电穿孔导致细胞死亡的机制。然而,在 20 世纪 90 年代,有两篇独立的报道认为:电穿孔不仅能够引起组织细胞坏死,还能够引起细胞的凋亡。在这两篇文章中,都报道了电穿孔可引起细胞内染色体 DNA 断裂,而这一现象是细胞发生凋亡的确定性征象。另一个有趣的文章由 Piñero 报道,他认为电穿孔作为电疗的一种方法,能够杀死肿瘤细胞,是一种很有前途的肿瘤治疗方法,可避免常规化疗药物的毒性作用。他还提到了电化疗治疗实体肿瘤,可以看作是最早提出 IRE 技术作为肿瘤消融方法之一的报道。

1997 年,Schoenbach 等人报道了首次进行持续时间亚微秒级、极高电压脉冲的体外实验应用。之后,出现了大量的持续时间纳秒级或数十纳秒级的短脉冲研究论文。以纳秒级脉冲电场(nanosecond pulsed electric field,nsPEF)而著称的超短脉冲,能够引起细胞内膜穿孔(如线粒体膜)而细胞外膜则不受影响,这也是纳秒级脉冲研究的主要动机。在传统的电穿孔实验中,所用的脉冲大于 $10\mu s$,细胞膜在几微秒之内被充电到稳定的跨膜电压,细胞内结构则不受外加电场影响,故而不会出现细胞内膜的电穿孔现象。相反,由于存在这样一个规律:充电时间始终和被作用对象的结构大小成比例,即充电时间越短,越容易造成较小直径的结构膜发生破坏;相反,充电时间越长,越容易造成较大直径的结构膜发生破坏。因此,一个极短且极强大的电脉冲被应用时,那些较小的细胞内结构,如细胞器、细胞核等容易被充电至极高电压而出现膜结构的击穿,而直径较大细胞的外膜则不会出现充电至极高电压而出现膜结构的击穿现象。最近的电脑模型及实验研究结果显示:当纳秒级脉冲被应用时,也可以发生细胞外膜的电穿孔。也就是应用 nsPEF,则所有的细胞膜结构均发生穿孔,有些作者称这种现象为超电穿孔(supraelectroporation)。值得指出的是,研究者在这种高电场下,采用 nsPEF 能够诱导细胞凋亡,甚至纳秒级脉冲的体内应用表明,其具有抑制肿瘤生长的作用。这些研究,在 IRE 机制方面更深入了一步,为后来肿瘤消融方面的应用打下了基础。

1998 年,在 RE 研究过程中,发现一个重要的现象,即在施加电场的区域,血流被阻断。有人将这种现象称为 “血管锁(vascular lock)”,在肌肉、肝脏及肾脏电穿孔应用的过程中均被发现。而血液灌注的中断会造成药物动力学方面的异常及继发组织缺血,这一点可能有利于肿瘤的治疗。事实上,在肿瘤治疗方面,有人还利用电穿孔技术来有意识地追求肿瘤血液供应的中断。Gehl 认为 “血管锁” 现象可能存在两种机制:其一,电刺激、细胞膜的过度渗透性可能反射性地引起交感系统活性增加,输入端小动脉收缩;其二,血管内皮细胞的过度渗透性引起间质压力增加和血管内压力增加,由此引起血管塌陷。

总之,在 20 世纪最后 10 年里,有很多刚性证据表明 RE 技术已经成为一项常规的微生物实验技术,而且首次应用在动物体内并常规开展相关临床试验。IRE 机制研究继续深入,开始涉足肿瘤消融领域,用一句话进行总结就是"RE 技术广泛应用,IRE 技术应用开拓新领域"。

六、纳米刀问世前的相关研究

1997 年,Schoenbach 等人首次报道了进行持续时间亚微秒级、极高电压脉冲的体外实验应用。之后,出现了大量的持续时间纳秒级或数十纳秒级的短脉冲研究论文。超短脉冲能够引起细胞内膜穿孔而细胞外膜则不受影响,这也是纳秒级脉冲研究的主要动机。结果显示:当纳秒级脉冲被应用时,也可以发生细胞外膜的电穿孔。也就是应用 nsPEF,则所有的细胞膜结构均发生穿孔,也被称为超电穿孔。在这种高电场下,采用 nsPEF 能够诱导细胞凋亡,抑制肿瘤生长。

在 2004 年,Yao 等人受到 nsPEF 研究系列结果的启发,应用了一种特殊脉冲,即陡脉冲电场(steep pulsed electric field,SPEF)来杀灭细胞,达到体内抑制肿瘤的目的。这种 SPEF 脉冲通过一个电容放电来实现,由一个快速上升的前沿(上升时间 200ns)和随后一个缓慢的呈指数的下降的后沿(约 200μs)组成。它结合了高频脉冲的上升坡度所造成的细胞内膜结构的破坏及低频脉冲的下降坡度所造成的细胞外膜结构的破坏特点,从而达到了同时破坏细胞核、细胞器及细胞膜的作用。确实,他们成功地达到了杀灭细胞、抑制肿瘤生长的目的。考虑到低振幅脉冲应用及 200ns 的上升时间,造成非常标准化的电穿孔,他们所使用的方法及其所得到的结果应该和今天经典的 IRE 技术没什么区别。尽管他们可能是无意识的发现,但极有可能他们的研究是首次获得了 IRE 肿瘤消融方面的经验性依据的研究。

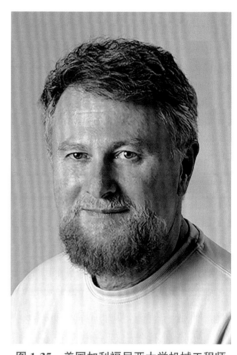

图 1-35　美国加利福尼亚大学机械工程师 **Boris Rubinsky**

同样,在 2004 年,Davalos 和 Rubinsky(图 1-35)就 2003 年所使用的传统的 IRE(脉宽大于 5μs)用于组织消融的方法申请了美国发明专利。专利公布后,发明者对操作过程中所使用的电压值及电极布阵方案进行了公布。他们同时指出,IRE 可用于灌注区域如邻近大血管的组织,而这一点和热消融方法不同。接下来的系列研究发现,IRE 作为一种组织消融方法,并不伴随着热效应,这一点在治疗后的邻近正常组织的修复方面具有重要意义。

Rubinsky 团队接下来的研究目标主要瞄准肝细胞癌的 IRE 消融治疗。他们发现,IRE 消融后,肝组织呈现选择性消融区域,边界不规则呈鼠咬状。IRE 消融后 3h 组织学显示一些很有意思的特征:治疗区显示微血管堵塞、血管内皮细胞坏死及血细胞渗出、肝实质呈现缺血性损坏,肝血窦中有大量的红细胞聚集;肝细胞界限模糊,胞质呈嗜酸性染色,出现各种核固缩及空泡变性。而另一方面,肝内大血管结构保持完整。

这一段时间,一系列关于 IRE 消融动物实验的研究报告,是在严格模仿临床消融的条件下进行的。暴露动物肝脏后,在超声引导下将 18G 不锈钢穿刺针刺入肝内预定位置,消融的大小和形态,事先参考 Edd 和 Davalos 的方案制订出计划。完成消融后,动物分别在术后 24h、3d、7d 及 14d 处死,取出肝脏标本进行组织学分析。这个实验有几个有意思的结果及结论:①所有动物在消融后存活;②在施加 IRE 电脉冲时,每只动物都不同程度地出现肌肉收缩,这种肌肉收缩的程度似乎与术中给予的肌肉松弛药(双哌雄双酯)剂量有关;③施加电脉冲后即刻,超声显示为消融区域明显的低回声表现,而 24h 后超声表现为均匀一致的高回声;④组织学显示消融区域出现连续性的坏死,消融区域与正常肝组织的过渡很突然,过渡区域几乎没有;⑤肉眼大体观察显示大血管结构基本不受影响;⑥所有动物都出现了消融区域淋巴结增大。

同期,Maor 等人将 IRE 消融应用于大鼠的颈动脉,条件:10 次脉宽 100μs 的电脉冲,3 800V/cm。他们的小型试验结果显示:术后 28d 所有试验动物存活;血管的结缔组织基质保持完整,血管的平滑肌细胞数量明显减少,但没有出现相关病理改变如动脉瘤形成、血栓形成或管壁坏死。该结果提示 IRE 可安全用于邻近大血管的病灶消融治疗,而且平滑肌细胞数量明显减少,可用于血管平滑肌异常增殖的一些病变,如血管再狭窄及动脉粥样硬化。事实上,Maor 团队已经开始研究 IRE 在血管再狭窄方面的应用了。

2007 年,Onik 等人将 IRE 消融应用于犬的前列腺,采用超声引导经皮穿刺途径将电极刺入犬的前列腺组织进行消融,之后的大体组织学观察发现:消融区域的坏死区与周围正常组织存在非常薄的过渡带,尽管邻近结构如尿道、血管、神经和直肠等这些组织结构同样位于高电场中,却不受 IRE 影响。2008 年 Rubinsky 将 IRE 消融用于体外前列腺癌的消融,发现 IRE 消融对前列腺癌组织具有很彻底的杀灭作用。

Lee 等人采用和 Rubinsky 团队类似的研究,对猪的肝脏组织进行了 IRE 研究,只不过没有采用切开暴露的方式,而是采用经皮穿刺的方式。组织学分析采用了凋亡标记分析。结果显示也和 Rubinsky 团队的结果类似,消融区域超声显示消融区域与正常组织过渡很突然;镜下观察,von Kossa 染色、Bax 染色及苏木精 - 伊红染色均显示消融区彻底的凋亡细胞。据此得出结论:IRE 是一种全新的、独特的消融方法,可实时监测,操作时间极短,是非热源性消融方式,主要通过引起细胞凋亡而达到消融目的,易于控制消融范围。

Al-Sakere 等人对皮下接种肿瘤的小鼠进行 IRE 消融研究,主要观察 IRE 后小鼠的免疫反应情况,弄清免疫系统在 IRE 肿瘤消融中发挥何种作用。他们的结论是免疫系统反应在 IRE 肿瘤消融中不是必需的。因此,IRE 消融可用于治疗免疫抑制的肿瘤患者。他们选用 80 次 0.3Hz 电脉冲,脉宽 100μs,脉冲间隔 0.3s,场强 2 500V/cm。使用这套方案,13 例接种肿瘤的小鼠中有 12 例达到了良好的肿瘤抑制效果,且没有热效应产生。

Edd 和 Davalos 通过计算机数学模型方式来模拟预测 IRE 消融的形态及范围,这种模拟的基本原则是:如果电场强度高于某一特定的阈值,就会产生任何特定组织的电穿孔。这个阈值根据不同组织类型及 IRE 脉冲的特征(脉冲的数量和持续时间)的不同而不同。一旦这个阈值通过试验获得,在计算机上通过几种方法,就可以根据电极在拟消融区域的排列方案及施加于其上的电压值来计算并预测电场分布情况。这种治疗方案制定的研究方法,在 1998 年,Miklavcic 团队在 IRE 体内的实验研究中曾经使用过。

也是在 2007 年,Lavee 等人发表了其 5 头猪的 IRE 心房消融的研究结果,目的是研究 IRE 治疗房颤的效能,确定和传统的热消融相比是否可以作为一种可供选择的治疗方法。他们观察到 IRE 消融后,消融区域和正常组织区域的分界十分清楚,过渡非常突然。组织学分析显示:心房细胞出现了明显的破坏,平均深度达 0.9cm,消融灶表现出了电绝缘特性。得出结论:IRE 是一种新的、令人激动的心房消融方法,它具有快速、准确、完全透壁且没有热效应的优点。

总之,2001—2007 年这 7 年的时间内,在 IRE 方面的研究更加深入,对于 IRE 技术可以导致细胞膜通透性不可逆改变,继而引起细胞死亡的机制已无异议。通过大量的临床应用前的动物实验证实,IRE 不损伤富含结缔组织骨架的结构,如血管、胆管、输尿管、神经等,或损伤后容易修复。这些方面的认识已经达成共识,这一点,恰好填补了传统消融禁忌领域的空白,具有极大的临床应用价值,为下一步 IRE 消融肿瘤设备(纳米刀)的问世及批准应用于临床打下了坚实的基础。用一句话进行总结就是"纳米刀问世前的相关研究"。

第四节　纳米刀的问世及临床应用

一、纳米刀的问世及临床应用前期研究

第一台批准商业化应用于软组织消融的 IRE 治疗仪产于 2008 年,由位于美国纽约州沃伦县昆斯伯里镇的 Angiodynamics 有限公司生产,商品名纳米刀(NanoKnife™)。它由一台高压脉冲发生仪及若干单用途一次性使用电极针组成。Angiodynamics 公司从位于美国加州的尔湾市的 Oncobionic 有限公司获得了全套技术及知识产权,而后者由在 IRE 领域颇有研究的前文提到的著名 Rubinsky 教授部分参与创建。开启了 IRE 肿瘤消融新领域,是纳米刀发展史上一个里程碑。

同时,人体离体实验、相关免疫、麻醉配合等方面的研究相继展开,为下一步进入临床应用提供了基础保障。

2008 年,Rubinsky 将 IRE 消融用于体外前列腺癌的消融,发现 IRE 消融对前列腺癌组织具有很彻底的杀灭作用。Tekle 等人研究发现,电穿孔能够引起细胞膜磷脂酰丝氨酸外露,这种外露可以招致吞噬细胞对其进行吞噬清除。进入电场中的细胞可作为凋亡模拟细胞,因为这些细胞实际上是非凋亡细胞,但是表现出典型的凋亡细胞的特征,从而招致吞噬细胞对其进行非炎症性吞噬清除。他们观察到,这一过程是非热源性的,相关的组织骨架结构得以保存,这就是为什么 IRE 消融后组织修复较快的原因了。

Ball 等在 2010 年开展了一项 IRE 消融原发性或转移性肝、肾及肺肿瘤的临床试验,共 21 例患者,在全麻、应用肌松剂的情况下,CT 或超声引导下经皮穿刺置入电极,脉冲电流 20~50A,电压500~3 000V。他们发现,在放电过程中,患者上半身的肌肉会发生广泛收缩,需要应用神经肌肉阻滞剂,2 例患者术后出现体位性的神经失用症,系术中因 CT 扫描需要而上肢上举造成的;有些患者出现自限性室性心律失常,需要在术中应用心电同步门控技术。3 例患者出现因穿刺而引起的气胸。

总之,随着纳米刀设备的问世,从 2008 年到 2010 年这 3 年的时间内,相关离体消融、免疫及麻醉等方面研究展开,为下一步纳米刀批准应用于临床打下基础。

二、纳米刀国外临床应用获批及临床应用情况

纳米刀在 2011 年 10 月 24 日获得美国食品药品监督管理局(FDA)510(K)认证,批准用于软组织的外科消融,没有批准用于其他特殊的疾病或情况的治疗或处理,是纳米刀发展史上又一个里程碑。

自从 IRE 被批准应用于临床,就出现了多个中心的临床初步应用经验的报道,在 2011 年里,值得一提的有两项研究报道。一是 Pech 等人在 2011 年对 6 例肾细胞癌行根治性切除的患者在切除前进行了 IRE 消融,消融在全麻、心电同步门控下进行。在观察期内,未发现在血液学、血生化方面的异常,心电图 ST 段及电轴未见相关改变。组织病理学显示:没有相关并发症出现。他认为 IRE 消融是一项具有潜在优势的、优于现行热消融的治疗方法。二是 Thomson 等人进行了一项针对 IRE 消融人类应用有效性及安全性的单中心、前瞻性、非随机阵列研究。38 例患者入选,包括晚期肝癌、肾癌及肺癌共 69 个对其他治疗效果不佳的孤立的病灶,术前、术后即刻、术后 1 个月、术后 3 个月对所治疗器官进行临床检查、生化检查及 CT 扫描。结果显示:术后 30d 内无死亡病例,起初没有心电同步门控的情况下,4 例患者术中出现了短暂性室性心律失常,剩余 30 例患者使用了心电同步门控,仍有 2 例出现了心律失常,包括室上性心动过速及房颤。1 例患者在 IRE 消融后出现上输尿管堵塞;1 例患者在 IRE 消融术中无意损伤了肾上腺,出现了短暂性的严重高血压;2 例患者因术中上肢长时间上举出现神经失用症;3 例 IRE 消融术后进行了病灶的穿刺活检显示完全性凝固性坏死。术后 CT 显示:69 个病灶中有 46 个达到了完全消融,多数治疗失败的病例集中在肾癌和肺癌。他认为 IRE 消融术在应用心电同步门控下实施对人类来讲是安全的,消融效果和其他消融方法尚需要进一步比较研究。2 项来自临床的报道显示 IRE 具有较好的实质脏器肿瘤消融效果及较低的并发症发生率。

2012 年,也有两项报道值得一提。一是 Kingham 等对 IRE 消融治疗邻近血管结构的肝恶性肿瘤的安全性及短期效果进行观察。对 2011 年 1 月 1 日到 2011 年 11 月 2 日期间接受 IRE 消融治疗的 28 例患者共 65 个病灶进行了回顾性分析,均为肿瘤无法手术切除或因位置原因无法进行热消融的患者。效果评价采用局部、区域性或全身性复发及并发症出现情况,当术后增强影像学检查显示消融灶周边存在异常强化时,定义为局部治疗失败。22 例采用切开开放式 IRE 消融,6 例采用经皮穿刺途径。平均肿瘤大小 1cm(0.5~5cm),25 个肿瘤直径小于 1cm,邻近肝静脉主干;16 个肿瘤直径小于 1cm,邻近门静脉主干。主要并发症包括 1 例术中出现心律失常,1 例术后出现门静脉血栓形成,无治疗相关性死亡。随访 6 个月,有 1 个肿瘤持续存活,3 个肿瘤有局部复发。他认为 IRE 消融是安全的方法,但还需要大量临床验证观察其远期效果。二是 Narayanan 等对 14 例不能手术切除的胰腺癌患者进行了 15 次经皮穿刺 IRE 消融治疗。所有患者术前均接受过全身化疗,11 例曾接受过放射治疗,肿瘤平均大小 3.3cm(2.5~7cm)。术后即刻及术后 24h CT 扫描显示消融区域血管通畅,2 例患者在 IRE 消融术后 4~5 个月接受了手术切除,且均达到了切缘阴性切除,1 例术后病理显示完全缓解,2 例术后 11、14 个月处于无病生存状态。并发症包括 1 例全麻过程中出现了自发性气胸及 1 例胰腺炎,后来均完全恢复。3 例死亡均系疾病本身进展所致,无操作相关性死亡。他们认为 IRE 消融治疗胰腺癌是有效、安全的,进一步前瞻性研究是需要的。在胰腺方面的应用展示了纳米刀巨大的优势,因为其他的热冷消融手段,如射频、微波、氩氦刀等都对胰腺部位的肿瘤消融存在损伤血管及胰管的弊端而被限制了大量使用,唯独 IRE 能够保持血管及胰管的完整性,而选择性地使肿瘤得到消融。

2013 年,有 2 篇临床报道及 1 篇基础研究报道需要关注。一是 Martin 等人报道了一项多中心的前瞻性临床研究,将 54 例接受 IRE 消融治疗和 85 例接受传统放化疗的无法手术切除的进展期胰腺癌患者进行了比较研究发现:两组病灶局部无进展生存期(progression-free survival,PFS)分别为 14 个月和 6 个月,两者有统计学差异。无远处转移生存期分别为 15 个月和 9 个月,两者也有统计学差异。总体生存期(overall survival,OS)分别为 20 个月和 13 个月,两者也有统计学差异。二是 Cannon 等人对 44 例肝肿瘤(肝细胞癌 14 例,肝转移瘤 30 例)的 IRE 消融效果及安全性进行了分析。结果显示:9 例患者出现并发症,30d 内消失;局部无复发生存率在 3 个月、6 个月及 12 个月分别为 97.4%、94.6% 及 59.5%;发现直径大于 4cm 的肿瘤 IRE 消融术后复发率较高。同时,有关 IRE 消融的基础研究也在进一步展开,如在除了肝、肾及肺等常用于消融治疗的器官外,对其他器官如大脑及直肠,也进行动物实验探索。在基础研究方面,Ben David 等人通过对猪的不同器官进行 IRE 消融发现:不同的组织,其导电性能不同,对 IRE 消融敏感性也不同;电极针的位置、方向及消融区域的组织不均一性等因素都影响消融体积的大小。

随着 IRE 的临床应用的深入,并发症方面的观察是大家所关心的,相关的报道也逐年增加,2014 年有以下几篇文献值得关注。Moir 等人进行了一项关于晚期胰腺癌患者接受 IRE 消融的荟萃分析,涉及 41 篇文章,74 例患者,结果显示接受 IRE 消融和不接受 IRE 消融的患者术后 PFS 分别为 14 个月和 6 个月;OS 分别为 20 个月和 11 个月,两者有统计学差异。Narayanan 等人对 101 例共 129 个邻近血管的肿瘤病灶接受 IRE 消融后的血管通畅情况进行了回顾性分析,129 个邻近血管的肿瘤病灶中涉及肝脏 100 个、胰腺 18/ 个、肾脏 3 个、盆腔 1 个、主动脉下腔静脉旁淋巴结 2 个、肾上腺 2 个、肺脏 1 个、腹膜后 1 个、原 Whipple 术后手术床 1/129 个,一共涉及血管 158 条,肿瘤离血管距离平均为 2.3mm ± 2.5mm,平均肿瘤大小为 2.7cm ± 1.5cm,平均随访时间 10.3 个月,结果发现血管异常 7 条(4.4%),没有发现病灶与血管的距离与术后血管异常(狭窄或血栓形成)之间存在相关性。Martin 等人的一项多中心 107 例累及血管的肿瘤患者接受 IRE 消融的研究也无明显的血管并发症发现。Valerio 等人对 34 例经直肠超声引导下穿刺前列腺癌 IRE 消融的患者进行了观察随访(随访时间 1~24 个月,中位时间 6 个月)发现:有 12 例出现 1 级并发症,10 例出现 2 级并发症,没有 3 级并发症。并发症分级参考美国国家癌症研究所(National Cancer Institute,NCI)不良反应事件通用术语标准(Common Terminology Criteria for Adverse Events,CTCAE):1 级,轻度,无症状或轻度症状,仅临床或诊断发现,无需处理;2 级,中度,最小的、局部的,日常生活不受影响;3 级,重度或具有重要医学意义,但不会立即危及生命,需要住院治疗,或致残,或自理性日常活动受限;4 级,危及生命,需要紧急治疗;5 级,死亡。影像学显示有 6 例患者存在局部肿瘤的存活。局部 IRE 消融能够有效灭活前列腺癌组织,最大限度地保留泌尿生殖功能。Nielsen 等人对 28 例接受 IRE 消融的患者其麻醉情况观察发现:肝、肾及小骨盆部位的 IRE 消融不良反应很轻微且可控。目前认为,麻醉方式要选择全麻加肌肉松弛药及心电同步门控技术,电脉冲似乎不会引起脑电的异常。在基础研究方面,Dunki Jacobs 等人通过猪的不同器官的 IRE 消融,将热电偶置于电极旁 0.5cm 及 1.0cm 的位置测温,探索电极旁组织产热情况时,发现所有电极旁的温度都会高于基础体温(36℃),尤其是距离电极 0.5cm 的部位温度更高。进一步行多因素分析,发现在诸多因素中(组织类型、脉宽、电极暴露长度、电极数目、是否重复治疗、消融区域是否存在金属物体,如金属夹或支架),组织类型中肾脏的消融(最高达 62.8℃)、脉宽达 100μs(最高达 54.7℃)、电极暴露长度达 3cm(最高达 52.0℃)及消融区域有金属存在(最高达 65.3℃)都会产生高于组织热损伤的临界温度(54℃,持续 10s)。提示在临床实际应用中,为了防止出现热损伤,要充分考虑到上述因素。建议探针暴露长度在肝组织要小于 2.5cm,在胰腺要小于 1.5cm,最大脉宽不应超过 90μs,电极之间的距离保持在 1.5~2.3cm 之间,这样就相对安全,从而避免热损伤的出现。Choi 等人将成对的 IRE 消融电极在超声引导下放置于猪肝门胆管周围,分为靠近胆管(≤2mm)和非靠近胆管(>2mm),放置方式分为骑跨方式和同侧方式,在 IRE 消融术后 2d、4 周及 8 周分别行影像学及组织学观察,胆管狭窄分为 5 级:0 级,无狭窄;1 级,≤50% 狭窄;2 级,>50% 狭窄不伴有扩张;3 级,>50% 狭窄伴有扩张;4 级,>50% 狭窄伴有扩张且有转氨酶升高。发现非靠近胆管者 5 例中未出现胆管狭窄,靠近胆管者 7 例中有 6 例出现狭窄,其中 5 例出现 1 级狭窄,1 例出现 2 级狭窄,没有 3 级以上狭窄出现。电极放置方式骑跨方式和同侧方式之间无统计学差异。组织学显示,狭窄胆管壁出现少许改变。

2015 年的热点还是集中在大量的临床应用经验报道、并发症的进一步观察,以及基础研究领域,旨在拓宽 IRE 临床应用范围的动物实验研究也全面展开。在临床研究方面,Froud 等人观察 124 例接受肝 IRE 消融的患者术后肝功能情况发现:74.1% 的患者肝功能指标在术后 24h 内升高,1/3 的患者能够达到正常水平的 20 倍以上,95% 的患者在 1 周后开始下降,平均 10 周内消退,转氨酶升高的水平与消融的范围无关。认为大部分患者术后肝功能下降,但是自限性的,不需要预先处理,这一点和射频消融及冷冻消融相似。Dollinger 等回顾性分析 85 例共 114 个肝脏恶性肿瘤 IRE 消融并发症的发生情况:严重并发症发生率为 7.1%,以肝脓肿多见,占 4/6,尤其是行胆肠吻合手术的患者,胆肠吻合手术史是 IRE 术后出现严重并发症的独立危险因素;一般并发症为 18.8%,包括出血及门静脉血栓形成。Dollinger 等对 43 例邻近或累及血管的肝脏恶性肿瘤患者进行了 IRE 消融治疗,共 191 条静脉位于 IRE 消融区域周围,29% 被消融区包绕,41% 邻近消融区,30% 位于距消融区边缘 0.1~1cm 的位置,结果发现 9.9% 血管出现了并发症,包括局部门静脉血栓形成 2 例、完全性门静脉血栓形成 3 例、门静脉狭窄 14 例。随访 0~14 个月,平均 5.7 个月,血栓溶解 2 例,狭窄完全解除者 8 例,部分解除 1 例。经多因素分析发现血管包埋于消融区、消融区邻近门静脉及使用 3 根以上电极是 IRE 术后容易出现血管并发症的危险因素。随着 IRE 临床应用的深入,发现 IRE 在肝脏部位的消融,术后复发率达 31%,其局部复发达到了 10%。Golberg 等通过电场分布的有限元素法分析发现消融区存在大血管及丛状管道结构者,血管内的血流可以造成局部电场强度减弱 60%。大鼠的体内实验也证实,邻近大血管及丛状管道结构周围的细胞在 IRE 之后,受损数量少于无血管结构的肝实质,以及孤立、小血管周围的区域。提出可能存在类似于温度依赖性消融的热沉降效应,称为电场沉降效应(electric field sinks)。Ricke 等的一项多中心的前瞻性肺原发性及继发性恶性肿瘤的 IRE 消融效果的 Ⅱ 期临床试验结果表明:该试验并没有达到理想效果,术后发现 61% 存在肿瘤进展,稳定 4%,部分缓解 4%,完全缓解 30%,针道转移 13%。由此指出,IRE 对肺脏的恶性肿瘤效果不理想,可能与电极和空气接触面较大有关。

在基础研究方面,围绕开拓 IRE 更多领域及临床应用安全性方面的动物实验研究还在继续开展。Song 等人对兔子的股骨用 1 090V/cm 及 1 310V/cm(120 次脉冲)强度进行消融,未发现骨折出现,在术后 4 周消融区域出现新生血管形成、骨的机械强度减弱;术后 8 周表现为成骨过程活跃,随即达高峰;12 周时活跃程度仍然保持高水平,骨的机械强度恢复。他们认为 IRE 消融能够保持骨皮质的完整性,消融局部会很快出现骨再生。Rossmeisl 等对 7 只患有脑胶质瘤并接受了 IRE 消融的狗进行观察,发现术后 1 只出现了致命性的吸入性肺炎,另一只出现了治疗相关性脑水肿,导致短暂的神经功能恶化。7 只狗的生存时间为 1~940d,平均 119d。Song 等对 70 例兔子的跟腱进行 IRE 消融,并和 70 例射频消融者进行了比较,发现两种消融方法均能够使跟腱细胞成分破坏,不同的是 3d 后,射频组兔子跟腱出现断裂,IRE 组跟腱未出现断裂,其生物机械特性得到了保留。2 周时,可见 IRE 组跟腱出现细胞再生,新生血管形成等修复征象,12 周时其完整性得到恢复。这一实验对邻近跟腱的软组织肿瘤 IRE 消融提供了安全性依据。Wong 等对 9 头猪的股血管神经束进行了 IRE 消融,在术后 24h、1 周、3 周时处死动物行组织学观察。术后 7 头可以站立并行走,2 头 1 周内站立并行走;术后影像学检查及大体病理观察示股血管通畅;在 7d 时,镜下观察显示 75% 的猪存在静脉血栓,1 例存在轻度神经周围炎症。股神经大体及镜下均未见异常,而股血管神经束周围的肌肉等软组织表现为明显的坏死、血肿形成及炎症反应,提示 IRE 在肌肉组织肿瘤的应用中对邻近的神经血管束存在安全性问题。Srimathveeravalli 等对 5 头猪采用输尿管腔内 IRE 消融,脉冲强度 1 000~3 000V/cm,增量 500V,脉宽 100μs,频率 90 个 /min。术后即刻静脉肾盂造影示输尿管通畅,无1例输尿管穿孔发生。术后4h组织学观察示:输尿管达到了从黏膜至外皮的全层消融,但在任何强度的脉冲下,结缔组织结构都得到了保留。进一步证实IRE在邻近输尿管部位软组织肿瘤消融的安全性。Wagstaff等对8头猪的肾脏进行IRE消融(脉冲强度1 500V/cm,脉宽90μs,次数70,频率90个/min),观察产热情况,3根针布针消融区中心温度最高达57℃(49℃±10℃),消融区周围1cm区域为40℃(36℃±3℃);4根针布针消融区中心温度最高达79℃(62℃±16℃),消融区周围1cm区域为42℃(39℃±3℃)。提示IRE也可产生致死性热效应,建议在主要结构部位的IRE消融,需要监测温度。

2016年,随着IRE消融在临床中的大量应用,相关前瞻性、Ⅰ期、Ⅱ期的临床试验结果相继发表,人们所关心的有关新技术应用的并发症的观察结果也越来越多;临床应用技术方面的改进等也在逐渐深入;针对临床应用中遇到的问题,有针对性的基础研究方面也有了较大发展。Van den Bos等的一项16例前列腺癌的前瞻性临床Ⅰ/Ⅱ期研究结果显示,IRE术后4周前列腺根治性切除组织学显示:所有消融区域的细胞完全坏死、纤维化。组织学上消融区域大于布针区域,3针布针时约大于2.9倍,4针布针时约大于2.5倍。Scheffer等的一项名为PANF的晚期胰腺癌的IRE消融前瞻性临床研究试验结果显示:25例患者,肿瘤大小3.3~5.0cm,平均4.0cm,12个月随访发现平均无疾病生存期为8个月,平均局部病灶进展时间12个月,平均总体生存期(OS)11个月。出现1、2级并发症12例,3级并发症9例,4级并发症1例。Niessen等的一项34例68个病灶的肝脏恶性肿瘤IRE消融的前瞻性临床研究,肿瘤直径为2.4cm±1.4cm,18.5%由于消融不彻底或局部复发而需要重复治疗,3、6、12个月无复发生存率分别为87.4%、79.8%及74.8%。平均肿瘤进展时间为15.6个月。并发症发生率为27.5%,严重并发症包括腹腔内大量出血、部分性门静脉血栓形成及肝脓肿;轻度并发症包括肝内血肿及无明显临床症状的气胸。Dollinger等人报道了24例肝脏恶性肿瘤患者,消融区域累及55条胆管,其中包绕33条、毗邻14条,距离消融区0.1~1.0cm范围8条。术后MRI提示15条胆管损伤(狭窄8例,扩张7例),3例患者出现术后胆红素的升高。多因素分析发现患者年龄与IRE术后出现胆管损伤有关。Kambakamba等人报道了43例肝、胆、胰及腹膜后恶性肿瘤的IRE消融结果,显示不良反应率达47%,主要是心血管方面的多见,占90%,包括血压升高77%,心律失常16%。除1例外都需要医学干预。1例心律失常者被迫中止IRE手术;出血1例,技术问题1例。多因素分析显示:既往有心血管疾病和电极针靠近腹腔干是引起心血管不良反应的危险因素。

在应用技术方面,Beyer等人应用机器人引导穿刺进行IRE消融,大大提高了穿刺的效能及准确性。同时,还认为CT立体导航系统的应用能够提高穿刺效能及准确性。Sano等人应用单极针加接地板,体外模拟能够产生接近球形的消融区域。Wandel等人双针消融时,采用3 000V电压及70μs脉宽,90次循环,产生(3.8cm±0.4cm)×(2.0cm±0.3cm)大小消融面积,若6次循环,产生(4.5cm±0.4cm)×(2.6cm±0.3cm)大小消融面积;如果进一步增加脉宽到100μs,6次循环产生(5.0cm±0.4cm)×(2.9cm±0.3cm)大小消融面积,但导致电击穿和系统死机的发生率为40%~50%。如在局部组织中滴注高渗溶液,会增加电击穿和系统死机的可能。相反,若滴注蒸馏水,会降低电击穿和系统死机的可能,但消融面积会减小2.3cm±0.1cm;当听到有爆破样声响怀疑将出现电击穿时,适当滴注蒸馏水,能够产生(5.3cm±0.6cm)×(3.1cm±0.3cm)大小消融面积,同时不会出现系统死机。电极内部环流达37℃,系统不死机的情况下,短轴消融直径达3.1cm±0.1cm,而电极内部环流达4~10℃,则短轴消融直径达2.3cm±0.1cm。提示双针消融,想要达到最大化消融面积,可以通过提高电压、增加脉宽、增加循环次数,提示要局部灌注低渗液体或通过电极内部环流来降低电击穿及系统死机的发生来实现。

在基础研究方面,Li 等人用 8 头猪和 8 只兔子进行了正常乳腺 IRE 消融及乳腺癌 IRE 消融的安全性研究。结果显示:当针与皮肤的距离为 3mm 时,在 IRE 消融过程中,猪乳腺皮肤会发生明显的变化,表现为中心变白、周围变紫,术后几天后,会遗留一紫色斑点。当针与皮肤的距离为 5~8mm 时,IRE 消融过程中猪乳腺皮肤变为红色,但皮肤的大体及镜下病理都显示组织结构正常。当针与皮肤的距离为 1mm 时,IRE 术后,在兔子的乳腺皮肤会出现萎缩及黄色无毛的表现。当针与皮肤的距离大于 5mm 时,无论是正常兔子乳腺还是种植了肿瘤的乳腺,都不会出现皮肤的改变。术后切下消融的乳腺,病理示消融靶区内存在细胞凋亡。之后随访的动物,乳腺组织发生了再生修复,皮肤的毛重新长出。影像学提示无乳腺纤维化及肿块形成。Tam 等人对猪的脊柱硬膜外间隙进行 IRE 消融研究,电极针与脊髓的距离为 1.71mm ± 0.90mm,与神经根的平均距离为 8.47mm ± 3.44mm,消融后未发现截瘫情况。影像学及组织学观察未发现脊髓病灶,但神经根出现中度的 Wallerian 变性。Sharabi 等人发现脑部的 IRE 消融能够破坏血脑屏障。Scheffer 等人在模仿同种组织的聚丙烯酰胺凝胶内放置与电极平行或垂直的金属支架,外加 90 及 270 个脉冲(电流 15~35A,脉宽 90μs,探针暴露长度 1.5cm,针距 1.5cm,场强 1 000~1 500V/cm,每分钟 90 个脉冲),或体内研究采用猪的肝脏,测温采用红外热相机及光纤探针。结果显示:在凝胶内未发现支架直接产热,但在支架与探针之间靠近探针侧出现了温度的升高,90 个脉冲时为 23.2℃ vs 13.3℃,270 个脉冲时为 33.1℃ vs 24.8℃。在体内未发现存在支架和无支架之间的温度差异,组织学观察提示,在支架周围存在存活的组织,而无支架者消融区域完全坏死。得出结论,消融区域金属支架本身不会引起加热,但可以使探针周围的温度增加和消融区组织灭活不彻底。van den Bos 等人用聚丙烯酰胺凝胶模拟组织,IRE 过程中产热从发热脉冲开始即从探针尖端开始产生,向周围蔓延,温度随着电压的升高而升高,从 2.5℃到 40.4℃;随脉宽的增加而升高,从 5.3℃到 9.8℃;随探针暴露长度的增加而升高,从 5.9℃到 17.6℃;随针距的增加而升高,从 7.6℃到 21.5℃。不平行的布针,导致产热不均匀,在两探针最近距离处,温度最高。间断序列脉冲比连续脉冲发射产热少。

三、纳米刀国内引进及相关研究情况

纳米刀于 2011 年获美国 FDA 批准认证后,中国国家食品药品监督管理总局于 2015 年 6 月 18 日批准陡脉冲治疗仪应用于临床,适用范围为外科肝肿瘤和胰腺肿瘤的消融。这是纳米刀发展史上又一个重要里程碑,标志着纳米刀肿瘤消融技术已正式进入我国。

其实,国内自 2002 年开始就已经有关于陡脉冲对细胞不可逆电穿孔方面的基础研究报道,但都不属于临床肿瘤消融治疗相关的研究。直到 2014 年,由中国人民解放军总医院、广州复大肿瘤医院等率先在国内引进该技术的临床应用,进行了大量的前期基础研究及临床研究。广州中山大学附属肿瘤医院、上海复旦大学附属肿瘤医院、香港一些大医院相继进行了基础与临床方面的探索研究。在大动物如猪的实验中,他们发现,纳米刀消融具有的特点为:①无需热能,不受热沉降效应的影响;②消融区和非消融区之间可产生明显的边界,极大地减少对正常组织的损伤,减少并发症的发生;③消融时间短,可在微秒到毫秒治疗时间内有效导致细胞凋亡;④不损伤胆囊、胆管和大血管的基本结构;⑤通过诱导细胞凋亡而引发肿瘤组织坏死;⑥对神经和大血管有保护作用。和国外同类研究结果类似。

临床应用方面,在国内才刚刚开始,各中心的病例数均不多,从现有的中文文献报道来看,主要集中在胰腺及肝脏肿瘤的应用方面。有开腹及腹腔镜下消融的病例,也有 CT 引导下经皮穿刺进行的病例。肝脏的临床应用结果初步显示:IRE 消融靠近大血管、胆囊等重要结构的肝肿瘤安全,短期疗效好,值得临床推广。在进展期胰腺癌的 IRE 消融中,经皮穿刺途径治疗,术中及术后未见患者出现 IRE 治疗胰腺癌相关的心律不齐、胆漏、大血管出血、深静脉血栓或胰漏等严重并发症。所有患者在术后 30d 内出现不良反应。反应程度均在 1、2 级以内。经一般支持对症治疗后均得到缓解。无患者在术后 1 个月内死亡。开腹消融及消融联合旁路手术（胆肠吻合、肠肠吻合术）者，术中观察到一过性血压升高 2 例（10.0%），一过性室上性心动过速 1 例（5.0%），均在纳米刀消融过程中发现，经相应对症治疗后好转，且消融过程结束后未见复发。术后在院期间并发症发生率为 30.0%（6/20），其中 A 级胰漏 2 例，切口感染 1 例，门静脉血栓形成 1 例，消化道出血 1 例，胃肠道排空障碍 1 例。所有患者均痊愈出院，总住院时长达 12~24d，平均时长 17.14d ± 3.3d，术后住院时长 8~15d，平均时长 9.94d ± 2.0d。

总之，自纳米刀引进我国到纳米刀设备的国产化这一阶段，在我国的应用主要集中在少数几家大医院，有限的临床应用经验初步表明：纳米刀具有有别于传统温度依赖性消融手段不具备的优点，安全性可靠，但由于价格昂贵，限制了纳米刀技术在国内大范围推广应用，纳米刀设备国产化迫在眉睫！

四、纳米刀设备的国产化

2021 年 7 月 5 日天津鹰泰利安康医疗国产"陡脉冲治疗仪"（纳米刀）在国内获批上市，是纳米刀发展史上又一个重要里程碑，标志着我国纳米刀设备技术进入国际先进行列。国产化产品的出现将打破目前同类产品的国际垄断，大幅降低纳米刀医疗成本，纳米刀肿瘤消融技术将可以在我国大范围使用了，为广大肿瘤患者带来新的治疗选择方法和希望。该产品由解放军总医院第一医学中心肖越勇教授团队牵头开展临床试验，推动了纳米刀技术国产化进程。

总之，随着纳米刀设备的国产化，这一神奇的肿瘤消融新技术有望在我国蓬勃发展，使更多患者受益。国产化纳米刀设备性能的临床考验、提升及纳米刀消融技术的普及与推广还有很长的路要走，需要我们共同努力，使得这一技术能够真正造福中国患者。同时，在基础研究方面，还有待于进一步深入，为国内临床应用的深度和广度提供理论依据。

（田锦林　肖越勇　李成利）

参考文献

1. NOLLET J A. Recherches sur les causes particulieres des phénoménes électriques. Paris: Chez H. L. Guerin & L. F, Delatour, 1754.

2. REILLY J P. Applied Bioelectricity: From Electrical Stimulation to Electropathology. New York: Springer, 1998.

3. PRAUSNITZ M R. A practical assessment of transdermal drug delivery by skin electroporation. Advanced Drug Delivery Reviews, 1999, 35 (1): 61-76.

4. VANBEVER R, PRÉAT V. In vivo efficacy and safety of skin electroporation. Advanced Drug Delivery Reviews, 1999, 35 (1): 77-88.

5. NOAD H M. Lectures on electricity; composing galvnism, magnetism, electro-magnetism, magneto-and thermo-electricity and electo-physiology. 3rd ed. London: George Knight and Sons, 1849.

6. FULLER G W. Report on the investigations into the purification of the Ohio river water at Louisville Kentucky. New York: D. Van Nostrand Company, 1898.

7. ROCKWELL A D. The Medical and surgical uses of electricity: including the X-ray, Finsen light, vibratory therapeutics, and high-frequency currents. New York: E. B. Treat & Company, 1903.

8. JEX-BLAKE A J. The goulstonian lectures on death by electric currents and by lightning: Delivered before the Royal College of Physicians of London. British Medical Journal, 1913, 1 (2723): 492-498.

9. MCKINLEY G M. "Short electric wave radiation in biology" in biological effects of radiation, vol. 1, B. M. Duggar, Ed. New York: McGraw-Hill Book Co, 1936.

10. HODGKIN A L. The ionic basis of electrical activity in nerve and muscle. Biological reviews of the Cambridge Philosophical Society, 1951.

11. FRICKE H. A mathematical treatment of the electric conductivity and capacity of disperse systems Ⅱ. The capacity of a suspension of conducting spheroids surrounded by a non-conducting membrane for a current of low frequency. Physical Review, 1925.

12. FRANKENHAEUSER B, WIDÉN L. Anode break excitation in desheathed frog nerve. J Physiol, 1956, 131 (1): 243-247.

13. ZIMMERMANN U, PILWAT G, RIEMANN F. Dielectric Breakdown of Cell Membranes. Biophys J, 1974, 14 (11): 881-899.

14. KINOSITA K J, TSONG T Y. Formation and resealing of pores of controlled sizes in human erythrocyte membrane. Nature, 1977, 268 (5619): 438-441.

15. BELOV S V. Effects of high-frequency current parameters on tissue coagulation. Med Tekh, 1978, 12 (4): 209-211.

16. ZIMMERMANN U. Electric field-mediated fusion and related electrical phenomena. Biochim Biophys Acta, 1982, 694 (3): 227-277.

17. RAMOS C, TEISSIE J. Electrofusion: a biophysical modification of cell membrane and a mechanism in exocytosis. Biochimie, 2000, 82 (5): 511-518.

18. NEUMANN E, SCHAEFFER-RIDDER M, WANG Y, et al. Gene transfer into mouse lymphoma cells by electroporation in high electric fields. EMBO J, 1982, 1 (7): 841-845.

19. OKINO M, MOHRI H. Effects of a high-voltage electrical impulse and an anticancer drug on in vivo growing tumors. Jpn J Cancer Res, 1987, 78 (12): 1319-1321.

20. ORLOWSKIM S, BELEHRADEK J J, PAOLETTI C, et al. Transient electropermeabilization of cells in culture. Increase of the cytotoxicity of anticancer drugs. Biochem Pharmacol, 1988, 37 (24): 4727-4733.

21. POWELL K T, MORGENTHALER A W, WEAVER J C. Tissue electroporation. Observation of reversible electrical breakdown in viable frog skin. Biophys J, 1989, 56 (6): 1163-1171.

22. PRAUSNITZ M R, BOSE V G, LANGER R, et al. Electroporation of mammalian skin: a mechanism to enhance transdermal drug delivery. Proceedings of the National Academy of Sciences of the United States of America, 1993, 90 (22): 10504-10508.

23. LEE RC, KOLODNEY M S. Electrical Injury Mechanisms: Electrical Breakdown of Cell Membranes. Plast Reconstr Surg, 1987, 80 (5): 672-679.

24. NEUMANN E, SOWERS A E, JORDAN C A. Electroporation and Electrofusion in Cell Biology. New York: Plenum Press, 1989.

25. POTTER H, WEIR L, LEDER P. Enhancer-dependent expression of human kappa immunoglobulin genes introduced into mouse pre-B lymphocytes by electroporation. Proceedings of the National Academy of Sciences of the United States of America, 1984, 81 (22): 7161-7165.

26. NICKOLOFF J A. Electroporation Protocols for Microorganisms. Totowa, New Jersey: Humana Press, 1995.

27. TITOMIROV A V, SUKHAREV S, KISTANOVA E. In vivo electroporation and stable transformation of skin cells of newborn mice by plasmid DNA. Biochim Biophys Acta, 1991, 1088 (1): 131-134.

28. MIR L M, MOLLER P H, ANDRÉ F, et al. Electric Pulse-Mediated Gene Delivery to Various Animal Tissues. Advances in Genetics, 2005, 54 (1): 83-114.

29. LEE R C, RIVER L P, PAN F S, et al. Surfactant-induced sealing of electropermeabilized skeletal muscle membranes in vivo. Proceedings of the National Academy of Sciences of the United States of America, 1992, 89 (10): 4524-4528.

30. PIÑERO J, LOPEZ-BAENA M, ORTIZ T, et al. Apoptotic and necrotic cell death are both induced by electroporation in HL60 human promyeloid leukaemia cells. Apoptosis, 1997, 2 (3): 330-336.

31. GEHL J, SKOVSGAARD T, MIR L M. Vascular reactions to in vivo electroporation: characterization and consequences for drug and gene delivery. Biochim Biophys Acta, 2002, 1569 (1/2/3): 51-58.

32. SCHOENBACH K H, PETERKIN F E, ALDEN R W, et al. The effect of pulsed electric fields on biological cells: experiments and applications. IEEE Trans. Plasma Science, 1997, 25: 284-292.

33. YAO C, SUN C, MI Y, et al. Experimental studies on Killing and inhibiting effects of steep pulsed electric field (SPEF) to target cancer cell and solid tumor. IEEE Trans. Plasma Science, 2004, 32 (4): 1626-1633.

34. DAVALOS R V, MIR L M, RUBINSKY B. Tissue Ablation with Irreversible Electroporation. Ann Biomed Eng, 2005, 33 (2): 223-231.

35. MILLER L, LEOR J, RUBINSKY B. Cancer cells ablation with irreversible electroporation. Technol Cancer Res Treat, 2005, 4 (6): 699-705.

36. EDD J, HOROWITZ L, DAVALOS R V, et al. In-Vivo Results of a New Focal Tissue Ablation Technique: Irreversible Electroporation. IEEE Trans. Biomed. Eng, 2006, 53 (7): 1409-1415.

37. RUBINSKY B, ONIK G, MIKUS P. Irreversible electroporation: a new ablation modality-clinical implications. Technol Cancer Res Treat, 2007, 6 (1): 37-48.

38. EDD J F, DAVALOS R V. Mathematical modeling of irreversible electroporation for treatment planning. Technol Cancer Res Treat, 2007, 6 (4): 275-286.

39. MAOR E, IVORRA A, LEOR J, et al. The effect of irreversible electroporation on blood vessels. Technol Cancer Res Treat, 2007, 6 (4): 307-312.

40. MAOR E, IVORRA A, LEOR J, et al. Irreversible electroporation attenuates neointimal formation after angioplasty. IEEE Trans. Biomed. Eng, 2008, 55 (9): 2268-2274.

41. ONIK G, RUBINSKY B, MIKUS P. Irreversible Electroporation: Implications for Prostate Ablation. Technol Cancer Res Treat, 2007, 6 (4): 295-300.

42. RUBINSKY J, ONIK G, MIKUS P, et al. Optimal Parameters for the Destruction of Prostate Cancer Using Irreversible Electroporation. J Urol, 2008, 180 (6): 2668-2674.

43. AL-SAKERE B, BERNAT C, ANDRE F, et al. A study of the immunological response to tumor ablation with irreversible electroporation. Technol Cancer Res Treat, 2007, 6 (4): 301-306.

44. AL-SAKERE B, ANDRÉF, BERNAT C, et al. Tumor ablation with irreversible electroporation. PLoS ONE, 2007, 2 (11): e1135.

45. MIKLAVCIC D, BERAVS K, SEMROV D, et al. The Importance of Electric Field Distribution for Effective in Vivo Electroporation of Tissues. Biophys J, 1998, 74 (5): 2152-2158.

46. LAVEE J, ONIK G, MIKUS P, et al. A Novel Nonthermal Energy Source for Surgical Epicardial Atrial Ablation: Irreversible Electroporation. Heart Surg Forum, 2007, 10 (2): 162-167.

47. TEKLE E, WOLFE M D, OUBRAHIM H, et al. Phagocytic clearance of electric field induced apoptosis-mimetic cells. Biochem Biophys Res Commun, 2008, 376 (2): 256-260.

48. BALL C, THOMSON K R, KAVNOUDIAS H. Irreversible electroporation: A new challenge in "out of operating theater" anesthesia. Anesth Analg, 2010, 110 (5): 1305-1309.

49. PECH M, JANITZKY A, WENDLER J J, et al. Irreversible electroporation of renal cell carcinoma: A first-in-man phase I clinical study. Cardiovasc Intervent Radiol, 2011, 34 (1): 132-138.

50. THOMSON K R, CHEUNG W, ELLIS S J, et al. Investigation of the safety of irreversible electroporation in humans. J Vasc Interv Radiol, 2011, 22 (5): 611-621.

51. KINGHAM T P, KARKAR A M, D'ANGELICA M I, et al. Ablation of perivascular hepatic malignant tumors with irreversible electroporation. J Am Coll Surg, 2012, 215 (3): 379-387.

52. CHARPENTIER K P. Irreversible electroporation for the ablation of liver tumors: Are we there yet? Archives of Surgery, 2012, 147 (11): 1053-1061.

53. MARTIN R C, MCFARLAND K, ELLIS S, et al. Irreversible electroporation in locally advanced pancreatic cancer: Potential improved overall survival. Ann Surg Oncol, 2013, 20 (Suppl 3): S443-S449.

54. CANNON R, ELLIS S, HAYES D, et al. Safety and early efficacy of irreversible electroporation for hepatic tumors in proximity to vital structures. J Surg Oncol, 2013, 107 (5): 544-549.

55. ROSSMEISL J H, GARCIA P A, ROBERSTON J L, et al. Pathology of non-thermal irreversible electroporation (N-TIRE)-induced ablation of the canine brain. Journal of Veterinary Science, 2013, 14 (4): 433-440.

56. SRIMATHVEERAVALLI G, WIMMER T, MONETTE S, et al. Evaluation of an endorectal electrode for performing focused irreversible electroporation ablations in the swine rectum. J Vasc Interv Radiol, 2013, 24 (8): 1249-1256.

57. LEE Y J, LU D S, OSUAGWU F, et al. Irreversible electroporation in porcine liver: acute computed tomography appearance of ablation zone with histopathologic correlation. J Comput Assist Tomogr, 2013, 37 (2): 154-158.

58. BEN-DAVID E, AHMED M, FAROJA M, et al. Irreversible electroporation: treatment effect is susceptible to local environment and tissue properties. Radiology, 2013, 269 (3): 738-747.

59. MOIR J, WHITE S A, FRENCH J J, et al. Systematic review of irreversible electroporation in the treatment of advanced pancreatic cancer. Eur J Surg Oncol, 2014, 40 (12): 1598-1604.

60. NARAYANAN G, BHATIA S, ECHENIQUE A, et al. Vessel patency post irreversible electroporation. Cardiovasc Intervent Radiol, 2014, 37 (6): 1523-1529.

61. MARTIN R C, PHILIPS P, ELLIS S, et al. Irreversible electroporation of unresectable soft tissue tumors with vascular invasion: effective palliation. BMC Cancer, 2014, 14 (1): 540.

62. VALERIO M, STRICKER P D, AHMED H U, et al. Initial assessment of safety and clinical feasibility of irreversible electroporation in the focal treatment of prostate cancer. Prostate Cancer Prostatic Dis, 2014, 17 (4): 343-347.

63. NIELSEN K, SCHEFFER H J, VIEVEEN J M, et al. Anaesthetic management during open and percutaneous irreversible electroporation. Br J Anaesth, 2014, 113 (6): 985-992.

64. DUNKI-JACOBS E M, PHILIPS P, MARTIN R C. Evaluation of thermal injury to liver, pancreas and kidney during irreversible electroporation in an in vivo experimental model. Br J Surg, 2014, 101 (9): 1113-1121.

65. CHOI J W, LU D S, OSUAGWU F, et al. Assessment of chronological effects of irreversible electroporation on hilar bile ducts in a porcine model. Cardiovasc Intervent Radiol, 2014, 37 (1): 224-230.

66. FROUD T, VENKAT S R, BARBERY K J, et al. Liver Function Tests Following Irreversible Electroporation of Liver Tumors: Experience in 174 Procedures. Tech Vasc Interv Radiol, 2015, 18 (3): 140-146.

67. DOLLINGER M, BEYER L P, HAIMERL M, et al. Adverse effects of irreversible electroporation of malignant liver tumors under CT fluoroscopic guidance: a single-center experience. Diagn Interv Radiol, 2015, 21 (6): 471-475.

68. DOLLINGER M, MÜLLER-WILLE R, ZEMAN F, et al. Irreversible Electroporation of Malignant Hepatic Tumors-Alterations in Venous Structures at Subacute Follow-Up and Evolution at Mid-Term Follow-Up. PLoS One, 2015, 10 (8): e0135773.

69. GOLBERG A, BRUINSMA B G, UYGUN B E, et al. Tissue heterogeneity in structure and conductivity contribute to cell survival during irreversible electroporation ablation by "electric field sinks". Sci Rep, 2015,(5): 8485.

70. RICKE J, JÜRGENS J H, DESCHAMPS F, et al. Irreversible electroporation (IRE) fails to demonstrate efficacy in a prospective multicenter phase II trial on lung malignancies: the ALICE trial. Cardiovascular & Intervention Radiology, 2015, 38 (2): 401-408.

71. SONG Y, ZHENG J, YAN M, et al. The Effect of Irreversible Electroporation on the Femur: Experimental Study in a Rabbit Model. Sci Rep, 2015 (5): 181-187.

72. ROSSMEISL J H, GARCIA P A, PANCOTTO T E, et al. Safety and feasibility of the NanoKnife system for irreversible electroporation ablative treatment of canine spontaneous intracranial gliomas. J Neurosurg, 2015, 123 (4): 1008-1025.

73. SONG Y, ZHENG J, YAN M, et al. The Effects of Irreversible Electroporation on the Achilles Tendon: An Experimental Study in a Rabbit Model. PLoS One, 2015, 10 (6): e0131404.

74. WONG S S, HUI J W, CHAN A W, et al. Irreversible Electroporation of the Femoral Neurovascular Bundle: Imaging and Histologic Evaluation in a Swine Model. J Vasc Interv Radiol, 2015, 26 (8): 1212-1220.

75. SRIMATHVEERAVALLI G, SILK M, WIMMER T, et al. Feasibility of catheter-directed intraluminal irreversible electroporation of porcine ureter and acute outcomes in response to increasing energy delivery. J Vasc Interv Radiol, 2015, 26 (7): 1059-1066.

76. WAGSTAFF P G, DE BRUIN D M, VAN DEN BOS W, et al. Irreversible electroporation of the porcine kidney: Temperature development and distribution. Urol Oncol, 2015, 33 (4): 168. e1-7.

77. VAN DEN BOS W, DE BRUIN D M, JURHILL R R, et al. The correlation between the electrode configuration and histopathology of irreversible electroporation ablations in prostate cancer patients. World J Urol, 2016, 34 (5): 657-664.

78. SCHEFFER H J, VROOMEN L G, DE JONG M C, et al. Ablation of Locally Advanced Pancreatic Cancer with Percutaneous Irreversible Electroporation: Results of the Phase Ⅰ / Ⅱ PANFIRE Study. Radiology, 2016, 6: 152835.

79. NIESSEN C, BEYER L P, PREGLER B, et al. Percutaneous Ablation of Hepatic Tumors Using Irreversible Electroporation: A Prospective Safety and Midterm Efficacy Study in 34 Patients. J Vasc Interv Radiol, 2016, 27 (4): 480-486.

80. KAMBAKAMBA P, BONVINI J M, GLENCK M, et al. Intraoperative adverse events during irreversible electroporation-A call for caution. American Journal of Surgery, 2016, 212 (4): 715-721.

81. BEYER L P, PREGLER B, MICHALIK K, et al. Evaluation of a robotic system for irreversible electroporation (IRE) of malignant liver tumors: initial results. Int J Comput Assist Radiol Surg, 2017, 12 (5): 803-809.

82. BEYER L P, PREGLER B, NIEEN C, et al. Stereotactically-navigated percutaneous Irreversible Electroporation (IRE) compared to conventional IRE: a prospective trial. PeerJ, 2016 (4): e2277.

83. SANO M B, FAN R E, HWANG G L, et al. Production of Spherical Ablations Using Nonthermal Irreversible Electroporation: A Laboratory Investigation Using a Single Electrode and Grounding Pad. J Vasc Interv Radiol, 2016, 27 (9): 1432-1440.

84. WANDEL A, BEN-DAVID E, ULUSOY B S, et al. Optimizing Irreversible Electroporation Ablation with a Bipolar Electrode. J Vasc Interv Radiol, 2016, 27 (9): 1441-1450.

85. LI S, CHEN F, SHEN L, et al. Percutaneous irreversible electroporation for breast tissue and breast cancer: safety, feasibility, skin effects and radiologic-pathologic correlation in an animal study. J Transl Med, 2016, 14 (1): 238.

86. TAM A L, FIGUEIRA T A, GAGEA M, et al. Irreversible Electroporation in the Epidural Space of the Porcine Spine: Effects on Adjacent Structures. Radiology, 2016, 281 (3): 763-771.

87. SHARABI S, KOS B, LAST D, et al. A statistical model describing combined irreversible electroporation and electroporation-induced blood-brain barrier disruption. Radiol Oncol, 2016, 50 (1): 28-38.

88. SCHEFFER H J, VOGEL J A, VAN DEN BOS W, et al. The Influence of a Metal Stent on the Distribution of Thermal Energy during Irreversible Electroporation. PLoS One, 2016, 11 (2): e0148457.

89. VAN DEN BOS W, SCHEFFER H J, VOGEL J A, et al. Thermal Energy during Irreversible Electroporation and the Influence of Different Ablation Parameters. J Vasc Interv Radiol, 2016, 27 (3): 433-443.

90. 姚陈果, 孙才新, 熊兰, 等. 电穿孔疗法用于肿瘤治疗的研究进展. 生物医学工程学杂志, 2002, 19 (2): 337-339.

91. 姚陈果, 孙才新, 米彦, 等. 陡脉冲对恶性肿瘤细胞不可逆性电击穿的实验研究. 中国生物医学工程学报, 2004, 23 (1): 92-97.

92. 杨孝军, 李均, 胡丽娜. 电穿孔技术的研究及应用进展. 中国康复医学杂志, 2005, 20 (3): 239-240.

93. 王士彬, 孙才新, 姚陈果, 等. 电穿孔技术的研究及应用进展. 国外医学. 生物医学工程分册, 2005, 28 (6): 370-373.

94. 李均, 杨孝军, 胡丽娜, 等. 陡脉冲电场对兔 VX2 乳腺移植瘤毛细淋巴管的影响. 癌症: 英文版, 2006, 25 (2): 159-162.

95. 杨晓燕, 熊正爱. 陡脉冲不可逆性电击穿的作用机制及其在肿瘤治疗中的应用. 国际肿瘤学杂志, 2008, 35 (8): 594-596.

96. 张琴. 脉冲电场不可逆性电击穿在肿瘤治疗中的研究进展. 重庆医学, 2011, 40 (3): 298-300.

97. 何晓锋, 肖越勇. 纳米刀肿瘤消融治疗的临床应用进展. 中华放射学杂志, 2014, 48 (10): 878-880.

98. 杜鹏, 肖越勇, 张欣, 等. 采用 CT 灌注成像评价猪肾脏经皮纳米刀消融后急性期血流灌注的变化. 中华放射学杂志, 2014, 48 (11): 952-955.

99. 肖越勇, 张欣. 纳米刀消融技术在肝癌中的应用. 肝癌电子杂志, 2015, 2 (2): 23-24.

100. 宋飞虹, 陈永亮, 苏明, 等. 纳米刀消融胰腺组织的动物实验. 中华肝胆外科杂志, 2015, 21 (5): 328-331.

101. 严力, 陈永亮. 不可逆电穿孔在局部进展期胰腺癌治疗中的应用. 中华肝胆外科杂志, 2016, 22 (1): 68-70.

102. 严力, 陈永亮, 苏明, 等. 纳米刀治疗局部进展期胰腺癌的效果及安全性评价. 中华肝胆外科杂志, 2016, 22 (4): 244-248.

103. 牛立志, 曾健滢, 张志凯, 等. 纳米刀治疗胰腺癌现状. 中华胰腺病杂志, 2014, 14 (6): 420-423.

104. 梁冰, 牛立志, 曾健滢, 等. 不可逆电穿孔消融兔胆囊侧肝脏病理学观察. 介入放射学杂志, 2014, 23 (4): 320-324.

105. 曾健滢, 牛立志, 梁冰, 等. 兔胰腺不可逆电穿孔消融. 中华胰腺病杂志, 2015, 15 (2): 125-126.

106. 牛立志, 曾健滢, 张怡湜, 等. 不可逆电穿孔消融治疗胰腺癌的安全性及近期疗效观察. 介入放射学杂志, 2016, 25 (3): 225-230.

107. 牛立志, 曾健滢, 罗小美, 等. 胃癌术后复发性病变的不可逆电穿孔消融 1 例. 介入放射学杂志, 2016, 25 (1): 50-51.

108. 牛立志, 刘桂凤, 曾健滢, 等. 肝恶性肿瘤不可逆电穿孔消融的安全性和近期疗效. 中华放射学杂志, 2016, 50 (7): 526-530.

109. 方刚, 曾健滢, 牛立志, 等. 不可逆电穿孔消融兔肾研究. 中华实验外科杂志, 2015, 32 (6): 1360.

110. 黎升, 曾奇, 钟锐, 等. 不可逆电穿孔与射频消融后猪肝脏再生的比较. 中华医学杂志, 2015, 95 (1): 66-68.

111. 宁周雨, 王鹏, 陈颢, 等. 不可逆电穿孔治疗胰腺癌的动物实验研究. 中华胰腺病杂志, 2015, 15 (6): 373-378.

112. 余俊豪. 肝癌的经皮不可逆电穿孔治疗. 肝癌电子杂志, 2015, 2 (1): 43-44.

第二章
纳米刀消融治疗设备

第一节　纳米刀组成部分

目前纳米刀应用设备有进口和国产两类品牌。下面以美国 AngioDynamics 公司生产的设备作一介绍。此设备由主机、脚踏开关、电源线和一次性使用探针耗材等组成(图 2-1)。主机由 LCD 显示器、用户输入设备、发生器及其上面的探针接口、USB 接口、内置存储等部分组成。显示器为触摸屏显示器;用户输入包括键盘和触控板两部分组成;探针接口最多有 6 个输出口,最多接 6 根探针,最少需要 2 根探针,每个输出口都有可编程的自动开关;能量输送脚踏开关为双重脚踏开关,通过连线连接于发生器前面的专用插孔,双重脚踏开关用于激活脉冲输送;USB 接口用于下载、导出患者的手术数据;内置存储是一个用于存放电缆线、说明书及脚踏开关的边袋。电气安全方面有紧急制动按钮,按下后,从内部断开与电极连接器的连接,可以在不从患者身上移走电极的情况下终止手术。断开后,电源部件存储的能量就会释放。紧急制动按钮旁有指示灯,当停止按钮指示灯发亮时,表明停止按钮已经关闭,此时,手术可以开始。如果灯不亮,说明停止按钮正在使用中,此时设备处于一个安全模式,要进行手术,必须关掉紧急制动按钮。设备底部有 4 个轮子,便于移动位置。该纳米刀设备已经获得 FDA 批准,有 CE 标志。

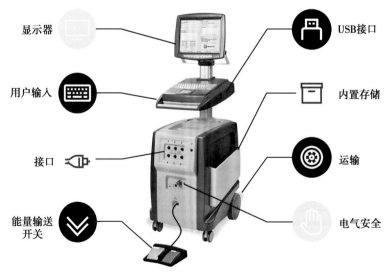

图 2-1　纳米刀各部分组成图示

电极探针由 AngioDynamics 公司提供,与 NanoKnife 陡脉冲治疗仪发生器一起使用。探针为直径 19G 的套管针,双极探针具有 15cm 和 25cm 两种长度规格,一个手术只用 1 支双极探针就可以完成,用 1 支探针可以产生更小范围的消融。单电极探针具有 15cm 和 25cm 两种长度规格。完成一个手术至少需要 2 支单电极探针。探针配有垫片用于探针平行固定(图 2-2),探针的最大穿刺深度为 15cm 或 25cm。根据消融软组织区域大小的不同,最多可以在一个手术中使用 6 支探针。根据发生器软件指引,为了覆盖更大的范围,在每个手术后需要重新调整探针的位置。

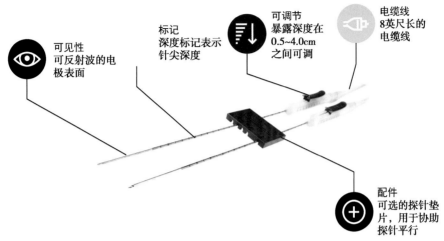

图 2-2 纳米刀电极组成图示

纳米刀设备还有一个重要的配属设备为心电监护仪(图 2-3),为发射电脉冲时用到的心电同步装置。同步装置能够识别到心电图 R 波上升斜率,并给纳米刀设备输送一个信号,纳米刀设备在等待 50ms 后输送一个能量脉冲。能量脉冲必须在心室不应期内输送(图 2-4)。

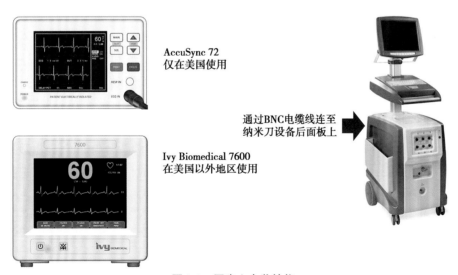

图 2-3 同步心电监护仪

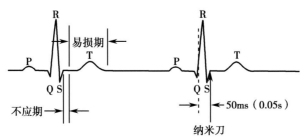

图 2-4 纳米刀脉冲发射区间

第二节　纳米刀的使用流程

纳米刀操作流程包括患者手术信息的录入、探针信息、布针、脉冲发生等几个过程。

一、信息录入

信息录入可以通过发生器的键盘、触控板、触摸界面来输入信息,也可以通过单击鼠标、接触板按钮或用手直接触摸屏幕来进行选择。录入患者的 ID 号、姓名、年龄、一般临床情况简介(包括临床体征,拟治疗病灶的长度、宽度及深度,拟治疗要达到的区域的长、宽、深度信息和脉冲定时等)。病例信息包括操作日期、操作者姓名及病例备注等。患者的 ID 号码是唯一一个必须填写的"强制性"字段,如果该字段没有填写,系统将不允许用户继续进行操作。如果用户忘记输入患者的 ID 号码就按入下一个界面,就会出现"Patient ID is Required"弹出窗口。选择"OK"并返回信息屏幕输入信息。只有把患者的 ID 号码输入系统才能进行下一步操作。脉冲定时控制包含了三个单选按钮,可以让用户选择 90PPM,240PPM,或者心电图同步(默认设置)来设置脉冲的时间。腹腔和胸腔的消融首选心电图同步,也可以选 90PPM,但是可能会增加心律失常的风险。腹腔和胸腔消融绝对不可以使用 240PPM,因为它会显著增加心律失常的风险。临床数据部分(clinical data)的临床适应证(clinical indication)是一个可选字段,用于收集临床信息。在信息界面上需要完成病变区(lesion zone)、靶点域(target zone)、边缘区(margin)和脉冲定时控制这四方面的信息。病变区弹出窗口,可以允许用户设置病变区的长度、宽度和深度,这三者的默认设置都是 1.0cm。要改变病变区的设置,可以打开长度字段,通过键盘输入一个新的值,或者使用键盘上的向上 / 向下箭头输入,或者使用弹出窗口上的向上 / 向下箭头进行输入,从而改变其长度值。宽度值和深度值也可以用同样的方法进行输入设置。当病变区设置并保存好后,系统会根据边缘区而自动设置目标区的尺寸大小。边缘区是病变区和靶点区之间的距离。边缘区值也可以用病变值的设置方法来进行设置。选择"OK"保存修改,选择"删除"返回原来的值。病例信息部分包含了手术的日期和时间,这些信息是自动设置的。医生的名字和病例记录可选择性填写。导航栏包括退出"Exit"、导出数据"Export"、关于"About"、设置"Settings"及下一步"Next"等(图 2-5)。完成信息填写部分后,选择"Next"按钮继续进入探针选择界面选择消融探针类型配置。

二、探针信息

探针选择界面包括探针的类型及数目、预览窗格、连接状态及导航栏。探针类型有 8 个不同的选项可供选择,即单根双极探针(bipolar probe)、2 根探针排列(two probe array)、3 根探针排列(three probe array)、4 根探针排列(four probe array)、5 根探针排列(five probe array)、6 根探针排列(six probe array)、6 根探针暴露长度 10mm 排列(six probe array 10mm)、6 根探针暴露长度 15mm 排列(six probe array 15mm)等类型。每个单选按钮显示探针布置的侧视图、俯视图和预期消融尺寸图。

操作者不能选择探针数多于连接到发生器的有效探针数的探针配置。如果操作者计划进行一个手术,但没有具体确切的手术配置方案,可以选择预览按钮,进入布针操作界面,就会显示一个预览模式(注意:预览按钮只有在没有探针连接到发生器时才可用)。当操作者在预览模式中进行手术配置,操作者可以保存消融配置并返回到探针选择界面,或者操作者可以回到探针选择界面,

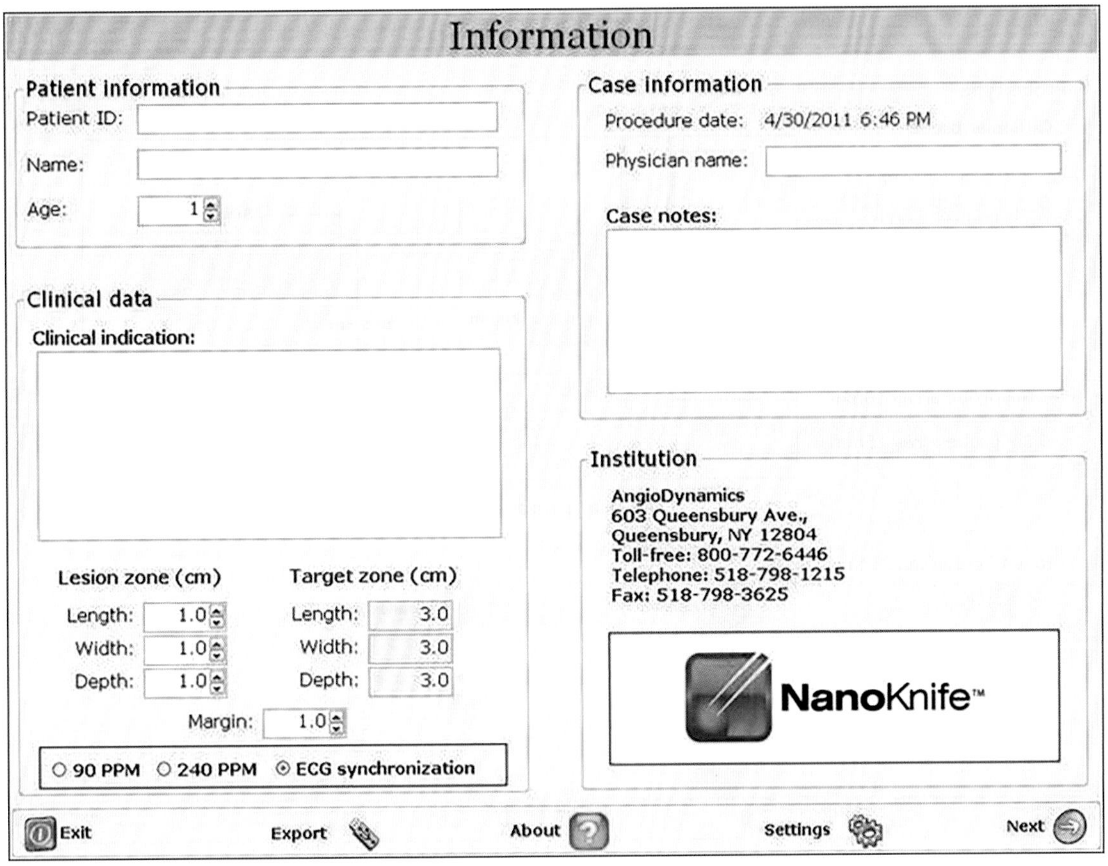

图 2-5　信息录入界面

选择一个不同的探针阵列。同时,在预览模式中,系统不允许操作者移动到脉冲发生界面(布针操作界面上的下一步按钮是不可用的)。用户要回到探针选择界面,连接所需的探针数目,然后单击下一步按钮进入布针操作界面。探针连接状态可以显示连接到发生器的探针的位置和数目。发生器可以决定探针是否有效并是否可用于手术。操作者可以通过选择探针号码,来选择用于手术的指定的探针。探针数字要与发生器的前侧的端口相对应。所选择的有效探针至少有 1 支是单电极探针,否则操作者将不能进入下一个界面。一旦连接后,系统将会用 5s 来对探针进行验证确认。如果探针是有效的,它将会有 8h 的工作时间,8h 过后就会失效。一旦探针已经激活,即使探针还有效,也不可以用于其他系统。

圆圈显示蓝色表明单电极探针已经连接激活并且是有效的。圆圈显示绿色表明单电极标准探针已经连接并且是有效的。圆圈显示红色表明探针是无效的或者已经过期。圆圈显示灰色表明探针还没有连接到发生器上。至少要有两支单电极消融探针连接到发生器上,其中 1 支必须是有效的单电极探针,操作者才能进入下一个界面。一旦确定了所需探针的配置,探针相应编号与配置相匹配,且单电极探针已经连接,选择下一步按钮从而进入布针操作界面。如果操作者没有连接单电极探针,就想进入下一个界面,就会出现一个写着"探针选择错误 - 没有选择单电极探针(No Activation Probe Selected)"弹出警告窗口。操作者就应该连接 1 支有效的单电极探针(蓝色把手)从而进入下一个界面。操作者连接的探针数量可以多于选择的探针数量。在这种情况下,操作者要通过激活探针左边的复选框来选择使用哪一支探针。导航栏包括后退"Back"、设置"Settings"、关于"About"及下一步"Next"等(图 2-6)。

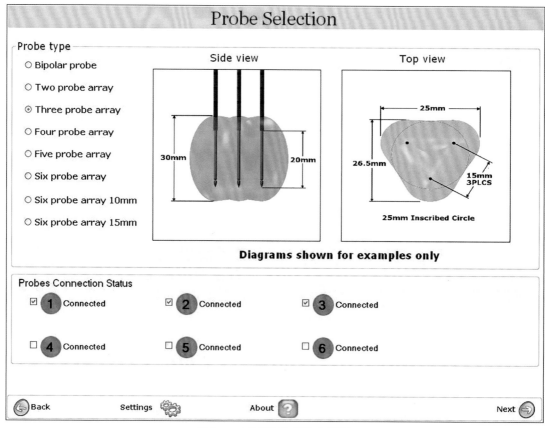

图 2-6 3 根探针选择信息界面

三、布针

布针页面包括布针网格、参数表、停止与暴露（Probe Dock And Exposure）及导航栏组成。布针网格指用户移动探针图标以输入探针间距，显示估计消融区与靶病灶大小；参数表显示脉冲参数，允许用户修改数值；停止与暴露栏允许用户在不返回探针选择界面的情况下断开探针连接；导航栏包括后退"Back"、设置"Settings"、关于"About"及下一步"Next"等（图 2-7）。以 3 根探针为例，左半面显示布针网格，右半面显示 3 根探针两两之间互为正负极形成的电场参数，1 和 2，2 和 3，3 和 1，它们之间的距离不同，所需要的电压值不同，如 1 和 2 之间，1 为正极，2 为负极，1 和 2 之间的距离为 2cm，则需要电压为 3 000V，脉宽为 90μs，脉冲数为 70 个，电场强度为 1 500V/cm。2 和 3 之间，2 为正极，3 为负极，2 和 3 之间的距离为 1.9cm，则需要电压为 2 850V，脉宽为 90μs，脉冲数为 70 个，电场强度为 1 500V/cm。

参数表可以显示选择的探针阵列配置的消融手术参数，也可以自定义特定的消融手术参数。一个消融手术包含了两支探针之间传递的一系列电子脉冲序列。消融分布图的每一行表示单个探针对的设置。发生器自动设置默认消融手术参数，该参数显示在电子表格上。操作者可以改变这些设置。通过选择编辑按钮使界面处于编辑模式，用户可以改变消融分布图上所显示的值。一旦处于编辑模式，通过点击或用触感屏幕来选择一个单元格时，会出现一个对话框，单元格就可以更改。在对话框里，操作者可以使用键盘或触感屏幕来输入一个值，然后选择"OK"按钮确认这个新值。电子表格上的灰色单元格是计算值，不允许操作者对其进行编辑（当处于非编辑模式时，所有的单元格都会显示为灰色）。橙色单元格表示发生器处于达到 3 000V 的最大电压输出状态，或者探针之间的距离大于等于 2cm。淡蓝色单元格表示发生器处于最低电压输出状态，为 500V。白色单元格表示里面的值是可以更改的。

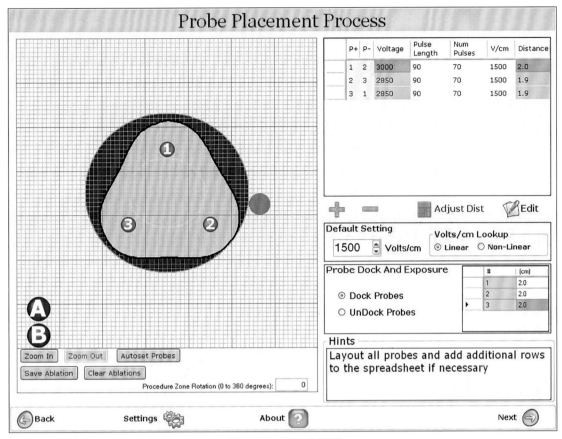

图 2-7　布针信息界面

　　参数表下面有个"编辑（Edit）"按钮,点击它时,"调整距离（Adjust Dist）"按钮就会激活,点击"Adjust Dist",然后弹出针距调整器窗口,将所需的探针之间的距离输入到针距调整器中的白色框里,就可以调整探针间的距离。输入所需数值后,选"OK"按钮,关闭探针调整器并返回布针操作界面。布针网格上的探针会自动移动,反映出通过针距调整器在消融分布图上所进行的更改。完成编辑后单击"应用（Apply）"按钮。如果操作者不选择"应用"按钮而想进入另一个页面,就会出现"Error"提醒框。选择"OK",然后单击"应用"按钮。

　　"添加（+）"或"删除（-）"行按钮可以让用户在消融分布图上添加或删除行。点击消融分布图下面的"编辑（Edit）"按钮,激活"添加（+）"或"删除（-）"行按钮,单击选择需要删除的行,其背景就会从灰色变成蓝色,选择减号按钮删除行,点击"是（Yes）"按钮确认删除,完成后点击"应用（Apply）"按钮。相反地,如果操作者想在消融分布图中增加一行,点击"加号（+）"按钮,重新编辑行值,完成后点击"应用（Apply）"按钮。当删除一行后,手术区可能无法完全覆盖病变区。请检查布针网格,查看是否出现消融区空隙——消融区里面的黑色轮廓。基于探针位置和选择的电压,消融区空隙可能很大也可能很小。有时,消融区空隙可能只是消融区里面的一个黑点。移动探针或增加电压可以填补消融区空隙区域。增加行的过程由探针配置所决定,该配置是之前在探针选择界面里选择的配置。

　　Volts/cm 默认设置框,可以允许用户通过上／下箭头来改变 Volts/cm 的设置,得到所需要的值。基于被消融组织的类型,通过选择相邻的单选按钮,Volts/cm 查找可以允许操作者选择"线性（Linear）"过程或"非线性查找（Non-Linear）"。把线性改变成非线性模式后,观察消融区和脉冲配置表的改变。线性的默认设置是 1 500V/cm。线性可以用等式"距离 × 脉冲强度 = 手术电压"表示,该设置适用于多数软组织手术。非线性查找可根据距离来使用表格查找电压,主要是使用10mm的6探针阵列和15mm的6探针阵列。

探针停止与暴露(Probe Dock And Exposure)框内,"连接"和"移除探针"单选按钮可将探针从发生器中重新连接或断开发生器。点击"移除探针"可以将探针从发生器上移走。暴露深度表格可用于设置每支探针的暴露深度,暴露深度范围为0~4cm。选择"cm"列上的单元格会出现一个弹出框,用键盘或触感屏幕都可以改变值的大小,完成后选择"OK"。

注意:①在放置探针之前,设置探针到达消融区所要求的深度。②探针应用到消融区,复制网格上的探针设置。③确保将所有的探针都插入到消融组织规定的深度。④核实探针的放置和网格上的探针配置是一致的。⑤编辑推荐的探针布局与实际探针布局相匹配,观察预期的消融区域。⑥连接探针到发生器前侧上的相应电极连接器,并核实其连接是正确的。⑦如果在手术期间,需要将探针从发生器上断开(如将患者移动通过CT机时),可以选择"UnDock"探针单选按钮,将探针从发生器上断开。当探针需要重新定位时,该特性可以允许操作者将探针从发生器上移走而不会发生错误。如果当"Dock"探针单选按钮选择后,而探针没有被连接,系统就会回到探针选择界面上。⑧探针的数量和发生器上所注明的数量相对应是非常重要的,这样当连接器插入后,手术就可以按照预定程序进行。

当布针界面设置完成后点击"Next"进入下一界面。

四、脉冲发生

脉冲发生界面(图2-8)主要负责消融的递送。它包含了两个子界面,手术参数界面(Procedure Parameters)(默认界面)和结果图界面(Result Graphs)(看屏幕的左上方的标签)。从手术参数界面到结果图界面,屏幕下面部分是不变的。在其中的任何一个界面都可以开始或终止一个消融手术。在消融手术期间,操作者可以在这两个界面上切换。默认界面包括参数表(Procedure Parameters)、运行部分(Run section)、充电部分(Charge section)及导航栏。导航栏包括后退"Back"、数据导出"Export"、关于"About"、新的探针选择"New Probe Selection"及新的患者"New Patient"等。进度条(Pulse progress)显示脉冲参数和脉冲进度;"中止(Abort Delivery)"按钮用于停止脉冲输送,相当于一个暂停按钮(图2-9);信息框显示探针和高电流警告信息;充电进度条显示脉冲输送期间纳米刀设备的实际电压;电压(Procedure Voltage Results)和电流(Procedure Current Results)显示脉冲的电压和电流值脉(图2-10)。

参数表显示脉冲参数和脉冲进度;运行部分是准备、控制按钮和开始脉冲输送提示区,根据消融进程的状态,它显示一系列的控制和提示信息;充电部分显示纳米刀设备的实际电压;输送测试脉冲按钮(Deliver test pulse)可以输送一个低压测试脉冲到消融位点,确定电极间的电气通路在操作阻抗范围内。探针测试完成后,如果测试脉冲是成功的,发生器会自动给电容器充电,达到所需的手术电压。充电条可以通过从下到上逐步填充蓝色条,表明电容器上的电压状态,这个过程需要30~40s。当电容器充满电后,状态面板会显示"设备准备好了,请按下左脚踏开关来启动设备(Device ready. Press LEFT footpedal to ARM the device)"。系统将会启动并且出现信息框提示,"设备已准备好发送脉冲,请按下右脚踏开关(Device ready to deliver pulse. Press RIGHT footpedal)"。在状态面板开始倒数10s。在倒计时完成前按下右脚踏开关开始手术。手术开始时,就会听见一段长的"哔哔"声。手术进行过程中,可以听到每组脉冲的双重"哔哔"声。手术完成后,可以听到一段长的双重"哔哔"声。

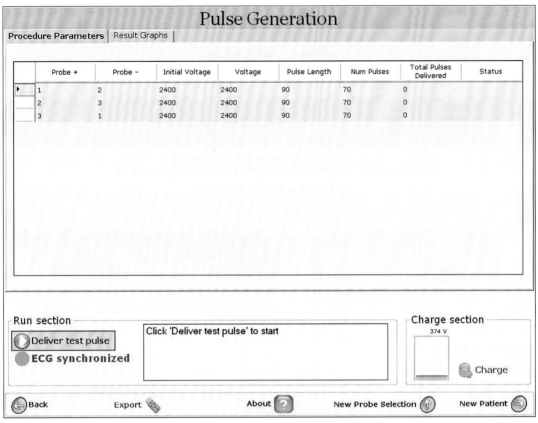

图 2-8 脉冲发生界面

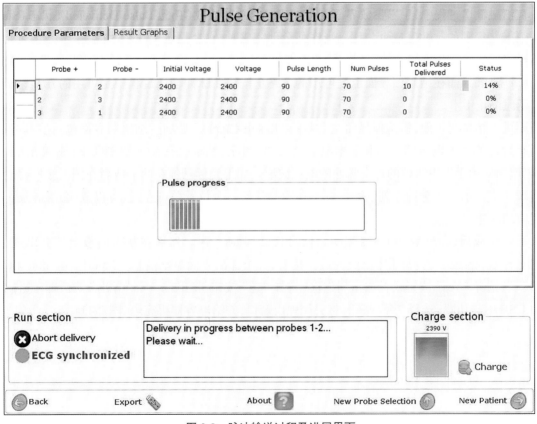

图 2-9 脉冲输送过程及进展界面

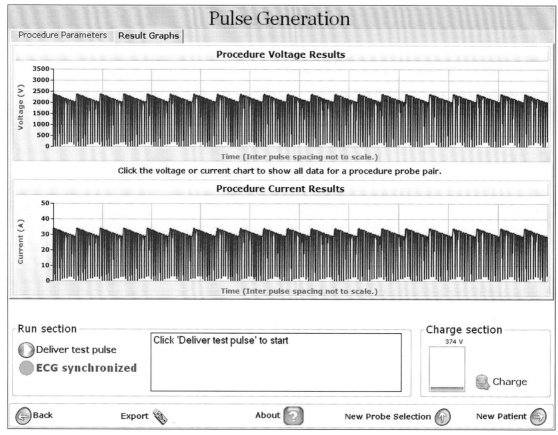

图 2-10　脉冲发生结果子界面

在消融输送过程中,手术参数界面将显示输送的总脉冲数(Total Pulse Delivered)、状态(Status)显示消融总序列的脉冲完成百分比。当序列全部完成时,它会显示 100%。如果手术终止,它会显示已经完成的序列和被终止的序列。脉冲进展(Pulse progress)会显示一个有条形指示器的弹出界面。脉冲进展界面在结果图界面也是可用的。终止按钮在脉冲输送过程中是可用的,所以操作者可以随时终止手术。

要进入结果图界面,需选择界面左上角的"Result Graphs"选项。结果图界面包括手术过程中的所有脉冲的手术电压结果图和手术电流结果图。电压图显示手术中测得的每个脉冲的电压波形,电流图显示手术中测得的每个脉冲的电流波形。如果光标悬停在图上或者在图上缓慢移动,就会出现一个显示相关脉冲序列的弹出框。在图的任何一个位置单击左键,可以放大光标停放位置上相应的脉冲。

手术完成后,会产生一个声音指示:长的双重"哔哔"声。然后在状态面板上就会出现信息"Delivery completed",表明手术已经完成。接着,一个弹出界面显示信息"Export procedure files to USB？",选择"Yes"按钮或者"No"按钮。选择"是"按钮,将出现一个"导出"对话框,选择文件夹和 USB 端口位置;选择"否"按钮,将关闭弹出窗口,并给电容器再充电(图 2-11)。

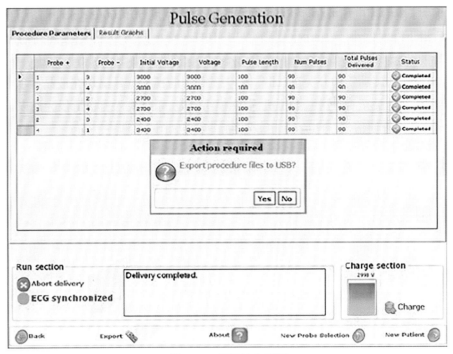

图 2-11 消融结束界面

第三节 陡脉冲治疗仪国内进展

2015 年以来,国内有两家企业已推出了陡脉冲治疗仪。其中由天津市某医疗科技公司自主研发的高压陡脉冲治疗仪(图 2-12)已在国内多家医院用于肝脏实体肿瘤消融,经过临床验证其治疗效果和系统稳定性与进口的同类设备一致。

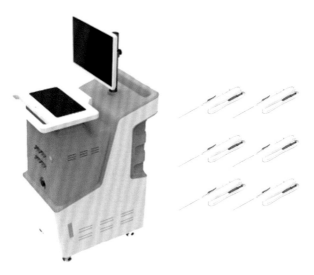

图 2-12 国产陡脉冲治疗仪及消融电极

性能指标：脉冲治疗电压峰值 1 000~3 000V；子脉冲宽度 50~100μs；脉冲前沿上升时间小于 200ns；脉冲后沿下降时间小于 1μs；重复频率 0.1~10Hz（或 R 波同步）；6 电极阵列输出；输出电压为 3 000V，脉冲宽度为 100μs，负载电阻 150Ω 的条件下，连续输出 10 个脉冲，电压衰减小于 5%。

开始启动设备时，旋动钥匙开关至"Ⅱ"档，大约 15s 的视频信号出现在液晶显示器，软件启动完成；继续旋动钥匙开关至"Ⅲ"档，下位机、高压模组上电，系统进入自检阶段完成以下工作：初始化设备，检查内存，检查通信，检查电容充电，检查脉冲放电（图 2-13）。

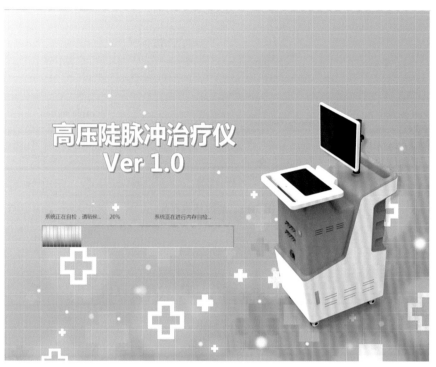

图 2-13　系统启动自检界面

系统完成初始化设置后，进入患者信息输入系统界面，完成患者基本信息、患者病例信息和患者临床信息录入工作。然后进入探针选择界面，用户依据消融病灶情况选择消融探针的数量和配置，选择探针组合放电的电极，并可选择放电方向。可选择的探针组合数不大于设定的探针组合总数，点击"继续"，进入脉冲参数设置。需要设置的脉冲参数包括电极编码、放电电极的极间电压、脉冲宽度、脉冲个数、脉冲组数、探针间距和放电脉冲间延时等。基于被消融组织的类型及手术规划要求，用户可选择"线性"或"非线性"选项。选择"线性"状态后系统会依据探针间距直接设置输出电压，而"非线性"状态下系统可以根据用户的经验设置各电极间放电的电压（图 2-14）。

完成所有设置后系统将进入放电界面（图 2-15），放电界面主要包括治疗的准备、控制和运行。根据治疗进程的状态，它显示一系列的控制按钮和状态信息。脉冲测试按钮可以提供一个低压测试脉冲到消融位点，确定电极间的电气通路相对于阻抗在操作范围内。系统默认的放电状态为"心电同步"状态，在外接心电监护仪发送触发信号后系统释放一个脉冲。通过左脚踏开关启动设备后，在 10s 内按下右脚踏开关开始放电。手术进行过程中，可以听到每组脉冲的警示音。手术完成后，仪器发出一段长的双重警示声。放电进程采用实时显示，每个脉冲的放电电压和电极间电流实时显示在屏幕上，操作者可以随时掌握治疗进程。系统内置了自保护程序，当极间电流大于 50A 时，系统将自动终止手术。放电进程界面中有两个进度条，其中短进度条表示当前消融电极组完成放电的百分比，长进度条表示消融脉冲总序列的完成百分比。当总序列全部完成后它会

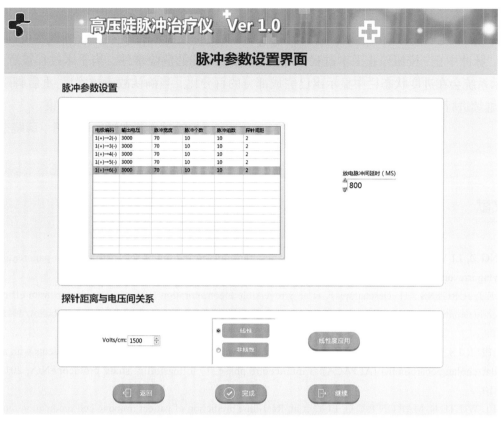

图 2-14　脉冲参数设置界面

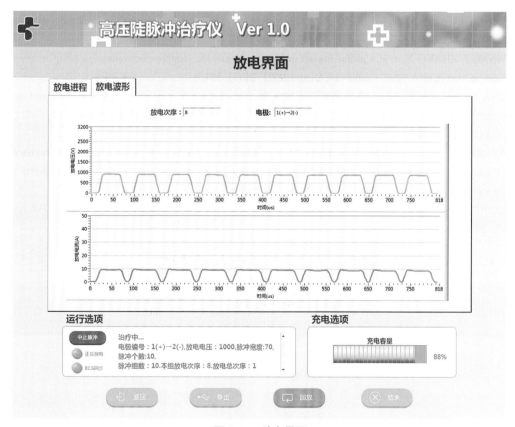

图 2-15　放电界面

显示 100%。在治疗过程中,设备的显示系统会在运行选项的信息提示框中实时显示充电容量、放电情况、当前放电电极对应的脉冲参数及放电次序。为了保证手术的安全性,手术医生可以随时通过按下"脉冲中止"按钮停止手术过程,以防发生各种可能的危险事件。当手术过程被意外终止时,显示系统会在进度状态栏中显示出已完成部分的百分比。当确认故障排除后,重启脚踏开关,手术将继续进行。当系统进入"中止脉冲"后选择"结束"选项,放电过程将自行结束。

(田锦林 薛志孝 肖越勇 薛晓东)

参考文献

1. ZHANG Z, LI W, PROCISSI, et al. Rapid dramatic alterations to the tumor microstructure in pancreatic cancer following irreversible electroporation ablation. Nanomedicine (Lond), 2014, 9 (8): 1181-1192.

2. RICKE J, JÜRGENS J H, Deschamps F, et al. Irreversible electroporation (IRE) fails to demonstrate efficacy in a prospective multicenter phase Ⅱ trial on lung malignancies: the ALICE trial. Cardiovasc Intervent Radiol, 2015, 38 (2): 401-408.

3. COELEN R J S, VOGEL J A, VROOMEN L, et al. Ablation with irreversible electroporation in patients with advanced perihilar cholangiocarcinoma (ALPACA): a multicentre phase Ⅰ/Ⅱ feasibility study protocol.#N/A, 2017, 7 (9): e015810.

4. BEITEL-WHITE N, MARTIN R C G, LI Y, et al. Real-time prediction of patient immune cell modulation during irreversible electroporation therapy. Sci Rep, 2019, 9 (1): 17739.

5. BELFIORE M P, REGINELLI A, MAGGIALETTI N, et al. Preliminary results in unresectable cholangiocarcinoma treated by CT percutaneous irreversible electroporation: feasibility, safety and efficacy. Med Oncol, 2020, 37 (5): 45.

6. DAI J C, MORGAN T N, STEINBERG R L, et al. Irreversible Electroporation for the Treatment of Small Renal Masses: 5-Year Outcomes. J Endourol, 2021, 35 (11): 1586-1592.

7. LI J, WANG J, ZHANG X, et al. Cardiac impact of high-frequency irreversible electroporation using an asymmetrical waveform on liver in vivo. BMC Cardiovasc Disord, 2021, 21 (1): 581.

8. LI J, ZHANG X B, WANG J J, et al. Comparison between high-frequency irreversible electroporation and irreversible electroporation ablation of small swine liver: follow-up of DCE-MRI and pathological observations. Chin Med J (Engl), 2021, 134 (17): 2081-2090.

9. NARAYANAN G, BILIMORIA M M, HOSEIN P J, et al. Multicenter randomized controlled trial and registry study to assess the safety and efficacy of the NanoKnife® system for the ablation of stage 3 pancreatic adenocarcinoma: overview of study protocols. BMC Cancer, 2021, 21 (1): 785.

10. NARAYANAN G, DAYE D, WILSON N M, et al. Ablation in Pancreatic Cancer: Past, Present and Future. Cancers (Basel), 2021, 13 (11).

第三章
纳米刀消融治疗机制、优势与局限性

第一节　纳米刀消融肿瘤的治疗机制

一、纳米刀相关电学方面的常见概念

1. 直流电流（direct current，DC）　是电荷的单向流动或移动，其大小和方向都保持不变，或其极性不会改变，如电池正极永远高于负极。

2. 静电场　由静止电荷所激发的电场。

3. 交流电流（alternating current，AC）　电流方向随时间作周期性变化的电流称为交流电流，即极性会发生翻转。如 50Hz 交流电流，极性每分钟翻转 50 次。其最基本形式是正弦电流。

4. 交变电场　电场强度随时间改变的电场。

5. 脉冲　是指电子技术中经常运用的一种像脉搏似的短暂起伏的电冲击（电压或电流）。主要特性有波形、幅度、宽度和重复频率。

6. 脉冲电压　指电压或电流的短暂突变，是一些不连续作用的电压或电流，它们持续时间很短，间隔时间又相对较长，可以是周期性重复的，也可以是非周期性重复的。常见的脉冲形状有矩形脉冲、方波脉冲、尖脉冲、锯齿脉冲、阶梯脉冲、间歇正弦脉冲等。脉冲电压具有突变性和不连续性。

7. 脉冲幅度　脉冲电压或电流的最大值，脉冲电压幅度单位为 V 或 mV；脉冲电流幅度的单位为 A 或 mA。

8. 脉冲前沿上升时间　脉冲前沿从 0.1mV 上升到 0.9mV 所需要的时间，单位为 ms、μs、ns。

9. 脉冲后沿下降时间　脉冲后沿从 0.9mV 下降到 0.1mV 所需要的时间，单位为 ms、μs、ns。

10. 脉冲宽度　从脉冲前沿上升到 0.5mV 处开始，到脉冲下降到 0.5mV 处为止的时间，单位为 s、ms、μs、ns。

11. 脉冲周期　周期性重复的脉冲序列中，两相邻脉冲重复出现的间隔时间，单位为 s、ms、μs。

12. 脉冲重复频率　脉冲周期的倒数。指单位时间内脉冲重复出现的次数，单位为 Hz、kHz、MHz。

13. 占空比　也称占空系数。周期性的脉冲序列中脉冲波形的持续时间与脉冲重复周期之比，是一个脉冲循环内通电时间所占的比例，即脉冲占用时间与总时间的比值。

14. 脉冲电场　是指较高的电场强度（10~50kV/cm）、较短的脉冲宽度（0~100μs）、较高的脉冲频率（0~2 000Hz）的外加电场。脉冲电场产生磁场，脉冲电场与脉冲磁场的交替作用，使细胞膜透性增加，振荡加剧，膜强度减弱，膜结构破坏，膜内物质容易流出，膜外物质容易渗入，细胞膜的保护作用减弱甚至消失。同时，电极附近物质电离产生阴阳离子，与膜内物质作用，扰乱了膜内正常生化反应及新陈代谢。

15. 电场强度 放入电场中的电荷所受电场力跟所带电量的比值叫作该点的电场强度,简称场强。用 E 表示,单位为 V/m,或 V/cm,或 N/C,1V/m=1N/C。电场强度的大小为电场中某点的电荷所受的电场力 F 跟它的电荷量 Q 的比值,即 $E=F/Q$。电场强度与电压的关系为:电场强度越大,沿场线方向电势降落越快,即单位距离上电势差(电压)越大。用公式表示为:$E=U/d$。U 为电场中两点间的电压,d 为两点间的距离。在纳米刀消融中,当电压恒定时,距离探针电极近的细胞比距离远的细胞所受的电场强度要强。

二、纳米刀杀灭肿瘤细胞的机制

陡脉冲治疗仪(纳米刀)通过在两个正负电极(探针)之间瞬时产生高压突变(陡脉冲)电场,将电极之间及周围附近的某类型细胞(包括癌细胞)膜击穿,发生细胞膜透化而出现纳米级的微孔,细胞通透性发生不可逆的改变,最后导致细胞内外的平衡不可逆转地破坏,诱导细胞凋亡并最终死亡,从而产生杀灭肿瘤组织细胞的作用,这就是纳米刀治疗的基本机理。

纳米刀的消融效果与脉冲长度及电场强度相关,当电场强度低于最低破坏细胞膜阈值时(40~50V/cm),无生理效应。高于最低阈电压时,消融效果与电压和单次脉宽相关,消融的电压越高,脉宽越长,越趋向于不可逆消融。消融的电压越低,脉宽越短,消融效应越趋向于可逆性消融。当电压及脉宽超过一定范围,可产生热效应,变成另一种热消融手段(图 3-1)。纳米刀消融肿瘤,所应用的

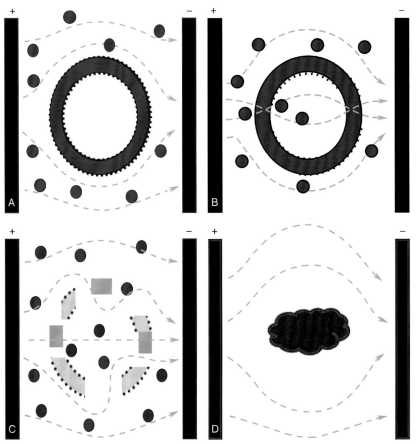

图 3-1 不同电场强度的消融原理

A. 电场强度低于阈电压,细胞不受影响;B. 电场强度高于阈电压但较低时,细胞出现可逆性电穿孔;C. 电场强度再高一些,脉宽再长一点,细胞出现不可逆性电穿孔;
D. 电场强度更高一些,脉宽更长一些,就会产生焦耳热效应,细胞出现凝固性坏死。

参数设置就是要符合图 3-1C 所示的条件,高于此条件纳米刀和其他热消融手段如射频、微波一样,变成了无选择性热消融手段,从而失去了其选择性消融的优势;低于此条件,则起不到杀灭肿瘤的目的。

三、电穿孔技术的其他抗肿瘤效应

除了产生不可逆电穿孔导致肿瘤细胞死亡外,电穿孔技术还应用于电化疗,就是利用可逆性电穿孔技术,使肿瘤细胞的通透性发生改变,使不易透过脂质双分子层的化疗药物易进入细胞内,随后微孔关闭,高浓度的化疗药物能够更好地发挥杀灭肿瘤细胞的作用。如日本学者 Okino 于 20 世纪 80 年代末,应用可逆性电穿孔技术,将博来霉素导入肿瘤细胞内,起到了杀灭肿瘤细胞的作用。该方法能够增敏化疗,降低博来霉素全身使用剂量,同时减少了细胞毒性药物的全身毒副作用。

电化疗是肿瘤综合治疗中的一部分,通常只对瘤体中央部分血供较差,对放、化疗不敏感的瘤细胞发挥杀伤作用。而放、化疗可针对性杀死肿瘤周边残留的血供丰富的癌细胞,与电化学疗法可相互补充。某些化疗药物本身,如顺铂可增敏放疗,若配合脉冲的膜穿孔作用,促进该药进入胞内则可扩大其放疗增敏效应。有实验证实放疗前 20min 注射顺铂,肿瘤的放疗反应率由 27% 增至 73%,而注射顺铂且行电化学治疗 20min 后,再行放疗则能提高放疗反应率至 92%。

第二节　纳米刀消融肿瘤的优势

目前临床广泛应用的肿瘤消融技术除了化学消融之外,物理消融技术均为温度消融,是通过极端的热或冷达到局部毁损实体瘤的目的,这些温度消融技术对组织结构的破坏是没有选择性的,包裹或邻近肿瘤的重要结构同样会得到破坏。

一、纳米刀选择性消融使消融区内重要结构得以保留

纳米刀消融技术主要使细胞膜发生不可逆的纳米级微孔来诱导细胞死亡,而胶原纤维和其他结缔组织成分在纳米刀消融中未受明显影响,或受到损伤但术后很容易修复。这样,肿瘤细胞被选择性地消融而杀灭,其周围富含胶原纤维和其他结缔组织成分的结构则保存下来,如管道结构(血管、胆管、胰管、输尿管、尿道)和神经等。实际上,这些富含胶原纤维和其他结缔组织成分的结构在纳米刀消融时,其细胞成分也会受到破坏,在消融治疗后的一段时间内,这些管道结构的功能都会受到一定影响。但由于其大部分结构组成是胶原纤维和其他结缔组织成分,基本骨架结构得以保存,之后的细胞修复也较容易完成。尽管神经细胞也具有脂质双分子层,但纳米刀对神经的损伤是可逆的,其结构和功能可以恢复,机制尚有待于进一步明确。图 3-2~ 图 3-7 是常见重要结构的组织学图片,用以说明其胶原纤维含量及结缔组织含量丰富的程度。

二、治疗时间短

和其他消融手段比较,纳米刀消融的治疗时间明显缩短,对于直径小于等于 3cm 的肿瘤,一组脉冲(90 个,脉宽 100μs)的治疗时间不到 1min。即使有 3 个或 4 个相互重叠的消融区,全程的消融时间也不会超过 5min。对于大于 3cm 或形状不规则的病灶,治疗时间可能需要相应延长。纳米刀消融时间的缩短,使得全麻的时间也相应缩短,相关并发症发生概率也降低。

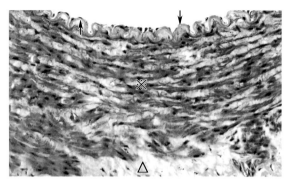

图 3-2　中动脉结构（HE 染色，×200）

↓内皮；↑内弹性膜；※中膜；△外膜。

内膜由内皮细胞和内皮下层构成，内皮下层较薄，由波浪状内弹力层构成；中层较厚，由 10~40 层环形排列的平滑肌纤维和胶原纤维组成；外膜由疏松结缔组织组成。纳米刀消融时，可能影响内皮细胞、平滑肌细胞，但弹力纤维及胶原纤维骨架保留，之后很容易修复。

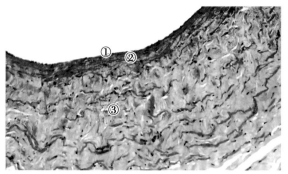

图 3-3　中静脉管壁结构（HE 染色，×100）

①内膜；②中膜；③外膜。

中静脉和中动脉相比，主要不同是中层明显薄，平滑肌纤维及弹力纤维较动脉明显少。纳米刀消融时，可能影响内皮细胞、平滑肌细胞，但其弹力纤维及胶原纤维骨架能够保留，之后也容易修复。

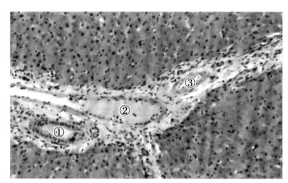

图 3-4　猪肝门区管道结构（HE 染色，×100）

①小叶间胆管；②小叶间静脉；③小叶间动脉。

可见管道结构小叶间胆管，小叶间动、静脉管壁含有或多或少的纤维结缔组织。在纳米刀消融时，相对于肿瘤组织及正常肝细胞来讲，这些结构受到的影响较小，之后也易修复。

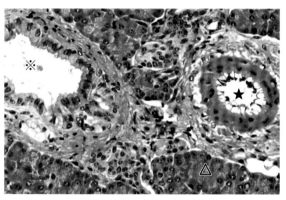

图 3-5　胰腺组织学切片（HE 染色，×200）

※小叶间导管；★小动脉；△浆液性腺泡。

显示胰腺内小叶间导管、小动脉等结构，管壁含有一定的结缔组织成分，在纳米刀消融时，能够保持基本结构完整。

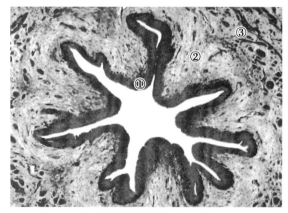

图 3-6　输尿管横截面切片（HE 染色，×40）

①上皮；②固有层；③肌层。

显示上皮、固有层、肌层等结构。固有层内含有大量疏松结缔组织，在纳米刀消融时，能够保持结构完整。

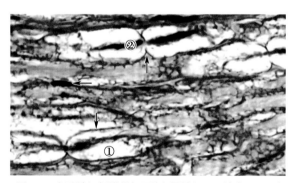

图 3-7　有髓神经纤维纵切面（坐骨神经 HE 染色，×400）

①髓鞘；②轴突；↑郎飞结；↓神经膜；← 施万细胞核

显示髓鞘、轴突、郎飞结、神经膜等结构。

纳米刀消融时，神经纤维能够保持完整，其确切机制尚有待进一步研究。

三、不受热沉降效应影响

在消融血管包绕或邻近血管的肿瘤病灶时,常规的热、冷消融手段,如射频、微波及氩氦刀等,由于血管内血流的存在,会带走一部分热或冷能量,造成消融效果下降的现象称为热沉降效应或热池效应(heat sink)。热池效应会让血管周围的肿瘤消融不彻底,容易复发,而纳米刀不依赖温度对肿瘤进行消融,故无须考虑热池效应的影响。

四、消融边界清晰锐利

传统消融手段如射频、微波及氩氦刀对肿瘤的消融,在其边缘往往存在一个很明显的过渡带,即还没有达到完全凝固性坏死,但已经有明显的热或冷损伤,这些过渡带上往往是肿瘤残存或复发的部位。但纳米刀消融后,无论肿瘤靠近血管与否,形状规则与否,都能对其进行彻底消融,且消融区边界清晰锐利,厚度很薄,仅为1~2个细胞层。大体病理和镜下病理所观察到的消融区基本一致,可以准确判断治疗区域。

五、诱导细胞凋亡

传统的消融手段如射频、微波、冷冻和化学消融主要通过热、冷或化学直接作用让组织发生蛋白质变性及凝固性坏死,坏死后整个消融区里的组织结构不复存在,而消融区内的坏死组织被机体缓慢吸收或纤维化。纳米刀消融通过使肿瘤细胞膜发生不可逆电穿孔,导致细胞崩解、凋亡而发挥作用,有利于消融区正常组织的再生和修复,且能够选择性消融肿瘤,而保存重要结构及正常的机体功能。

六、实时监控

纳米刀消融全过程及术后效果,都可以利用超声和CT进行实时的影像进行监控。可以实时监控消融区周围组织的变化,及时发现并发症,有利于患者安全。

七、探针更细

纳米刀所用探针为19G,比常用的射频(14~17G)、微波(17G)及氩氦刀(17G)更细。因而,纳米刀消融更加微创化。

第三节　纳米刀消融肿瘤的局限性

一、消融效果受消融区内细胞密度及组织导电性的影响

纳米刀消融时,消融区域的组织结构不同,在同一消融条件下,对组织产生的影响也不同。就肿瘤组织来讲,其组成成分也较复杂,含有不同大小的、不同分化程度的、不同生长方向的、不同程度缺血坏死的、内部可能含有不同程度出血的、内部含有不同程度肿瘤滋养血管的、内部含有不同程度黏液的肿瘤细胞。这些成分的复杂和不同,造成它们具有不同的导电性。因此,在电脉冲作用下,发生细胞膜不可逆电穿孔的程度及数量可能不同,这些因素可能影响纳米刀消融效果。

　　研究证实，单纯增加脉冲数，则消融区细胞完全死亡的面积加大，而增加电压或脉宽，二者都能够使消融区细胞完全死亡的面积加大，同时使代表细胞损伤的过渡区也增大。

　　用有限元素法（finite elements method，FEM）数学模拟 IRE 局部组织的变化情况，则组织的导电性、局部电压值、局部电场强度符合如下微分方程式：

$$\frac{\partial}{\partial x}\left[\sigma x(E)\cdot\frac{\partial U}{\partial x}\right]+\frac{\partial}{\partial y}\left[\sigma y(E)\cdot\frac{\partial U}{\partial y}\right]=0$$

　　∂ 是偏导数符号；σ(S/m) 是组织导电性；U(V) 是局部电压；E(V/mm) 是局部电场强度；x 和 y 是方向矢量。

二、电脉冲释放对人体生物电活动的影响

　　人们观察到，靠近心脏的肿瘤在纳米刀消融时，电穿孔脉冲能够引起心脏功能紊乱，即心律失常，其中最危险的是心室颤动。如果电刺激发生在心房或心室收缩的晚期，即脆弱期内，就会发生心律失常。对于心室肌来讲，其脆弱期位于 T 波的中晚期，由于较强的电脉冲能够使脆弱期提前几毫秒，故认为整个 T 波都是心室的脆弱期。对于心房来讲，脆弱期位于 S 波（图 3-8）。在脆弱期之外的电脉冲很少能够引起心室颤动。因此，电穿孔脉冲根据心电图的同步化传送能够降低心律失常的发生率，是相对安全的。心电同步仪使发射的脉冲与患者的心跳同步，增加了不可逆电穿孔治疗的安全性。该同步仪监测患者的心电图 R 波斜率并将信号发送到脉冲发射器，经过 0.05s 的延迟后发射一个高电压脉冲，使得脉冲都处于心肌收缩的绝对不应期内，从而不干扰心律（图 3-9）。除了电穿孔脉冲的发送时机以外，还有脉冲的电压、幅值、持续时间、重复频率及数量及电流的通路等因素。

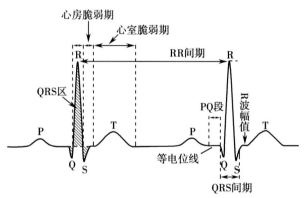

图 3-8　心动周期内脆弱期图示

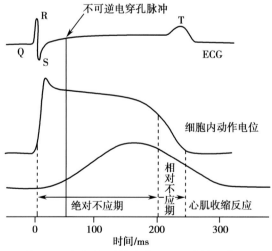

图 3-9　心电图、动作电位及心肌收缩反应图
在 R 波后 50ms，心肌处于绝对不应期，同步化的不可逆电
穿孔脉冲，持续 70ms，用垂直的实线表示。

对于 Q-T 间期延长的患者,尤其是超过 550ms 者,存在不适当能量传递及心律失常的风险。在开始能量传递前,一定要确定心电同步设施功能正常,否则,不同步的能量传递(如 240PPM 或 90PPM 模式)可能引起房颤或室颤,尤其是有器质性心脏病或心律失常的患者。要准备好除颤仪,一旦发生心室颤动,要能够立即启动电除颤。

三、组织热损伤

尽管纳米刀消融的一大优势是不产生热能,纳米刀被称为无热消融设备(non-thermal ablation),但其并非绝对不产热。合理的参数设置能够有效避免产热,相反,不合理的参数设置可能会产生大量的焦耳热,这样它的消融效果就会变成以热损伤为主的消融手段,就变成了另一种热消融设施了。在特定的组织中,当给定电压值时,单纯的热损伤符合 Arrhenius 热损伤积分方程,和脉冲持续时间及距离电极的远近有关。当脉冲持续时间恒定时,组织离电极越近,受到的热损伤效应越强;当与电极距离一定时,脉宽越宽,产热效应越强,细胞死亡率越高。具体符合以下线图所示(图 3-10)。

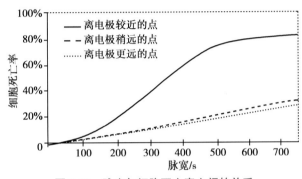

图 3-10　脉宽与细胞死亡率之间的关系

不同的组织,影响某一点 IRE 产热 ΔT(℃)的因素有:该点的组织的导电性 σ_0(S/m)、电场强度 E(kV/cm)、与电极的距离 r(mm)、组织的密度 ρ(kg/m³)、组织质量热量 c〔J/(kg·℃)〕以及脉宽 Δt。能够使组织产热增加的因素有组织的导电性、电场强度、距离电极的距离及脉宽。能够使组织产热减少的因素有组织的密度及组织热容量。具体的量化关系符合以下方程:

$$\Delta T_{max}(r, \Delta t) = (\sigma_0 E(r)^2/\rho c) \times \Delta t$$

生理盐水中的细胞,在脉冲电场的作用下,产生焦耳热与电场强度及脉宽之间的关系符合方程:

$$\Delta T = E^2 t/r\rho c_p$$

其中 t 是指脉宽(ms),r 是盐水溶液的电阻率,生理盐水是 0.7Ω,ρ 是盐水溶液的密度,生理盐水是 1g/cm³,c_p 盐水溶液的比热容量,是一个表示物体吸热或散热能力的物理量,即单位质量的某种物质升高或下降单位温度所吸收或放出的热量,盐水的比热容为 4 200J/(kg·K),E 是指电场强度(V/cm),ΔT 是指盐水溶液焦耳热变化。分别代入数值,那么,方程式变为 $\Delta T = E^2 t/2 940$。值得一提的是,该方程只是假设细胞在生理盐水中的情况,尚不能代表人体内不同的组织器官,人体细胞在组织器官中的内环境和细胞在生理盐水中不同,在不同的组织中,r、ρ、c_p 的值不同,纳米刀产生焦耳热的电场强度及脉宽也有别。在特定的组织中,组织在纳米刀消融过程中产生的焦耳热与电场强度的平方及脉宽成正比。

四、血流动力学对电脉冲的影响

Golberg A 等人用有限元素法研究电场的分布情况时发现,靠近大血管或血管丛附近的电场,由于血流的影响,其电场强度减小超过 60%。在随后的大鼠模型的肝组织 IRE 消融时发现,靠近大血管或血管丛附近的细胞受到 IRE 消融的影响小于远离大血管或血管丛的细胞,或者小于靠近小血管及孤立血管附近的细胞。这种现象类似于热消融时出现的热沉降效应(heat sink effect),即流动的血液会带走一部分热量,从而使靠近大血管附近的病灶消融效果下降、肿瘤局部残存的现象。他们将其称为电场沉降效应(electric field sinks),并用来解释为何接受 IRE 消融的肿瘤患者局部有高达 31% 的肿瘤复发率,也就是说这种电场沉降效应可能是造成 IRE 消融不彻底的原因。由此可见,虽然 IRE 能够保持血管结构的完整性,但流动的血流可能会使 IRE 的消融效果大打折扣。

五、布针计划和穿刺技术要求较高

在纳米刀肿瘤消融治疗中,需要根据肿瘤大小和形态行多针联合消融。因此要求术者根据肿瘤的几何形态进行理想的布针以涵盖全部肿瘤体积,并要求术者具有较高的穿刺布针技术手法,因为纳米刀探针在平行、间距适合时电场的强度和均匀性最佳,才能形成良好的直流高压电场击穿细胞膜,导致细胞死亡,否则消融效果大打折扣。针对不同类型的肿瘤,使其达到完全消融时的治疗参数设置也存在差别。纳米刀消融时由于组织结构及导电性的不均,在消融区内可形成所谓电场"洼地",导致肿瘤细胞的不完全灭活。

六、需要全麻下进行消融

纳米刀消融时可诱发动作电位,引起肌肉周期性剧烈震颤。因此,全身麻醉和肌肉松弛药的使用是非常必要的,用以避免过度的肌肉收缩,但又不可避免地增加了麻醉风险。

七、价格昂贵

目前,临床上由于设备来源单一,导致进口纳米刀的价格昂贵,纳米刀消融治疗的性价比不高。但随着国产设备的研发上市,设备价格进一步降低,相信会使更多中国患者获益。

(田锦林　肖越勇　杨　坡　孟凡银)

参考文献

1. 杨孝军, 李均, 胡丽娜. 电穿孔技术的研究及应用进展. 中国康复医学杂志, 2005, 20 (3): 239-240.
2. BARBARA M, TOMAZ J, SELMA C, et al. The effect of electroporation pulses on functioning of the heart. Med Biol Eng Comput, 2008, 46 (8): 745-757.
3. VAN GEMERT M J C, WAGSTAFF P G K, DE BRUIN D M, et al. Irreversible electroporation: just another form of thermal therapy?. The Prostate, 2015, 75 (3): 332-335.
4. GOLBERG A, BRUINSMA B G, UYGUN B E, et al. Tissue heterogeneity in structure and conductivity contribute to cell survival during irreversible electroporation ablation by "electric field sinks". Sci Rep, 2015 (5): 8485.
5. GOLBERG A, RUBINSKY B. A statistical model for multidimensional irreversible electroporation cell death in tissue. Biomed Eng Online, 2010, 9 (1): 13.
6. 廖敏, 刘芬. 组织学彩色图谱. 杭州: 浙江大学出版社, 2012.
7. 吴沛宏, 余俊豪. 不可逆电穿孔消融技术的应用原理与实践. 北京: 人民卫生出版社, 2015.

第四章
纳米刀消融基本技术

纳米刀消融的基本原则是以足够强度的电场覆盖全部肿瘤容积，以达到肿瘤的彻底消融。肿瘤消融计划的设定至关重要，它包括按照瘤体几何构型设定的穿刺途径和布针方位，按照肿瘤组织的导电特性设定的消融参数，按照探针裸露端与肿瘤体积的比例设定的消融组合方式，以及按照每段消融后电流上升的规律来灵活修正的消融参数。总之，与其他消融方法相比纳米刀消融技术更为复杂，需要治疗计划细致地设定、治疗团队完美地配合，以及围手术期治疗措施精细地实施才能获得良好的治疗效果和避免并发症的发生。

第一节　治疗计划的设定

为了设定优良的治疗计划，术前需要对患者进行详细的影像学检查。肿瘤位置与邻近结构的关系，特别与脉管等重要结构在空间位置上的关系要显示清楚（图4-1，图4-2）。

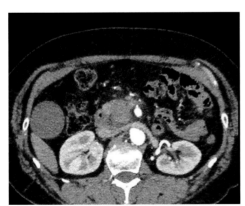

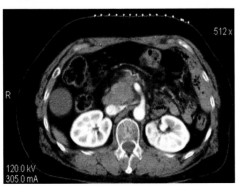

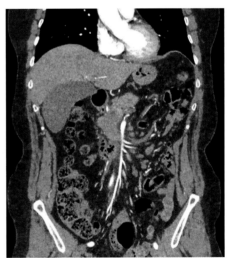

图 4-1　胰腺钩突部腺癌的增强 CT 图像
术前定位增强扫描，不同层面，不同维度显示病灶与周围结构的关系，肿瘤位于肠系膜上动脉的右侧、肾静脉与下腔静脉汇合部前方、十二指肠圈内，并与上述结构分界不清。

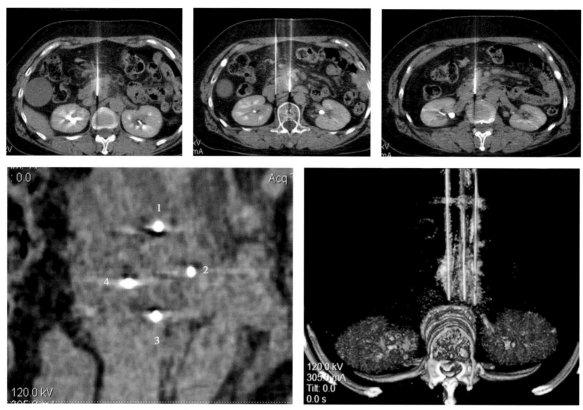

图 4-2 按照肿瘤形态位置及其与邻近结构空间位置关系设定布针计划

在 CT 引导下将 4 根电极针穿刺达病灶边缘,CT 三维重建直观地显示电极针与病灶的关系。冠状面重建显示电极针由头侧顺时针排列依次为 1、2、3、4 号针之间的空间位置关系。此病例消融在 1-2,2-3,3-4,4-1 及 2-4 电极针之间进行。由于 1-3 电极针距离超过 25mm 以及与 2-4 电极针消融区存在重叠故无必要消融。

纳米刀的计划系统可以详细地辅助我们完成术前治疗计划的设定,在影像学定位信息完成以后对病灶的容积进行勾画,帮助我们设定消融参数,依次录入手术信息后,进入第二个步骤,电极针信息(图 4-3),可根据病灶大小及形态计划采用 2 根探针、3 根探针或 4 根、5 根、6 根探针模式,以便达到适合肿瘤形态的消融模式(图 4-4)。

屏幕上消融区的上下左右方向与实际患者身体方向的确定取决于电极插入方向,如果电极从患者的前面插入,则一般消融估计区域的顶部是患者的头侧,屏幕的底部代表患者的足侧,计划消融区的左、右两侧分别代表患者的左侧和右侧。如果电极从患者的右侧插入,则上下方向不变,计划消融区的左、右两侧分别代表患者的背侧和腹侧(图 4-5)。

输入电极的位置后,电极旁黑色方框内的数字代表电极距离消融边缘的最近距离。如图 4-6 所示,1 号电极距离计划消融区左上边缘最近距离为 4mm,2 号电极距离右上缘最近距离为 3mm。实际临床应用中,此模式图可作为涵盖病灶消融区的参考。

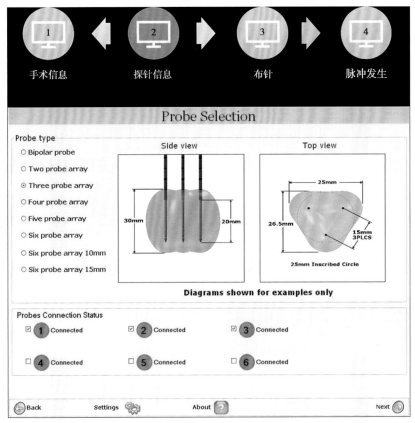

图 4-3　探针参数设定

录入手术信息后,进入第二个步骤,探针信息,可以设定探针数量及模式。

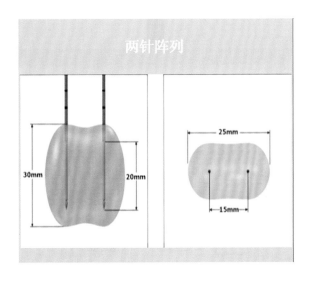

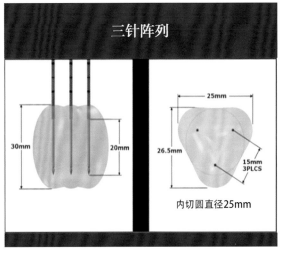

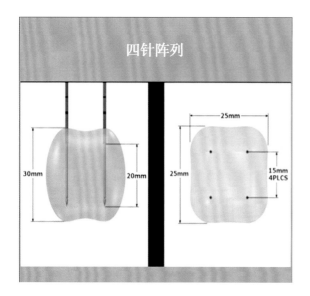
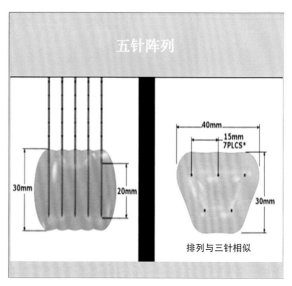
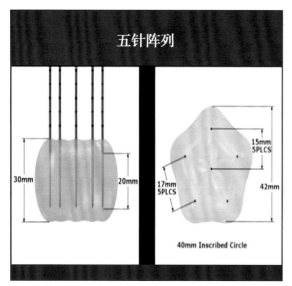
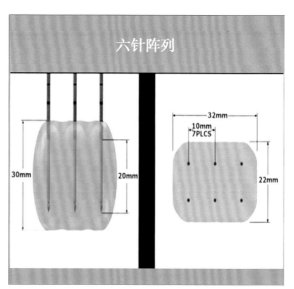

图 4-4 两针到六针布针模式及消融区域示意图

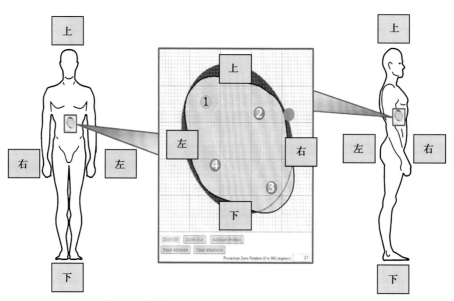

图 4-5 消融区上下左右方向与实际患者方位图示

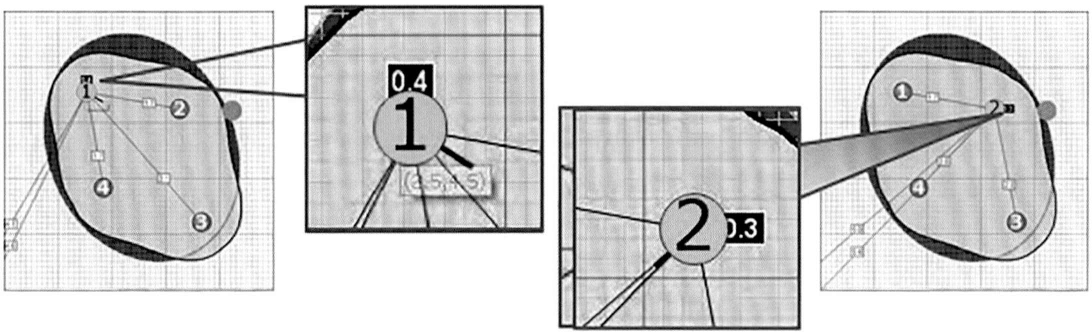

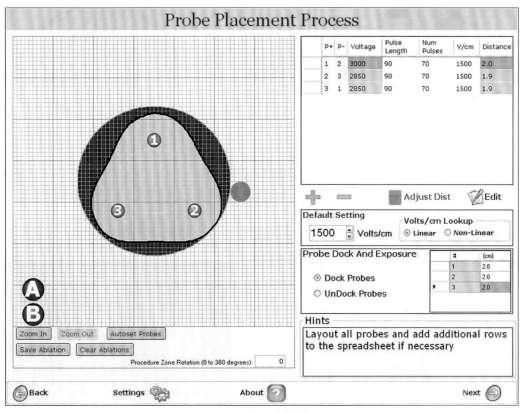

图 4-6　电极距离消融边缘的最近距离
1 号电极距离计划消融区左上边缘最近距离为 4mm，2 号电极距离右上缘最近距离为 3mm。

第二节　穿刺布针及消融区调整

首先进入电极布置界面。电极布置界面能够以可视化的图像将预计的消融区显示在界面上，并依据脉冲参数表中参数的调节而改变(图 4-7)。

图 4-7　电极布置界面

纳米刀消融的布针原理与热或冷消融不同，至少 2 根电极针才能产生一个消融区域，2 根电极针的距离在 2cm 左右，一次最多可以穿刺置入 6 根电极针。巨大体积的肿瘤需要分次移针布阵消融,方可涵盖全部瘤体,可采用后退消融及叠加消融方式进行。后退消融就是完成一定区域消融后,后撤电极针一定距离再次进行消融,扩大消融范围,从而达到涵盖全部瘤体的目的(图4-8)。叠加消融指的是在继初次消融后重新布置一个或更多电极针来产生一个叠加的消融区域(图4-9)。纳米刀电极针需要分布在病灶的边缘处,电极针在外缘可产生5mm的有效消融范围,为了有效地灭活全部肿瘤细胞,需要有足够的安全消融范围。

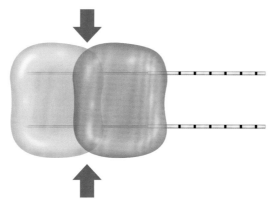

图4-8 电极针后退消融示意图

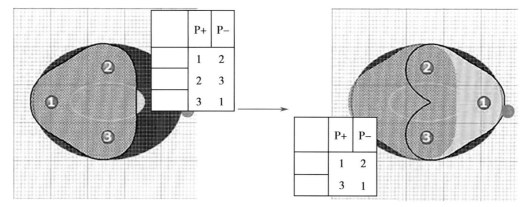

图4-9 叠加消融示意图

完成第一区域消融术后,2和3号电极针位置保持不变,变动1号电极针后叠加消融示意图。

无论采用超声引导、CT引导穿刺还是外科开放穿刺布针,布针原则是平行排列,即尽量保持纳米刀电极针两两平行(暴露端在同一平面内),术中可根据引导方式不同进行针距测量,采用CT引导时可根据术中三维重建图像测量针尖距离,尽量保持针与病灶长轴平行,针距一般在1.5~2.3cm,以2.0cm最好。如果穿刺路径允许全部电极针平行最为理想,这种情况在胰腺癌的消融中常常采用(图4-10)。对于肿瘤较大或形态不规则者,消融结束后可退针1.0~1.5cm继续消融,确保消融范围能够被完全覆盖。

如果实在无法做到全部电极平行,则至少应保证每对组合消融的探针平行,形成多对组合电极针

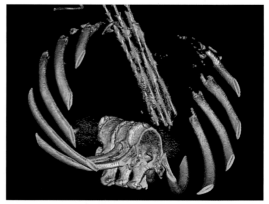

图4-10 胰腺癌纳米刀消融CT三维重建

显示4根电极针平行排列组合消融。

各自消融,消融区域无缝隙重叠涵盖全部瘤体,这种情况在肝脏病灶消融较为常用,因为肋骨的斜向走向限制了全部电极针的平行排列(图 4-11)。

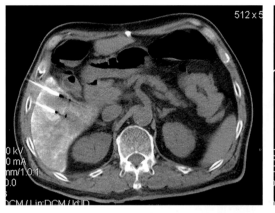
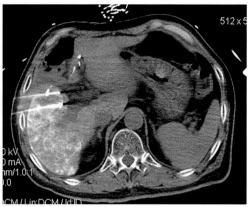
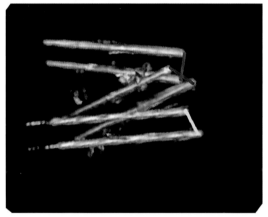

图 4-11 电极针的排列

S5 段肝细胞癌肿块体积较大且邻近结肠,纳米刀电极针穿刺受肋间隙影响无法全部平行,
采用 3 对各自平行排列的电极针在不同间隙穿刺布针,叠加消融。

将影像学下测量的电极间距与消融计划区内模拟电极间距进行对比,能够更好地估计消融范围(图 4-12)。

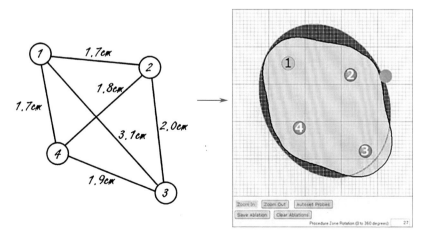

图 4-12 消融范围评估

左侧为影像学下测量的电极间距离,右侧为消融计划系统内模拟电极间距。

当我们输入影像学下测量的电极间距数值,或用鼠标、触摸屏移动网格中电极的图标,就可以调整消融区大小和形状(图 4-13,图 4-14)。

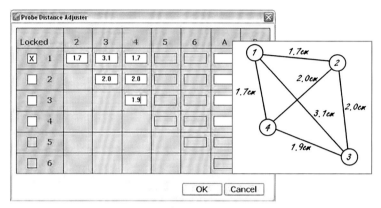

图 4-13 电极间距数值输入

输入影像学测量的数值,就可以得到模拟消融范围。

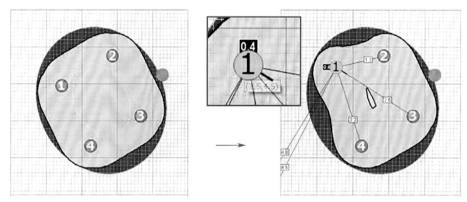

图 4-14 电极消融区的调整

移动网格中电极的图标,就可以调整消融区大小和形状。

如果计划消融区(黄圈)未被包括在灰色区域中,可能需要重新布置电极位置,或使用多个电极。向中心移动电极 3,则计划消融区覆盖了黄圈(图 4-15)。

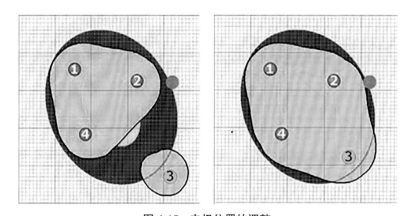

图 4-15 电极位置的调整

在消融计划系统显示界面上向中心移动电极 3,则计划消融区覆盖了黄圈范围。

如果电极的位置太接近或距离太远,无论怎么在计划系统上调整都达不到理想的消融区域,则需要重新布置电极位置(图4-16)。

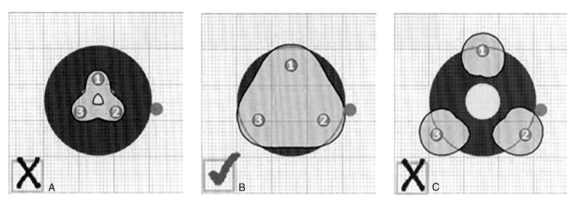

图4-16　电极间距示意图

A.电极间距过小;B.电极间距正确;C.电极间距过大。

第三节　物理消融参数

一定强度的电流及电压产生一定强度的电场强度,不同电场强度产生的电脉冲不同。电脉冲对细胞膜的影响分为可逆与不可逆两种,主要取决于消融电压的大小。距离电极针近的细胞比距离远的细胞所受的电场强度要强。实验表明电场强度小于200V/cm时对细胞无影响,暴露于200~400V/cm之间的电场中,细胞只是暂时受影响,发生可逆性电穿孔,如要实现不可逆电穿孔,电场强度最小要达到400V/cm。在实际临床工作中,发生不可逆性电穿孔电场强度可高达1 000~3 000V/cm,这样的强度可对细胞膜产生不可逆性损伤,引起细胞凋亡。由于不同组织结构导电性不同,消融所需电压也不同,但应注意电压过高会引起局部组织热损伤。

为了避免消融过程中电脉冲对心脏传导生物电的影响,电脉冲在心电图门控下同步发生,每对探针之间发生70个脉冲,每组10个脉冲来发放,每个脉冲脉宽为90μs,每一个R波输送一个脉冲,假定心率为60次/min,两个脉冲之间间隔大约1s,两组脉冲之间间隔3.5s,脉冲振幅高达3kV(图4-17,图4-18)。

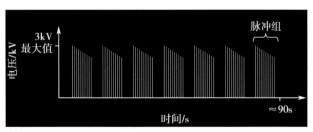

图4-17　脉冲组示意图

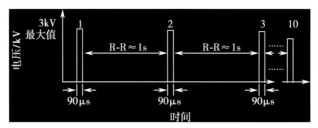

图 4-18 脉冲宽度及脉冲间隔示意图

脉冲长度(脉宽)指每个脉冲的有效持续时间,脉宽越长造成细胞膜不可逆电穿孔的机会越大,热效应也增加。默认设置为 90μs,是一般软组织的默认值。脉宽过长会出现尖峰电流(>45A),应予以避免。将脉宽缩短为 70μs,能够降低电流强度、减少电流消耗,从而能够防止高电流的产生,也就避免了局部组织产热和热损伤。脉冲数目也和消融效果直接相关,在正常和易导电软组织中,默认脉冲数为 70 个,少于 70 个脉冲发射可能会导致不完整的消融。一般在临床工作中我们常选择 90 个脉冲。在特殊情况时,如使用 6 根电极时,消融中心区域因为重叠消融,中心电极与外周电极之间的脉冲数目可以相应地减少,一般仅需要 30 个脉冲就可达到较好消融。

在我们的实际工作中,脉冲释放前要进行预测试,以便了解电极针间脉冲释放能否达到良好消融效果。一般采用每组电极针暴露端 1.0~1.5cm,电压 1 500V,脉宽 90μs 的参数进行 10~20 个脉冲测试。测试及消融结束后,可通过电压及电流波形变化进行消融效果评估,测试电流一般为 20~35A。如电流过低将导致消融不全,可通过提升电压来调整达到适合的电流。值得注意的是电流过高会引起组织热损伤,局部组织的坏死形式将转变为凝固性坏死,这对于邻近重要脉管结构的部位是必须要避免的,如果电流超过 50A 系统将自动终止脉冲释放。

电极间距离决定电极之间所需施加的电压,当电极间距较大时,需要较高的电压才能实现计划的消融范围,如电极间距离为 2cm 时,需要 3 000V 的电压。反之亦然,当电极间距较小时需要较低的电压,如电极间距离为 1cm 时,需要 1 500V 的电压。两电极要尽量平行,这样可以保证两电极间距离测量准确。如果电极的位置太接近或距离太远,都需要重新穿刺布置电极针方可获得理想的消融区域。

第四节 纳米刀消融中的热效应

纳米刀消融以合理的消融参数进行消融时,消融区不出现温度增高或仅有轻度增高的情况,这是细胞凋亡所需要的消融方式。但是消融参数应用不当可以在消融区产生显著温度升高,并可以引起局部组织的热损伤,导致组织发生凝固性坏死,这种情况在邻近重要敏感组织结构的区域是不允许的,临床工作中需要特别注意避免。

纳米刀消融过程中电场强度、电极数目和脉冲持续时间与产热呈线性关系。消融区域内组织不均质,如消融区域内存在脉管结构或人工植入物,由于电场沉降效应,导致消融区域电场分布不均匀,此现象可以造成部分肿瘤细胞电穿孔不彻底而引起肿瘤术后复发。

实验研究表明过高的电流和过多的脉冲将导致局部产热。我们在纳米刀物理消融的基础实验中,将纳米刀电极平行置于试管内的蛋清中,电压参数 1 500V,电极间距 10mm,电极裸露端长度 20mm,脉冲数 90 个,连续 5 个循环,纳米刀局部热效应可使局部温度达到 50℃以上,蛋清蛋白质则发生凝固变性(图 4-19)。基于此种现象,我们在临床实践中对较大病灶行纳米刀消融时,以适合的参数保证对关键部位进行肿瘤细胞凋亡性消融,并在非关键部位提高消融参数扩大消融区域,以这种模式增加消融的效率。但是在非关键区域的产热导致部分肿瘤细胞发生轻度凝固性坏死,我们将此种模式的消融称为纳米刀双模态消融,后续章节还将详细介绍。

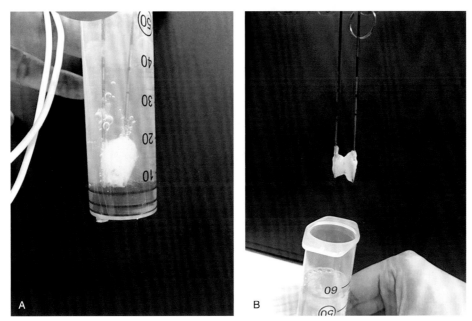

图 4-19　纳米刀热效应使蛋清蛋白质发生凝固变性

消融区域温度升高与电极针间电压、针尖裸露端暴露长度,脉冲长度等相关。Garcia 等在动物实验中发现,消融时间过长同样会引起组织热损伤,因为消融时间过长时,在低于正常组织变性的温度时即可产生热损伤。目前国内外临床研究对于胰腺部肿瘤消融所采用的针尖暴露长度多为1.5cm,电压 1 200~1 800V,脉宽 70~100μs,脉冲数目为 90 个。对于胰腺部肿瘤消融尚无标准治疗的参数,术者可根据患肿瘤位置、大小以及测试后产生的电流情况进行参数调整以达到个体化消融治疗。

标准的纳米刀消融虽为非热能消融方式,但由于局部电流影响及组织本身具有导电性,在脉冲释放过程中,消融区域内实际存在温度的变化主要与消融参数设定有关。纳米刀消融区域内热量的产生主要与脉冲释放时间及针尖暴露长度等因素相关,Dunki Jacobs 等分别在针尖暴露 1.5cm、2.0cm 及 3.0cm 时对猪肝进行纳米刀消融温度变化测试,发现在针尖暴露长度为 3.0cm 时消融区域温度最高,但与其他针尖暴露长度比较差异无统计学意义。因此纳米刀消融针尖暴露端长度是否与消融区温度升高呈正相关尚需进一步研究。

脉冲数目对局部温度升高有影响,在纳米刀消融治疗中为了提高消融效率可适当提高脉冲数目,但应注意过多地提高脉冲数目将导致消融区域局部电流升高,增加组织蛋白质变性及热损伤危险。目前临床在胰腺肿瘤的纳米刀消融治疗中,脉冲数目选择 90~100 个较为安全。

纳米刀的热效应对血管的影响较大,临床治疗病例包括血管内膜损伤导致的血栓形成(图4-20),腹腔干或肠系膜静脉管腔狭窄、管壁毛糙。相关的动物实验表明,纳米刀在不存在热效应的情况下,一般不损伤血管细胞外结构,血管结缔组织基质保持完整,但可以造成血管平滑肌细胞数量减少,并无相关的动脉瘤、血栓形成等出现。但一旦出现热效应,就和其他热消融设备一样,会对血管结构产生破坏,在临床实际工作中应该避免。

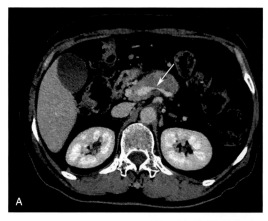
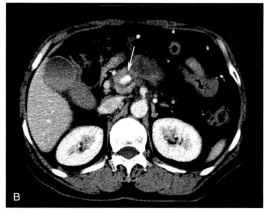
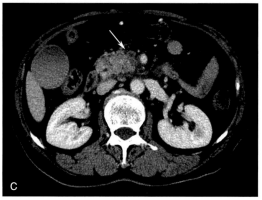

图 4-20　纳米刀热效应对邻近静脉的影响

增强扫描门静脉期：A. 术前脾静脉（箭头），光滑通畅；B. 术后脾静脉（箭头），可见管壁毛糙，管腔狭窄；

C. 向下层面，见肠系膜上静脉内无对比剂（箭头），为肠系膜上静脉内血栓形成。

纳米刀热效应对肠管亦有影响，我们治疗胰头癌累及十二指肠的病例发现过高的电流和脉冲导致十二指肠壁水肿、溃疡和出血（图 4-21）。

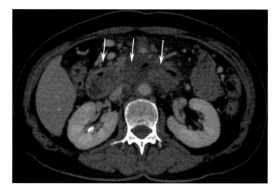

图 4-21　纳米刀热效应对肠管的影响

图中可见十二指肠壁水肿增厚（箭头），肠管扩张，边界模糊。

（田锦林　肖越勇　吴　斌　马旭阳　杨　杰）

参考文献

1. VOLLHERBST D, BERTHEAU R C, FRITZ S, et al. Electrochemical Effects after Transarterial Chemoembolization in Combination with Percutaneous Irreversible Electroporation: Observations in an Acute Porcine Liver Model. J Vasc Interv Radiol, 2016, 27 (6): 913-921.
2. LEE E W, WONG D, PRIKHODKO S V, et al. Electron microscopic demonstration and evaluation of irreversible electroporation-induced nanopores on hepatocyte membranes. J Vasc Interv Radiol, 2012, 23 (1): 107-113.
3. DUNKI-JACOBS E M, PHILIPS P, MARTIN R C. Evaluation of thermal injury to liver, pancreas and kidney during irreversible electroporation in an in vivo experimental model. Br J Surg, 2014, 101 (9): 1113-1121.
4. GARCIA P A, ROSSMEISL J H JR, NEAL R E, et al. A parametric study delineating irreversible electroporation from thermal damage based on a minimally invasive intracranial procedure. Biomed Eng Online, 2011,(30): 10-34.
5. SCHEFFER H J, MELENHORST M C, VOGEL J A, et al. Percutaneous irreversible electroporation of locally advanced pancreatic carcinoma using the dorsal approach: a case report. Cardiovasc Intervent Radiol, 2015, 38 (3): 760-765.
6. MARTIN R C, DURHAM A N, BESSELINK M G, et al. Irreversible electroporation in locally advanced pancreatic cancer: A call for standardization of energy delivery. J Surg Oncol, 2016, 114 (7): 865-871.
7. 吴沛宏, 余俊豪. 不可逆电穿孔消融技术的应用原理与实践. 北京: 人民卫生出版社, 2015.
8. MAOR E, IVORRA A, LEOR J, et al. The effect of irreversible electroporation on blood vessels. Technol Cancer Res Treat, 2007, 6 (4): 307-312.
9. MAOR E, IVORRA A, MITCHELL J J, et al. Vascular smooth muscle cells ablation with endovascular nonthermal irreversible electroporation. J Vasc Interv Radiol, 2010, 21 (11): 1708-1715.
10. WONG S S, HUI J W, CHAN A W, et al. Irreversible Electroporation of the Femoral Neurovascular Bundle: Imaging and Histologic Evaluation in a Swine Model. J Vasc Interv Radiol, 2015, 26 (8): 1212-1220.

第五章
纳米刀消融治疗的麻醉

第一节 概 述

一、麻醉相关要点

1. 麻醉规范和患者监测的标准,不因麻醉地点的改变而变化。

2. 麻醉医师与手术医师之间充分的交流有助于及时有效地提供麻醉。

3. 麻醉医师在正应用放射介入设备的区域工作时,必须具备放射安全的相关知识。

4. 在放射科、神经放射科及心导管室应用碘显影剂时,可能引起患者明显的不良反应,必须密切监测。

5. 为了实施良好的麻醉管理,需要了解患者的病情以及将要实施的手术操作。

6. 麻醉医师不仅为接受纳米刀消融治疗的患者提供麻醉,而且必须了解纳米刀消融治疗对患者生理的影响并能及时处理。

二、麻醉医生在纳米刀手术中的重要性

纳米刀是一种全新的肿瘤消融技术,它通过释放高压脉冲在肿瘤细胞上形成纳米级永久性穿孔,同时还对人体产生不良反应:①电流通过人体能引起骨骼肌抽搐;②电流通过人体可引起呼吸肌抽搐,造成缺氧;③电流可引起严重的心律失常、心搏骤停,甚至死亡;④在做某些部位的治疗时血流动力学会有剧烈的变化。麻醉医师对患者实施全麻,给予患者有效的监护以保证患者术中生命安全,为手术创造良好条件。

介入手术麻醉学的发展不过 50 年,是麻醉学中一个新兴的学科。这门学科随着医学和科学技术的发展,已成为麻醉学的重要组成部分。介入麻醉学不仅包括麻醉镇痛,而且涉及麻醉前后整个围手术期的准备与治疗,监测围手术期重要生理功能的变化,调控和维持机体内环境的稳态,以维持患者生理功能,确保患者生命安全并为手术提供良好的条件。

第二节 纳米刀手术前准备

麻醉医师应在纳米刀手术实施前 1~2d 访视患者,对合并有重要内科疾病的患者应更早访视以达到以下目的:①获得有关病史、体检和精神状态的资料,做出麻醉前病情评估;②对需要进行术前

治疗的症状或疾病提出具体建议；③指导患者熟悉有关的麻醉问题，解决其焦虑情绪；④与手术医师和患者取得一致的处理意见。

一、病史复习

麻醉前要对患者的病历资料进行系统性复习，尽可能做到全面详细地了解。个人史包括劳动能力，能否胜任较重的体力劳动和剧烈活动，以及活动时是否出现心慌气短；有无饮酒、吸烟、饮用咖啡等嗜好，每日的量是多少；有无长期咳嗽、咳痰、气短病史；有无药物滥用及成瘾史；有无长期服用安眠药等病史；有无怀孕等。过敏史包括对既往任何药物及食物过敏史，过敏反应的真实性质（系过敏反应还是药物不良反应）。了解既往疾病史，特别注意与麻醉有关的疾病，如抽搐、癫痫、高血压、脑血管意外、冠心病、心肌梗死、肺结核、哮喘、慢性支气管炎、睡眠呼吸暂停综合征、肝脏疾病、肾脏疾病、疟疾、脊柱疾病、过敏性疾病或出血性疾病等。同时询问既往是否出现过心肺功能不全或休克等症状，近期是否还存在相关征象，特别对心前区疼痛、心悸、头晕、昏厥、活动后呼吸困难、夜间憋醒、长期咳嗽多痰等症状应引起重视，判断目前的心肺功能状况。治疗用药评估有些手术患者因治疗需要，长期应用降压药、抗凝药、β受体阻滞药、糖皮质激素、洋地黄、利尿药、抗生素、降糖药、抗癌药、镇静安定药、单胺氧化酶抑制药、三环类抗抑郁药、减肥药等，应了解其药名、药理学作用特点、用药持续时间和用药剂量、有无不良反应等。既往麻醉手术史，做过哪种手术，用过何种麻醉药和麻醉方法，麻醉中及麻醉后是否出现特殊情况，有无意外、并发症和后遗症，有无药物过敏史，家庭成员中是否也发生过类似的麻醉严重问题。

二、体格检查

麻醉前要针对与麻醉实施有密切关系的全身情况和器官部位进行重点体检。

1. 全身情况评估，通过快速观察患者全身情况，包括有无发育不全、畸形、营养障碍、贫血、脱水、水肿、发绀、发热、消瘦或过度肥胖等，常能提供重要的评估资料。

2. 生命体征，术前应常规测定生命体征包括血压、脉搏、呼吸、体温和体重，并做记录。

3. 术前测定脉搏氧饱和度基础值不仅可确定呼吸系统是否异常，还有助于指导术后是否需要持续吸氧，为患者离开麻醉恢复室提供依据。

4. 参阅胸部X线透视和摄片结果，尤其对60岁以上老年人，或并存慢性肺部疾病的患者更需重视，有时可获得病史和体检未能查出的阳性发现。

5. 麻醉前肺功能的评估，尤其对活动后明显气短、慢性咳嗽痰多、肺听诊有干湿啰音或哮鸣音、长期大量吸烟、老年性慢性支气管炎及阻塞性、限制性肺功能障碍等患者，术前还需做详细的胸部X线检查和专门的肺功能检查及血气分析。

6. 心脏大血管，对心脏检查应包括心率，心律（规则、不规则、期前收缩等），是否存在心脏杂音（右心杂音、肥厚型心肌病变、主动脉瓣狭窄、二尖瓣反流、二尖瓣脱垂、主动脉瓣关闭不全、肺动脉瓣狭窄、三尖瓣反流、肺动脉瓣反流）或其他心音（如第三心音），以及颈静脉充盈情况等。术前需要纠正的心律失常有：①心房颤动和心房扑动，术前如能控制其心室率在80次/min左右，麻醉的危险性不致增加；相反，如不能控制心室率，提示存在严重心脏病变或其他病因（如甲亢），则麻醉危险性显著增高。②高度传导阻滞的患者均有发展为完全性心脏传导阻滞而猝死的可能，术前需做好应用心脏起搏器准备，术中需连续监测心电图。无症状的右或左束支传导阻滞，一般并不增加麻醉危险性。③房性期前收缩或室性期前收缩，偶发者在年轻人多属功能性，一般无须特殊处理，或仅用镇静药即可消除，不影响麻醉耐受力。

三、实验室与诊断学常规检查

必须进行的检查及实验室检验主要包括以下项目：

1. 心电图。
2. 血常规。
3. 血生化(包括肝、肾功能检查)。
4. 凝血功能。
5. 胸部 X 线检查。
6. 传染病相关血清学检查等。

第三节 麻醉设备和各种麻醉急救药品的准备

放射介入治疗无须开刀，损伤小、恢复快、效果好，对身体的干扰小，降低了风险，在最大限度上保护正常器官，使原本没有手术机会的肿瘤晚期患者获得更多的康复机会，在肿瘤治疗上发挥着积极的作用，日益成为人们选择性治疗的首选方法，备受患者关注和欢迎。纳米刀消融手术不仅可以在手术室内开腹直视下进行，也可以在放射介入下进行。随着介入放射学的发展与普及，麻醉医师在手术室以外的环境对患者实施麻醉的要求日益增多，这些地点包括放射医学诊治室、超声介入室等。麻醉医师在这些环境中实施麻醉时，必须维持和手术室麻醉同样高的标准。麻醉医师必须先勘查麻醉地点，判断此环境是否可进行安全的麻醉。不仅麻醉要求和患者状况因为地点变化而改变，而且施行麻醉的条件因为这些地点可用的空间及设备而有较大的不同。由于大型可移动的放射设备、辐射危害、强磁场、辅助医疗人员对麻醉队伍不熟悉以及其他各种因素，都使有效麻醉的实施变得困难重重。

美国麻醉医师学会(American Society of Anesthesiologists, ASA)已制订了《手术室外麻醉指南》。《手术室外麻醉指南》中对设备和环境的建议包括：①可靠的备用供氧；②吸引装置；③废气清除装置；④足够的能满足基本麻醉监测标准的监测仪和一个自动充气的人工复苏皮囊；⑤充分安全的电源插座；⑥具有蓄电池的能清楚地观察患者和麻醉机的照明设备；⑦可供麻醉医师活动的宽裕空间；⑧有除颤仪、急救药及其他急救设备的急救车；⑨一种可靠的能获得支援的双向交流方式；⑩满足设备的所有安全规定和正在建立的规范。麻醉医师有责任要求施行麻醉的地点能满足全部标准。

手术室外的麻醉场所往往是为其最初功能而设计，而麻醉需要的器材或设备是后来添加的。麻醉医师和患者之间被 CT、各种血管造影设备、超声机和其他诊断及治疗设备所阻碍。麻醉器材和药品放置的空间有限，取用不便。因此，事先与这些科室人员进行计划和沟通是保证麻醉安全的关键。为使麻醉和手术能安全顺利地进行，防止意外事件的发生，麻醉前必须对麻醉和监测设备、麻醉用具及药品进行准备和检查。无论实施何种麻醉，都必须准备麻醉机及相应气源、急救设备和药品。

一、麻醉器械的准备

全身麻醉的设备用具一般包括：①适用的麻醉机(图 5-1)及相应气源；②气管和支气管内插管用具、听诊器；③口咽或鼻咽通气管；④吸引装置；⑤监测仪；⑥其他：如各种输液用的液体、微量输液泵及不同粗细的动、静脉穿刺用的套管针等。麻醉前应检查各种器械、仪器，保证用品齐全，使用性能良好,对麻醉设备、器材的检查宜有序进行,以免遗漏。对患者麻醉之前应认真检查麻醉机,确保麻醉机功能正常,无漏气。

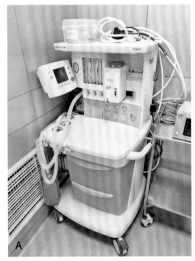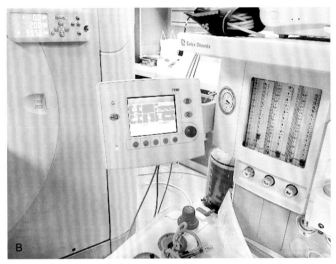

图 5-1 麻醉机
A. 设备整件;B. 设备工作中。

二、气管内插管用具的检查

应检查必要的用具是否齐备,如喉镜、气管内导管、牙垫、导管芯、空注射器、吸引用具、吸引管及听诊器等。对评估存在困难气道的患者,还需进一步准备口咽导气管、喉罩、光棒、纤维支气管镜等特殊物品(图 5-2)。

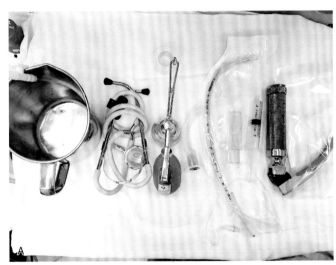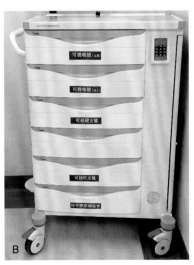

图 5-2 气管插管物品准备以及困难气道车
A. 气管插管物品准备;B. 困难气道车。

三、监测仪器的检查

麻醉期间除必须监测患者的生命体征,如血压(有创动脉压)、呼吸、心电图(ECG)、脉搏氧饱和度、脉搏和体温外,还应根据病情和条件,选择适当的监测项目,如呼气末二氧化碳分压、中心静脉压、神经肌肉传递功能、麻醉深度等。在麻醉实施前应检查已准备好的监测设备是否正常工作,特别是应注意检查电除颤器是否处于正常的备用状态(图 5-3~ 图 5-5)。

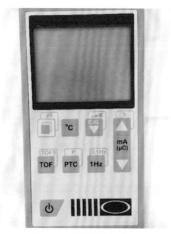

图 5-3　肌松监测仪

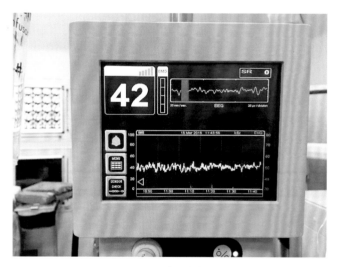

图 5-4　麻醉深度监测仪

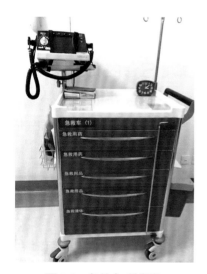

图 5-5　急救车、除颤仪

　　针对不同手术患者准备各种输液用的液体,检查微量输液泵能否正常工作,动、静脉穿刺针等一次性耗材是否齐全,还要检查消毒及使用有效期,如做椎管内麻醉或神经阻滞麻醉,应检查麻醉包(盒)消毒的可靠性。

四、各种麻醉及急救药品的准备

　　根据所选择的麻醉方法,分别准备好常用的吸入和 / 或静脉注射的麻醉药、肌松药、局麻药、镇痛药等药品,以及抗组胺药、血管活性药、抗心律失常药、止血药等急救用药。检查已抽取好的药品是否贴好标签,急救药品是否备好,每次使用前应核对药名、剂量、浓度等以防止发生差错(图 5-6)。

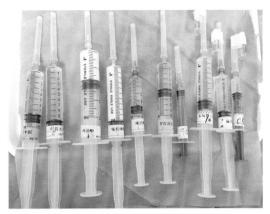

图 5-6　麻醉药物准备

第四节　监　　测

在麻醉期间,所有患者的通气、氧合、循环状态等均应得到实时和连续的监测,必要时采取相应措施维持患者呼吸和循环功能正常。纳米刀手术治疗使用的电脉冲,会对心电产生严重的影响或干扰,虽然纳米刀治疗设备上自带同步心电监护装置,用来监测心电图 R 波,确保在 R 波后 $50\mu s$(被认为是心电绝对不应期)以内释放电脉冲,尽量不对心电产生影响,降低心律失常的发生率。尽管如此,也不能掉以轻心,作为麻醉医生在纳米刀治疗期间也要严密监测心电(图 5-7),一旦发现患者发生严重的心律失常,应尽早治疗。

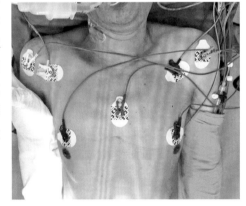

图 5-7　心电监护

一、有创血压

动脉内置管可以实现连续动脉内血压测量,能够及时、准确地了解血压的变化。病情的变化通常伴随着血流动力学的剧烈波动,如不及时干预,血压、心率会急剧上升,会对机体产生严重影响,甚至死亡。有创动脉血压监测(图 5-8)可即时监测患者血压变化,可以更迅速地依据血压变化指导术中血管活性药物的应用。同时,动脉置管也便于术中抽血,测量血气、血糖等指标。因此,手术前必须对患者建立有创动脉监测,密切监测患者血压,发现血压或心率有急剧变化(升高或是降低)趋势时,尽早使用药物进行干预并维持患者血流动力学稳定。波形可反映心排血量、外周血管阻力和血管内容量等状态,因为纳米刀治疗利用的是电脉冲,会对全身交感神经、副交感神经等神经系统功能产生影响。

二、中心静脉压

中心静脉压(central venous pressure,CVP)是指上腔静脉或下腔静脉近右心房入口处的压力,正常值为 $5\sim12cmH_2O$($1cmH_2O=0.098kPa$),主要反映右心室前负荷及回心血量的排出能力。CVP 值可与血压、心率、尿量等指标相结合,用于评估循环血容量和右心功能。行复杂、长时间大手术、预计术中有大量失血、体液量及血流动力学显著变化均需监测 CVP。建立外周静脉通路困难或患

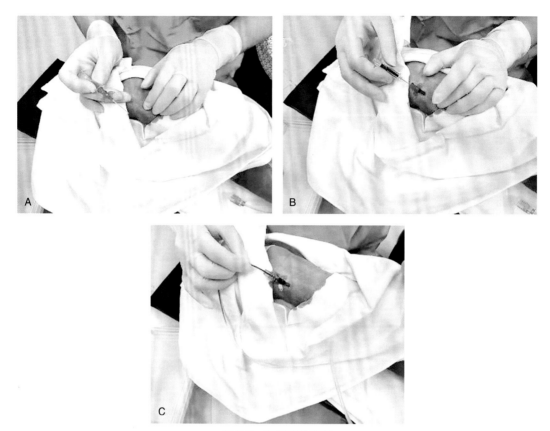

图 5-8　有创动脉穿刺

A. 摸准动脉的搏动部位和走向,选好进针点,在局麻下或是全麻诱导后用 20G 或是 22G 留置针进行桡动脉穿刺;B. 穿刺针与皮肤角度 30°~45°,缓慢进针,当发现针芯有回血时,再向前推进 2~3cm,固定针芯,向前推送外套管,后撤出针芯;C. 连接动脉穿刺套装,并调整传感器位置。

者需要迅速补充血容量而外周不能满足补液条件、术后需胃肠外营养治疗、长期输注药物治疗等情况需置入中心静脉导管。

CVP 的数值与波形受到三尖瓣功能、胸膜腔内压、右心室顺应性等因素影响。测定 CVP 时先要将换能器固定在心房水平(仰卧位时在腋中线)并将换能器调零,CVP 的连续变化比单一数值重要,判断困难时应观察对液体负荷的反应。

中心静脉置管可以在术中进行快速补液,从该通路泵注血管活性药物,可以使药物迅速进入体内,发挥相应作用。同时该通路还可以用来在结扎瘤体静脉后补充去甲肾上腺素。因此,建议在进行嗜铬细胞瘤手术时,对所有患者均进行中心静脉穿刺置管,监测 CVP,并将其作为术中主要血管活性药物的给药通路。

三、脉搏氧饱和度

所有麻醉患者均应监测脉搏氧饱和度(pulse oxygen saturation,SpO_2)。SpO_2 通常能及时、可靠地反映机体的氧合状态。成人 SpO_2 正常值为 ≥95%,SpO_2 90%~94% 为失饱和状态,<90% 为低氧血症。使用 SpO_2 监测仪时,应开启脉搏音和低限报警功能。

四、尿量

监测尿量可一定程度上反映肾脏灌注(与有效循环血容量和微循环有关)状态。导尿管置入膀胱是监测尿量可靠的方法。纳米刀手术治疗过程中需要使用对比剂,因此必须行尿管置入术,以便观察尿量,评估对比剂排出情况。术中尿量应维持在 1.0ml/(kg·h)以上。

五、呼气末二氧化碳

呼气末二氧化碳是反映通气功能的重要指标。全身麻醉患者必须连续监测呼气末二氧化碳分压(partial pressure of end-tidal carbon dioxide,PetCO$_2$)。PetCO$_2$ 的正常值是 35~45mmHg (1mmHg=0.133kPa),全身麻醉时可根据 PetCO$_2$ 数值调整呼吸参数,维持其正常。呼出气二氧化碳波形图可以快速可靠地显示气管插管是否误入食管,其波形突然中断可能提示呼吸回路某处脱落。

六、肌松监测

纳米刀脉冲治疗时使用的是高电压电流,如果患者没有足够的肌松,高电压可能会导致全身肌肉抽搐,严重者可能会导致骨折,所以手术治疗过程中需要使用足量的肌松药。但肌松药的个体差异较大,凡使用肌松药的患者都需要监测骨骼肌收缩力,需认真观察患者体征。肌松监测仪能客观地定量、定性及时地反映肌松药的神经肌肉阻滞程度,建议临床上尽可能普遍推广应用。

第五节 全身麻醉

一、麻醉诱导与维持

如前所述,纳米刀消融手术的特点决定了麻醉方式只能是气管插管全麻或是全麻复合椎管内麻醉。全身麻醉简称全麻,是指麻醉药经呼吸道吸入、静脉或肌内注射进入体内,产生中枢神经系统的暂时抑制,临床表现为意识丧失、全身痛觉消失、遗忘、反射抑制和骨骼肌松弛。对中枢神经系统抑制的程度与血液内药物浓度有关,并且可以控制和调节。这种抑制是完全可逆的,当药物被代谢或从体内排出后,患者的神志及各种反射逐渐恢复。临床上常用的全身麻醉方法有吸入麻醉、静脉麻醉和复合麻醉。全身麻醉的实施主要可分为麻醉前准备、麻醉诱导、麻醉维持和麻醉恢复等几个步骤。无论行静脉麻醉或吸入麻醉均有一个使患者从清醒状态转为可以进行手术操作的麻醉状态的过程,这一过程称为全身麻醉的诱导。从药物进入体内至中枢神经系统内达到所需的浓度或分压需要一段时间,该段时间的长短与药物作用的快慢、患者耐受情况的好坏以及麻醉操作的难易有关,故全身麻醉诱导所需时间不一,一般为几分钟或十几分钟或更长。就全身麻醉本身而言,诱导是全身麻醉过程中风险较大的一段时间,可能出现某些并发症甚至惊险的情况,例如血压剧降、心律失常、心肌缺血、心脏停搏、呼吸道梗阻、呕吐反流、严重支气管痉挛、气管内插管的并发症等。

在全身麻醉诱导完成后即进入全身麻醉的维持阶段。在全身麻醉诱导完成后,血液内麻醉药浓度或分压已达到平衡(若用吸入麻醉则还有肺泡内分压与之达到平衡),只要适当加用麻醉药即可维持和满足手术需要的水平。手术在麻醉的维持期进行,此期间需严密关注手术操作的进程,务必使麻醉深度与手术刺激的强弱相适应,以满足手术要求。当深即深,当浅即浅,勿使之过深或过浅。可让麻醉深度有预见性地在合理的范围内波动,切勿等到麻醉过浅后匆忙加深麻醉以致影响手术进程或造成并发症。使用吸入麻醉时较易调节,静脉麻醉亦可根据注射剂量或滴注速度来改变血药浓度,用微量泵静脉泵注药物者,亦可适时调节泵速来调节麻醉深浅。同时,在维持过程中应注意避免全身麻醉的苏醒延迟,对吸入麻醉药应注意及时降低吸入浓度和停止吸入。对静脉麻醉药应结合手术进程及药物的药动学估计药物作用消失时间,掌握适宜的剂量和停药时机。

二、全身麻醉的苏醒

全身麻醉苏醒是指停止应用麻醉药到患者完全清醒这一时期。除某些情况如按病情需要在术后继续进行一段时间的机械通气支持等外,全身麻醉后尽早苏醒有利于患者重要器官自主调节能力的恢复,有利于患者的康复和术后护理。吸入麻醉药绝大部分经肺排出,停止吸入后至苏醒的时间取决于吸入麻醉药的血/气分配系数、麻醉时间长短、麻醉深度、肺通气功能和心排血量等。为加速苏醒,可用较大通气量促使吸入麻醉药加快经肺排出,迅速降低其在血中及脑内的浓度。

全身麻醉后拔除气管内导管是一具有风险的操作,必须根据患者病情、苏醒情况来决定拔管与否,并掌握好拔管的指征,过早或不恰当的拔管往往造成严重后果。

三、全身麻醉期间并发症及预防

(一)反流、误吸和吸入性肺炎

麻醉下发生呕吐或反流有可能导致严重的后果,如胃内容物误吸,以至造成急性呼吸道梗阻和肺部其他严重的并发症,是目前全麻患者死亡的重要原因之一。预防误吸主要是针对构成误吸和肺损害的原因采取措施,包括减少胃内容量和提高胃液 pH,降低胃内压,保护气道,尤其当气道保护性反射消失或减弱时,更具有重要意义。误吸的处理关键在于及时发现和采取有效的措施,以免发生气道梗阻窒息,减轻急性肺损伤。具体措施包括重建通气道、支气管冲洗、纠正低氧血症、激素治疗、气管镜检查、抗生素治疗及其他支持疗法。为了减少反流和误吸的可能,手术患者常需要术前禁食水,通常禁食 6~8h,禁饮 4h,小儿可以控制在 2h。

(二)躁动

全麻恢复期,大多数患者呈嗜睡、安静或有轻度定向障碍,脑功能逐渐恢复趋于正常。但仍有部分患者出现较大的情感波动,表现为不能控制的哭泣和烦躁(躁动)不安。躁动的出现除了与术前、术中用药有关外,术后疼痛等也可能是引起躁动的重要因素。

(三)全麻后苏醒延迟

全身麻醉停止给药后,患者一般在 60~90min 当可获得清醒,对指令动作、定向能力和术前的记忆得以恢复。若超过此时限神志仍不清晰,可认为全麻后苏醒延迟。引起全麻后苏醒延迟的常见原因有药物作用时间的延长、高龄、患者全身代谢性疾病、中枢神经系统的损伤等。

(四)支气管痉挛

在麻醉过程和手术后均可发生急性支气管痉挛,表现为支气管平滑肌痉挛性收缩,气道变窄,气道阻力骤然增加,呼气性呼吸困难,引起严重缺氧和 CO_2 蓄积。若不及时予以解除,患者因不能进行有效通气,不仅发生血流动力学的变化,甚至可能发生心律失常和心搏骤停。既往有抽烟、呼吸道慢性炎症或支气管哮喘史的患者发生率较高,麻醉期间避免应用可诱发支气管痉挛的药物。选用局麻药进行完善的咽喉部和气管表面的麻醉,阻断气道的反射,可防止因刺激气道而诱发支气管痉挛。支气管痉挛的处理包括:明确诱因、消除刺激因素;如因麻醉过浅所致,则应加深麻醉;面罩吸氧,必要时施行辅助或控制呼吸;静脉输注皮质类固醇类药、氨茶碱等,两药同时应用可能收效更好。

(五)术中心电监护干扰

因为纳米刀手术治疗是使用高压电脉冲治疗,电脉冲可能会干扰心电监护,麻醉医生需要在纳米刀消融期间严密监测患者心电图,根据经验判断患者术中是否发生了心律失常,还是仅仅心电干扰,是否需要处理(图 5-9)。

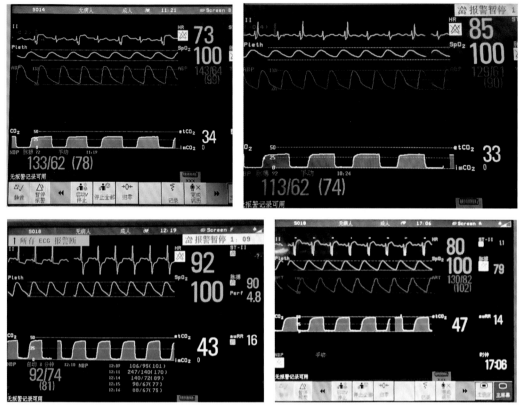

图 5-9　术中常见的心电干扰

麻醉医生需要严密监测患者心电并判断患者术中是否发生了心律失常,是否需要处理。A~D. 心电干扰,无需处理。

第六节　术后恢复

在麻醉恢复过程中,由于麻醉的作用和手术创伤的影响,患者易出现生理功能紊乱,严重时可危及患者的生命,需要加强监测和治疗。

麻醉后监测治疗是指对住院或非住院患者在麻醉或镇静镇痛下实施外科手术或诊断性、介入检查或治疗,在麻醉苏醒和恢复期以观察、处理麻醉和手术后早期并发症为重点的医疗活动。麻醉后监测治疗的主要任务是监测治疗全麻后苏醒的患者、镇静镇痛术后或麻醉手术后全身情况尚未稳定的患者,保障患者在麻醉恢复期间的安全,改进麻醉后监护质量以改善预后。

对麻醉苏醒和恢复早期的患者,应观察与记录的基本信息包括意识状态、瞳孔大小和对光反射、气道是否通畅、呼吸频率和通气量、给氧情况、脉搏氧饱和度、血压、心率和心律、疼痛评分、恶心和呕吐情况、静脉输液、创面出血情况、患者用药情况、体温、尿量和排尿功能、中心静脉压、呼气末二氧化碳、引流量。接受椎管内麻醉的患者还应观察麻醉平面、下肢感觉运动恢复情况。

(赵　颖)

参考文献

1. CAPLAN R A, POSNER K L, WARD R J, et al. Adverse respiratory events in anesthesia: a closed claims analysis. Anesthesiology, 1990, 72 (5): 828-833.

2. GOLDMAN L. Cardiac risk and complications of non-cardiac surgery. AnnSing, 1983, 198 (6): 780-791.

3. NARR B J, HANSEN T R, WARNER M A. Preoperative laboratory screening in healthy Mayo patients: cost-effective elimination of tests and unchanged outcomes. Mayo Clin Proc, 1991, 66 (2): 155-159.

4. HOLLAND R. Anesthetic mortality in new South Wales. British Journal of Anaesthesia, 1987, 59 (7): 834-841.

5. ARBOUS M S, MEURSING A E, VAN KLEEF J W, et al. Impact of anesthesia management characteristics on severe morbidity and mortality. Anesthesiology, 2005, 102 (2): 491-492.

6. BRIGID C F, MARIETTADE P, ELLEN H T, et al. The need for specialized preanesthesia clinics for day admission cardiac and major vascular surgery patients. Seminars in Cardiothoracic and Vascular Anesthesia, 2009, 13 (4): 241-248.

7. GEORGE S, SAMUEL D, MARIETTADE P, et al. Value of a specialized clinic for day admission surgery for cardiac and major vascular operations. Clevd and Clin J of Med, 2010, 77: eS40.

8. BORLAND L M, SEREIKA S M, WOELFEL S K, et al. Pulmonary aspiration in pediatric patients during general anesthesia: incidence and outcome. J Clin Anesth, 1998, 10 (2): 95-102.

9. American Society of Anesthesiologists Committee. Practice guideline for preoperative fasting and the use of pharmacologic agents to reduce the risk of pulmonary aspiration: application to healthy patients undergoing elective procedures. Anesthesiology, 2017, 126 (3): 376-393.

10. LAMBERT E, CAREY S. Practice Guideline Recommendations on Perioperative Fasting: A Systematic Review. Journal of Parenter Enteral Nutr, 2016, 40 (8): 1158-1165.

11. MERCHANT R, CHARTRAND D, DAIN S, et. al. Guidelines to the Practice of Anesthesia-Revised Edition 2014. J Can Anesth, 2014, 61 (1): 46-71.

12. American Society of Anesthesiologists Committee. Practice guideline for preoperative fasting and the use of pharmacologic agents to reduce the risk of pulmonary aspiration: application to healthy patients undergoing elective procedures. Anesthesiology, 2011, 114 (3): 495-511.

13. MALTBY J R. Preoperative fasting guideline. Canadian Journal of Surgery, 2006, 49 (2): 138-139.

14. WOODS D M, MACPHERSON R. Australian and New Zealand guideline for preoperative fasting. Anaesthesia and Intensive Care, 2007, 35 (4): 622-623.

15. SUMIVOSHI R. Preoperative fasting and fluid management in pediatric patients. Masui. The Japanese journal of anesthesiology, 2013, 62 (9): 1045-1052.

16. YILMAZ N, CEKMEN N, BILGIN F, et al. Preoperative carbohydrate nutrition reduces postoperative nausea and vomiting compared to preoperative fasting. Journal of Research in Medical Science, 2013, 18 (10): 827-832.

17. GAWECKA A, MIERZEWSKA-SCHMIDT M. Tolerance of, and metabolic effects of, preoperative oral carbohydrate administration in children-a preliminary report. Anaesthesiology Intensive Therapy, 2014, 46 (2): 61-64.

18. SMITH I, KRANKE P, MURAT I, et al. Perioperative fasting in adult and Children: guildline from the European Society of Anaesthesiology. European Journal of Aneaesthesiology, 2011, 28 (8): 556-569.

19. JACOBSEN A. Management of anaphylactic shock evaluated using a full-scale anaesthesia simulator. Acta Anaesthesiologica Scandinavica, 2001, 45 (3): 315-319.

20. WEBB R K, CURRIE M, MORGAN C A, et al. An analysis of 2000 incident reports. Anaesth Intensive Care, 1993, 21 (5): 664-668.

21. LAXENAIRE M C, MONERETVAUTRIN D A, WIDMER S, et al. Anesthetics responsible for anaphylactic shock. A French multicenter study. Ann Fr Anesth Reanim, 1990, 9 (6): 501-506.

22. LAXENAIRE M C. Substances responsible for peranesthetic anaphylactic shock. A third French multicenter

study (1992-94). Ann Fr Anesth Reanim, 1996, 15 (8): 1211-1218.

23. MATTHEY P, WANG P, FINEGAN B A. Rocuronium anaphylaxis and multiple neuromuscular blocking drug sensitivities. Can J Anaesth, 2000, 47 (9): 890-893.

24. LAXENAIRE M C. Drugs and other agents involved in anaphylactic shock occurring during anaesthesia. A French multicenter epidemiological inquiry. Ann Fr Anesth Reanim, 1993, 12 (2): 91-96.

25. FUKUDA T, DOHI S. Anaphylactic reaction to fentanyl or preservative. Can Anaesth Soc J, 1986, 33 (6): 826-827.

26. GUILERA A. Anaphylactic reaction after atropine. Anaesthesia, 1988, 43 (11): 955-957.

27. FISHER M M, BOWEY C J. Intradermal compared with prick testing in the diagnosis of anaesthetic allergy. Br J Anaesth, 1997, 79 (1): 59-63.

28. MINK S N, SIMONS F E, SIMONS K J, et al. Constant infusion of epinephrine, but not bolus treatment, improves haemodynamic recovery in anaphylactic shock in dogs. Clinical & Experimental Allergy, 2004, 34 (11): 1776-1783.

29. GREEN R, BALL A. Alpha-agonists for the treatment of anaphylactic shock. Anaesthesia, 2005, 60 (6): 621-622.

30. HUSSAIN A M, YOUSUF B, KHAN M A, et al. Vasopressin for the management of catecholamine-resistant anaphylactic shock. Singapore Med J, 2008, 49 (9): 225-228.

31. MONERET-VAUTRIN D A, LAXENAIRE M C, MOUTON C, et al. Change in skin reactivity in anaphylaxis to muscle relaxants and hypnotics after administration of anti H1, anti H2 and tritoqualine. Ann Fr Anesth Reanim, 1985, 4 (2): 225-230.

32. DE WACHTER P, JOUAN-HUREAUX V, FRANCK P, et al. Anaphylactic shock: a form of distributive shock without inhibition of oxygen consumption. Anesthesiology, 2005, 103 (1): 40-49.

33. MITSUHATA H, HASEGAWA J, MATSUMOTO S, et al. The epidemiology and clinical features of anaphylactic and anaphylactoid reactions in the perioperative period in Japan: a survey with a questionnaire of 529 hospitals approved by Japan Society of Anesthesiology. Masui, 1992, 41 (11): 1825-1831.

34. CHOPRA V, GESINK B J, DE J J, et al. Does training on an anaesthesia simulator lead to improvement in performance? . Br J Anaesth, 1994, 73 (3): 293-297.

35. ABDULLAH H R, CHUNG F. Postoperative Issues: Discharge Criteria. Anesthesiol Clin, 2014, 32 (2): 487-493.

36. GRITSENKO K, KHELEMSKY Y, KAYE A D, et al. Multimodal therapy in perioperative analgesia. Best Pract Res Clin Anaesthesiol, 2014, 28 (1): 59-79.

37. VON UNGERN-STERNBERG B S. Respiratory complications in the pediatric postanesthesia care unit. Anesthesiol Clin, 2014, 32 (1): 45-61.

38. CUTUGNO C. Evolution of postanesthesia care units: a legacy of politics, funding, and patient safety concerns. Policy Polit Nurs Pract, 2013, 14 (3/4): 142-150.

39. MOORE J G, ROSS S M, WILLIAMS B A. Regional anesthesia and ambulatory surgery. Curr Opin Anaesthesiol, 2013, 26 (6): 652-660.

40. MCLEOD L, SOUTHERLAND K, BOND J. A clinical audit of postoperative urinary retention in the postanesthesia care unit. J Perianesth Nurs, 2013, 28 (4): 210-216.

41. HAZZARD B, JOHNSON K, DORDUNOO D, et al. Work-and nonwork-related factors associated with PACU nurses' fatigue. J Perianesth Nurs, 2013, 28 (4): 201-209.

42. LALANI S B, ALI F, KANJI Z. Prolonged-stay patients in the PACU: a review of the literature. J Perianesth Nurs, 2013, 28 (3): 151-155.

43. BOAT A C, SPAETH J P. Handoff checklists improve the reliability of patient handoffs in the operating room and postanesthesia care unit. Paediatr Anaesth, 2013, 23 (7): 647-654.

44. CHRISTENSEN R, VOEPEL-LEWIS T, LEWIS I, et. al. Pediatric cardiopulmonary arrest in the postanesthesia care unit: analysis of data from the American Heart Association Get With The Guidelines-Resuscitation registry. Paediatr Anaesth, 2013, 23 (6): 517-523.

45. CONWAY B. Prevention and management of postoperative nausea and vomiting in adults. AORN J, 2009, 90 (3): 391-413.

46. WHITAKER CHAIR D K, BOOTH H, CLYBURN P, et al. Immediate post-anaesthesia recovery 2013: Association of Anaesthetists of Great Britain and Ireland. Anaesthesia, 2013, 68 (3): 288-297.

47. PHILLIPS N M, STREET M, KENT B, et al. Post-anaesthetic discharge scoring criteria: key findings from a systematic review. Int J Evid Based Healthc, 2013, 11 (4): 275-284.

48. 罗纳德·米勒. 米勒麻醉学. 8 版. 邓小明, 曾因明, 黄宇光, 译. 北京: 大学医学出版社, 2016.

49. 郭曲练, 姚尚龙. 临床麻醉学. 3 版. 北京: 人民卫生出版社, 2011.

50. 庄心良, 曾因明, 陈伯銮. 现代麻醉学. 3 版. 北京: 人民卫生出版社, 2010.

51. 郭向阳, 罗爱伦. 恶性高热. 中华麻醉学, 2001, 21 (10): 604-606.

52. 吴新民, 罗爱伦, 田玉科, 等. 术后恶心呕吐防治专家意见 (2012). 临床麻醉学杂志, 2012, 28 (4): 413-416.

第六章
肺癌的纳米刀消融治疗

第一节 概 述

原发性支气管肺癌,简称肺癌,为起源于支气管黏膜或腺体的恶性肿瘤,是严重危害人类健康的疾病。根据世界卫生组织(World Health Organization,WHO)下属国际癌症研究机构(International Agency for Research on Cancer,IARC)2018 年 9 月公布的资料肺癌无论是发病率还是病死率均居全球癌症首位。2018 年全球约有 210 万的肺癌新发病例及 180 万的肺癌相关死亡病例(占所有癌症总数的 18.4%)。在我国肺癌已超过癌症死因的 20%,根据 2019 年国家癌症中心全国癌症统计数据,肺癌在恶性肿瘤中发病率和病死率排名第一;总病死率在男性和女性恶性肿瘤中均居首位。

80% 肺癌为非小细胞肺癌(non-small cell lung cancer,NSCLC),外科切除是 NSCLC 的最佳治疗方法。术后 5 年总生存时间(overall survivals,OS):Ⅰ期为 60%~80%,Ⅱ期为 40%~50%,Ⅲ期为 20%~30%。大约 70% 的 NSCLC 患者在诊断时为局部晚期,已经失去了外科切除机会,部分早期患者由于心肺疾患或肺功能不良达不到手术标准,仅 20%~30% 的病例能够达到根治性切除。后续随访中,即使接受手术的患者约 70% 会发生复发和转移。肺部是全身血液流经的必须通路,因此是全身其他部位肿瘤转移的最常见部位,而且转移灶往往为多发,无法实施外科切除。

影像学引导的各种物理消融技术创伤小、肺功能储备影响小、可以反复应用,已经越来越多地用于肺部肿瘤的消融治疗,尤其对于无法耐受外科切除、多发早期肺癌以及肺部转移瘤患者的治疗显示出很大优势。肺癌的射频消融、冷冻消融以及微波消融术已经广泛用于临床并取得了良好的效果,但这些温度消融技术由于对组织的无选择性破坏在肺的特殊部位应用受到一定限制。纳米刀消融术作为非温度消融技术对此具有一定优势,然而纳米刀技术在肺部肿瘤消融的应用不够普及,尚需要多中心大组病例研究。

第二节 病 因

1. 吸烟 吸烟是目前公认的肺癌最重要的危险因素。与不吸烟者相比,吸烟者发生肺癌的危险性平均高 4~10 倍,重度吸烟者可达 10~25 倍。长期吸烟可导致支气管黏膜上皮细胞增生、鳞状上皮化生,诱发鳞状细胞癌和未分化小细胞癌。被动吸烟也是肺癌发生的危险因素,主要见于女性。

2. 大气污染 室内煤燃料的不完全燃烧和烹调油烟均可产生苯并芘、甲醛、多环芳烃等多种致癌物。室外空气污染物中的致癌物主要包括苯并芘、苯、某些金属及颗粒物质等。近年来雾霾污染备受关注,雾霾的组成成分特别复杂,包括数百种大气颗粒物,需进一步探究其对肺癌发病的影响。

3. 职业因素 多种特殊职业接触可增加肺癌的发病风险,长期接触石棉、石英粉尘、镍、砷、铬、二氯乙醚、矿物油、二氯甲醚等,均可诱发肺癌,主要是鳞状细胞癌和未分化小细胞癌。

4. 肺癌家族史和遗传易感性 肺癌患者中存在家族聚集现象,目前认为涉及机体对致癌物代谢、基因组不稳定、DNA 修复及细胞增殖和凋亡调控的基因多态性均可能是肺癌的遗传易感因素,其中代谢酶基因和 DNA 损伤修复基因多态性是其中研究较多的两个方面。

第三节 肺癌的病理分型和分期

一、病理分型

2018 年,WHO 发表了肺肿瘤组织学的新分类。原发性肺癌主要有上皮性肿瘤、神经内分泌肿瘤、肺肉瘤样癌、小涎腺来源的肿瘤等。上皮性肿瘤主要包括鳞状细胞癌、腺癌(约占全部原发性肺癌的 80% 左右)。肺癌的病理学诊断关系到患者的个体化治疗,影像学引导的经皮穿刺活检非常重要,活检组织标本的组织学诊断主要确定肿瘤的细胞类型,对于形态学不典型的病例需结合免疫组化染色进行亚型分类。

二、免疫组化和特殊染色

当肿瘤分化较差、缺乏明确的腺癌或鳞状细胞癌形态特征时,应用免疫组化或黏蛋白染色明确诊断是必需的。腺癌与鳞状细胞癌鉴别的免疫组化标记物宜选用 TTF-1、Napsin-A、P63、P40 和 CK5/6,其中 P40 和 TTF-1 可解决大部分腺癌和鳞状细胞癌鉴别诊断问题。神经内分泌肿瘤免疫组化标志物可选用 CD56、Syn、CgA、Ki-67 和 TTF-1。

三、基因检测

肺癌的临床诊疗已经从传统的病理学分型到精准现代医学的分子病理分型。肺腺癌和肺鳞状细胞癌基因突变谱有显著差异,中西方人群肺癌基因突变谱也存在显著差异。精准的基因检测可实现肺癌精准的诊断和精准的治疗。对于非小细胞肺癌患者,在获得常规病理学诊断的同时应进行基因检测明确分子分型,判断基因是否出现突变以及是否存在致癌基因,为患者选择适合的靶向药物、免疫治疗药物。常用的驱动基因检测靶点包括 *EGFR* 基因突变、间变性淋巴瘤激酶(anaplastic lymphoma kinase,ALK)基因融合,c-ros 原癌基因 1 酪氨酸激酶(c-ros oncogene 1 receptor tyrosine kinase,ROS1)基因融合、*RET* 基因重排、*K-RAS* 基因突变、*BRAF* 基因 V600E 突变、人类表皮生长因子受体 2(human epidermal growth factor receptor-2,*HER-2*)基因扩增、*MET* 基因高水平扩增及 *MET* 基因 14 号外显子缺失突变检测等。

四、肺癌分期

国际肺癌研究协会(International Association for the Study of Lung Cancer,IASLC)2015 年制定了肿瘤 - 淋巴结 - 转移(tumor-node-metastasis,TNM)分期。TNM 分别描述肿瘤的解剖范围:T 代

表原发性肿瘤的范围,N 代表淋巴结的侵犯,M 代表远隔部位转移。主要内容如下:

（一）原发性肺癌的 T 分期

T_x:原发性肿瘤不能评价。或痰、支气管冲洗液找到癌细胞,但影像学或支气管镜没有可视肿瘤。

T_0:没有原发性肿瘤的证据。

Tis:原位癌。

T_1:肿瘤最大径≤3cm。周围包绕肺组织及脏层胸膜,镜下肿瘤没有累及叶支气管以上(即没有累及主支气管)。T_{1a}(mi):微浸润性腺癌;T_{1a}肿瘤最大径≤1cm。T_{1b}:肿瘤最大径>1cm、≤2cm。T_{1c}:肿瘤最大径>2cm、≤3cm。

T_2:肿瘤最大径>3cm、≤5cm。或符合以下任何一点:①累及主支气管,但尚未累及隆突;②侵及脏胸膜;③部分或全肺有阻塞性肺炎或者肺不张。T_{2a}:肿瘤最大径>3cm、≤4cm。T_{2b}:肿瘤最大径>4cm、≤5cm。

T_3:肿瘤最大径>5cm、≤7cm。或任何大小的肿瘤已直接侵犯下述任何结构之一者:胸壁(包含肺上沟瘤)、膈神经、心包;原发性肿瘤同一叶内出现单个或多个卫星结节。

T_4:肿瘤最大径>7cm。或任何大小的肿瘤直接侵犯了下述结构之一者:膈肌、纵隔、大血管、气管、喉返神经、食管、椎体、隆突;同侧非原发性肿瘤所在叶的其他肺叶出现单个或多个癌结节。

（二）肺癌淋巴结转移 N 分期

N_x:区域淋巴结不能评价。

N_0:没有区域淋巴结转移。

N_1:同侧支气管周围及/或同侧肺门淋巴结以及肺内淋巴结有转移,包括原发性肿瘤的直接侵犯。

N_2:同侧纵隔内及/或隆突下淋巴结转移。

N_3:对侧纵隔、对侧肺门、同侧或对侧前斜角肌及锁骨上淋巴结转移。

（三）肺癌远处转移 M 分期

M_0:无远处转移。

M_1:有远处转移。M_{1a}:对侧肺叶出现肿瘤结节、胸膜结节、恶性胸腔积液或恶性心包积液。M_{1b}:胸腔外单一转移灶。M_{1c}:胸腔外多个转移灶(1 个或多个远处器官)。

第四节　肺癌的临床及影像学表现

一、肺癌的临床表现

（一）原发性肿瘤引起的症状

早期肺癌往往无症状,随着肿瘤的生长,患者逐渐出现下列症状和体征。

1. 咳嗽　常为无痰或少痰的刺激性咳嗽。

2. 血痰或咯血　多为血丝痰,呈间断性,也可咯血。

3. 气短或喘鸣　肿瘤向支气管内生长,或肺门淋巴结肿大压迫主支气管或隆突,或部分气道阻塞时可引起局限性喘鸣音。

4. 发热 肿瘤组织坏死能够引起发热,肿瘤引起的继发性肺炎也可引起发热。

5. 呼吸困难 常见于原发性肿瘤扩展引起肺泡面积减少、中央型肺癌阻塞或转移淋巴结压迫大气道、肺不张与阻塞性肺炎、肺内淋巴管播散、胸腔积液与心包积液、肺炎等。

6. 体重下降 消瘦为恶性肿瘤的常见症状之一。

(二)原发性肿瘤侵犯邻近器官、结构引起的症状

原发性肿瘤侵犯邻近结构,如胸壁、膈肌、心包、膈神经、喉返神经、上腔静脉、食管,或转移性肿大淋巴结直接压迫上述结构,能够出现特异的症状和体征,包括胸腔积液、声音嘶哑、膈神经麻痹、吞咽困难、上腔静脉阻塞综合征、心包积液、Pancoast 综合征等。

(三)肿瘤远处转移引起的症状

转移部位不同,临床症状也不同。脑转移可以出现颅内压增高、头痛、恶心、呕吐;骨骼转移常发生严重的骨痛及病理性骨折等等。

(四)肺癌的肺外表现

除了肿瘤局部区域进展引起的症状和胸外转移引起症状以外,部分患者可出现副肿瘤综合征(paraneoplastic syndrome),包括库欣综合征(Cushing syndrome)、抗利尿激素分泌失调综合征(syndrome of inappropriate secretion of antidiuretic hormone,SIADH)、高钙血症、类癌综合征(carcinoid syndrome)及继发增殖性骨关节病等。

二、肺癌的影像学表现

肺癌的影像学检查方法主要包括胸部 X 线检查、CT、MRI、PET/CT 等。用于肺癌的诊断、鉴别诊断、分期、评估手术可行性、疗效监测及预后评估等。

(一)胸部 X 线检查

对早期肺癌的诊断价值有限,但是一旦胸部 X 线检查怀疑肺癌,应及时行胸部 CT 扫描。

(二)胸部 CT 检查

胸部 CT 是目前肺癌诊断、分期、疗效评价及治疗后随诊中最重要和最常用的影像检查方法,能够有效地检出早期肺癌,进一步显示病灶分布及生长特点,对术前分期、制定手术方式或选择局部治疗方法、术后随访有重要的作用。CT 有多种后处理技术,如多平面重建、容积再现技术、气管支气管树三维重建、气管支气管仿真内镜、CT 血管成像等。CT 引导经皮穿刺肺活检术是明确病理诊断的重要方法。

1. 中央型肺癌 早期中央型肺癌表现为支气管壁局限性增厚、内壁不规则、管腔狭窄。中晚期中央型肺癌表现为支气管腔内软组织肿块、管壁增厚甚至闭塞,肿瘤向外生长并可在气管周围形成肿块,同时可伴肺不张、肺气肿、阻塞性肺炎等。CT 薄层(重建层厚 1~1.25mm)增强扫描及多平面重建(multiplanner reformation,MPR)在中央型肺癌术前评估中有重要的价值。

2. 周围型肺癌 肺内直径 ≤1cm 的局限病变称为小结节,直径>1cm、≤3cm 的局限病变称为结节,而直径>3cm 者称为肿块。周围型肺癌表现为肺外周结节或肿块影,多呈明显分叶、边缘模糊或有细小毛刺,部分病例可见不规则厚壁空洞及胸膜凹陷。

典型周围型肺癌多呈圆形、椭圆形或不规则形,常有分叶,分为实性结节、部分实性结节和磨玻璃结节。纯磨玻璃结节呈单纯磨玻璃样密度,为肿瘤沿肺泡构架匍匐生长,不掩盖肺实质,病变区域内可见周围肺血管穿行;实性结节完全掩盖肺实质,无磨玻璃样密度成分;部分实性结节两种成分兼有。实性结节在增强 CT 扫描时,通常增加 15~20HU,有明显强化。肿瘤内部结构可见支气管气相和空泡。约 6%~10% 肺癌内可出现钙化,中央钙化、网状及弥漫小点样钙化多为恶性,弥漫性致密钙化、分层样或爆米花状钙化几乎全为良性。空洞一般认为是坏死物经支气管排出后形成，可达1~10cm，可为中心性，也可为偏心性。毛刺为结节边缘向周围伸展的线状影，近结节端往往较粗，通常厚度<2mm者称细毛刺，>2mm者称粗毛刺。胸膜凹陷征是从结节或肿物至胸膜的细线状或条状密度增高影，有时外周呈喇叭口状，大体病变可见局部为胸膜凹陷，CT表现为连接肿块外缘与胸膜间的线状影，其胸膜端呈小的三角形。血管集束征于CT上常表现为肿块周围一支或数支血管到达瘤体内或在瘤体边缘截断或穿过瘤体的现象（图6-1）。

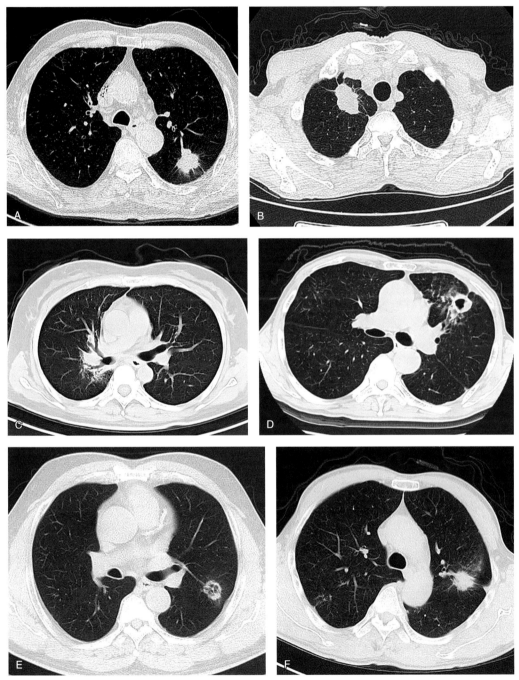

图6-1　肺癌的CT表现

A.左肺腺癌：类圆形、分叶、毛刺、血管集束征；B.右肺大细胞癌：软组织肿块、分叶、毛刺；C.中心型肺癌致支气管走形僵硬、管腔变窄；D.肺癌瘤体坏死产生厚壁空洞、内壁凹凸不平；E.浸润性肺腺癌：磨玻璃密度、内含空泡；F.肺癌牵拉胸膜导致的凹陷征。

（三）MRI 检查

主要用于判定胸壁受侵和肿瘤与膈肌关系，显示肺上沟瘤与臂丛神经及血管的关系；区分肺门肿块与肺不张、阻塞性肺炎的界限；对禁忌注射碘对比剂的患者，是显示纵隔、肺门大血管受侵情况及淋巴结肿大的首选检查方法；对鉴别放疗后纤维化与肿瘤复发亦有一定价值；同时适用于脑、脊髓、肾上腺转移、骨髓转移的判断。

（四）PET/CT 检查

PET/CT 是肺癌诊断、分期与再分期、疗效评价和预后评估的最主要方法。依照《NCCN 肿瘤学临床实践指南》《美国胸科医师协会临床实践指南》以及国内专家共识，关于以下情况，有条件者推荐使用 PET/CT：①孤立肺结节的诊断与鉴别诊断（≥8mm 的实性结节，部分实性结节持续存在且内部实性成分 ≥6mm）；②肺癌放疗前分期，PET/CT 关于淋巴结转移和胸腔外转移（脑转移除外）有更好的诊断效能；③肺癌放疗定位及靶区勾画；④辅助鉴别常规 CT 无法判断的肿瘤术后瘢痕与肿瘤复发，如 PET/CT 摄取增高，需活检证实；⑤辅助鉴别常规 CT 无法判断的肿瘤放疗后纤维化与肿瘤残存 / 复发，如 PET/CT 摄取提高，需活检证实；⑥辅助评价肺癌疗效（尤其是分子靶向治疗）。

第五节　肺癌的治疗

肺癌的治疗应当采取多学科协作诊疗（multiple disciplinary team，MDT）与个体化治疗相结合的原则，即依照患者的机体状况、肿瘤的病理组织学类型和分子分型、侵及范围和进展趋向采取多学科综合治疗的模式，有计划、合理地应用手术、微创介入治疗（包括射频消融、冷冻消融等）、放疗、化疗、分子靶向治疗和免疫治疗等手段，以期最大限度地延长患者的生存时间、提高生存率、控制肿瘤进展和改善患者的生活质量。

一、外科治疗

关于早期周围型肺癌手术方式选择，长期以来，肺叶切除术被大多数胸外科医师认为是 I 期非小细胞肺癌手术切除的标准术式。而最近的临床证据表明，直径不超过 2cm 的周围型 I 期非小细胞肺癌，尤其是纯磨玻璃样结节，肺段切除或楔形切除可能是更好的手术切除方式。

二、放射治疗

肺癌放疗包括根治性放疗、姑息性放疗、辅助放疗、预防性放疗及放射性 ^{125}I 粒子植入治疗术等。

三、药物治疗

肺癌的药物治疗包括化疗、分子靶向治疗以及免疫治疗。化疗分为新辅助化疗、辅助化疗、姑息性化疗。分子靶向治疗需要明确基因突变状态，依据分子分型指导靶向治疗。近年来，以免疫检查点抑制剂（如 PD-1 单抗或 PD-L1 单抗等）为代表的免疫治疗取得了可喜的进展。基于免疫检查点抑制剂已被证实的生存获益，同时基于在中国人群中被证实的显著生存获益，国内目前已有多种 PD-1 抑制剂或 PD-L1 抑制剂用于治疗晚期 NSCLC 患者。

四、微创消融治疗

影像学引导微创消融技术在治疗肺部肿瘤方面具有创伤小、疗效确切、安全性高、恢复快、操作相对简单、适应人群广等特点。常用的热消融方法有射频消融、微波消融等。消融组织坏死特点为细胞的蛋白凝固性坏死。最近的研究表明经皮热消融治疗不能耐受手术切除的早期 NSCLC 患者（肿瘤直径 2~3cm）的 1 年、3 年和 5 年生存率分别达到 97.7%、72.9% 和 55.7%，且病死率小于 1%。以氩氦刀为代表的冷消融治疗，通过冷冻 - 复温循环使肿瘤细胞坏死。常温物理消融术，如不可逆电穿孔，又称纳米刀消融技术，是通过消融探针对肿瘤细胞施加高压电脉冲，在细胞膜上产生纳米级孔隙导致肿瘤细胞凋亡。根据肿瘤类型、位置及毗邻重要脏器关系，合理选择适当的消融治疗技术，更能够发挥局部治疗的巨大优势。

五、支气管镜介入治疗

各种支气管镜介导的激光、高频电刀、射频消融、氩等离子体凝固术（argon-plasma coagulation，APC）、微波、激光、光动力、冷冻、气道支架、球囊扩张、黏膜下或瘤体内药物注射等技术可以用于实施支气管腔内介入治疗，但必须严格掌握适应证，明确治疗目的，客观评估拟采纳的某项治疗技术能否实现预期目标，并在有条件的医院开展治疗。

第六节　纳米刀消融在肺癌中的应用

一、概述

在肺部肿瘤的消融治疗中最常用的射频消融（radiofrequency ablation，RFA）和 IRE 都是基于电场的作用来灭活肿瘤细胞，但 IRE 的工作原理与 RFA 不同。热消融通过使消融区内的蛋白质凝固性坏死来破坏肿瘤细胞，同时可引起气道和血管的损伤，限制了其在肺部的应用。IRE 的高压脉冲电穿孔技术消融边界锐利，对脉管结构的损伤小，而且在肺门不受大血管或气道的热沉降效应影响，在靠近肺部边缘区域消融时，可以避免可能出现的支气管胸膜瘘等并发症。理论上讲，IRE 能够避免肺容量的损失和并发症的发生，但是由穿刺引起的并发症两者差别并不大。

二、适应证

IRE 在胸部的应用不够广泛，目前尚无成熟的经验，一般认为 IRE 适合无法外科切除和温度消融难以实施的原发和转移性肿瘤。肿瘤体积小于 3cm，临近肺门或纵隔大血管，患者基本情况能够耐受全麻，无严重心律失常；CT 引导具有良好的穿刺路径。

三、禁忌证

胸部 IRE 消融术的禁忌证大致与其他部位脏器的相同。

1. 严重的难以纠正的心律失常、心力衰竭。

2. 起搏器植入者。

3. 肿瘤位于心脏 3cm 范围内。

4. 消融区内存在支架之类的金属植入物。

5. 凝血功能异常。

四、术前准备

1. 常规体检包括实验室检查、心肺功能检查，以及胸片和胸部 CT 在内的影像学检查。

2. 近期的胸部增强 CT 检查，确定肿瘤位置、形态及毗邻结构的关系。

3. 计划穿刺路径和患者可能采取的术中体位。

4. 根据病灶的体积选择电极针数目、规划消融参数。

五、手术操作

全麻成功后根据术前计划摆放患者体位以利于电极针的穿刺布针。CT 扫描体表定位做标记，局部消毒铺无菌单。严格按照术前布针计划在 CT 透视下穿刺进针或步进式穿刺进针，根据肿瘤体积和几何形态将两根至数根电极针穿刺到肿瘤边缘处，针尖距离在 16~22mm 之间。电极针平行方可产生均匀的电场效应并获得最佳消融效果。电极针应当紧贴肿瘤或在瘤体边缘的组织内，不能超过瘤体或与瘤体之间隔有含气的肺泡间隔，否则将出现电阻抗增大无法进行有效的消融。由于电极针为 19G 细针，如果病灶较深穿刺过程中电极针容易移位，反复调针容易导致穿刺针道出血和气胸的发生。针尖裸露 15~20mm，电压在 1 600~1 800V，脉冲数为 70~90 个，根据消融后电流变化及时调整消融参数以达到彻底消融，瘤体较大者实行分段消融使消融区涵盖全部瘤体。脉冲发送必须在心电同步下进行，以保证正常心律不受干扰。消融结束后拔出电极针行 CT 全胸部扫描，观察有无气胸和出血，视情况给予对症治疗。

六、并发症

目前对于胸部肿瘤纳米刀消融治疗并发症的发生尚无大组病例的研究报告，肺肿瘤温度消融引起的气胸发生率在 35% 左右，合并慢阻肺的患者气胸的发生率更高一些。IRE 与温度消融（射频、微波、冷冻）相比，术后脓肿、血胸、空气栓塞以及支气管胸膜瘘的发生率要小得多。目前 IRE 治疗的难点在于至少需要 2 根或更多的电极针，电极针的放置需要特定的距离和几何构型才能够获得足够的肿瘤覆盖率，而且多针穿刺会增加肺部的损伤，在穿刺导致的气胸和出血方面纳米刀无明显优势。

七、疗效评价

IRE 术后的影像学评价与温度消融类似，建议术后 1 个月、3 个月、半年进行实验室和影像学检查。IRE 术后局部出现明显水肿，消融区域在治疗后的最初几周可以扩大，可能影响早期随访期间的精确测量。因此，应尽可能使用功能成像设备，如 ^{18}F-FDG PET/CT，以提高残余病变或肿瘤复发的早期检出率（图 6-2~ 图 6-4）。

肺部肿瘤的纳米刀消融治疗还需要临床进一步探索、评价，目前全球范围内对肺部肿瘤的纳米刀消融治疗病例有限，对纳米刀消融技术在含气脏器的有效性和特异性尚无结论，需要在今后的临床实践中探寻答案。

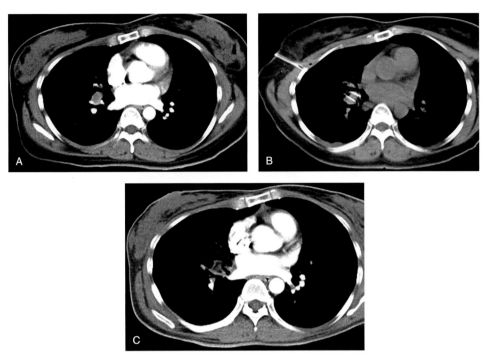

图 6-2　右侧肺门区肺癌

活检病理为原发性腺癌,EGFR(+)服用靶向药 TKI 7 个月后病灶进展,因病灶侵犯肺门血管故行纳米刀消融治疗。A. CT 增强图像示右肺门占位;B. CT 引导下首先将第 1 根电极针经皮穿刺达病灶边缘,然后将另 1 根电极针穿刺达距离病灶背侧血管 3mm 处。针尖裸露 15mm,针尖距离 12mm;C. 术后 3 个月复查 CT 增强扫描,显示病灶完全灭活达完全缓解(complete remission,CR),原病灶背侧血管完好无损伤。

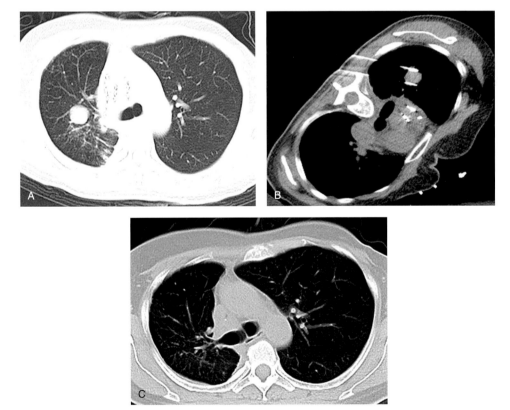

图 6-3　结肠癌患者肺及纵隔淋巴结转移

A. 经全身化疗和纵隔淋巴结放射性粒子治疗后纵隔病灶缩小,右肺转移病灶增大;B. 全麻成功后采取患侧在上体位,于 CT 引导下经背部双针穿刺达病灶边缘,针尖裸露 20mm,针尖距离 21mm;C. 术后 6 个月复查,右肺病灶消失达 CR。

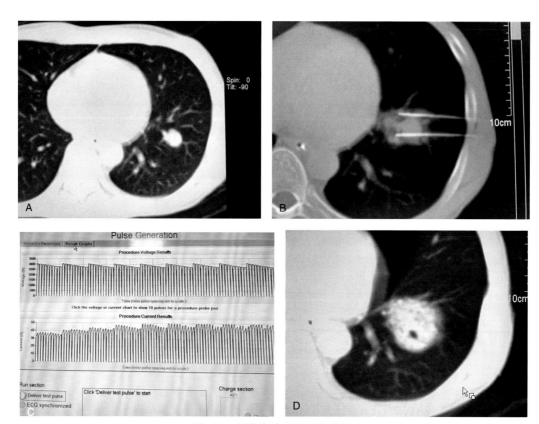

图 6-4 肝癌左肺下叶单发转移

A. CT 扫描显示病灶轮廓光滑清晰;B. 采用 2 根电极针于 CT 引导下经皮穿刺达病灶边缘部,针尖裸露 2cm,消融过程中 CT 扫描显示消融区肺组织密度增高涵盖全部病灶;C. 术中电压 3 000V,脉宽 90,每组 90 个脉冲,共 3 组总数 270 个,第 3 组脉冲释放后电流由 35A 上升到 50A,代表消融完全;D. 拔针后即刻 CT 扫描显示消融区完全涵盖病灶,病灶轮廓模糊;左侧胸腔中等量气胸,给予抽气治疗。

（张 欣　马洋洋　何晓锋　牛立志　肖越勇）

参考文献

1. BRAY F, FERLAY J, SOERJOMATARAM I, et al. Global Cancer Statistics 2018: GLOBOCAN Estimates of Incidence and Mortality Worldwide for 36 Cancers in 185 Countries. CA: A Cancer Journal for Clinicians, 2018, 68 (6): 394-424.

2. SUNG H, FERLAY J, SIEGEL RL, et al. Global Cancer Statistics 2020: GLOBOCAN Estimates of Incidence and Mortality Worldwide for 36 Cancers in 185 Countries. CA Cancer J Clin. 2021; 71 (3): 209-249.

3. 陈伟强, 李华, 孙克新, 等. 2014 年中国癌症发病率与死亡率报告. 中华肿瘤杂志, 2018, 40 (1): 5-13.

4. 郑荣寿, 孙可欣, 张思维, 等. 2015 年中国恶性肿瘤流行情况分析. 中华肿瘤杂志, 2019, 41 (1): 19-28.

5. 陈万青, 孙可欣, 郑荣寿, 等. 2014 年中国分地区恶性肿瘤发病和死亡分析. 中国肿瘤, 2018, 27 (1): 1-14.

6. CHEN W Q, ZHENG R S, BAADE PD, et al. Cancer Statistics in China, 2015. Cancer J Clin, 2016, 66 (2): 115-132.

7. WANG S W, WANG X X, ZHOU Q, et al. Stereotactic ablative radiotherapy versus lobectomy for stage Ⅰ non-small cell lung cancer: A systematic review. Thorac Cancer, 2018, 9 (3): 337-347.

8. SCOTT W J, HOWINGTON J, FEIGENBERG S, et al. Treatment of non-small cell lung cancer stage Ⅰ and stage Ⅱ. ACCP evidence based clinical practice guidelines. Chest, 2007, 132: 234-242.

9. 叶欣, 范卫君, 王徽, 等. 热消融治疗原发性和转移性肺部肿瘤专家共识 (2017 年版). 中国肺癌杂志, 2017, 20 (7): 433-445.

10. KUZMICHICHEV A, NISHIOKA K, ERDJUMENT-BROMAGE H, et al. Histonemethyltransferase activity associated with a human multiprotein complex containing the Enhancer of Zeste protein. Genes & Development, 2002, 16 (22): 2893-2905.

11. PEDERSEN J H, SAGHIR Z, WILLE M M W, et al. Ground-Glass opacity lung nodules in the era of lung cancer CT screening: radiology, pathology, and clinical management. Oncology, 2016, 30 (3): 266-274.

12. HERHST R S, HEYMACH J V, LIPPMAN S M. Lung cancer. N Engl J Med, 2008, 359 (13): 1367-1380.

13. 侯玉兵, 闫红. 肺癌发病与环境污染因素的关联性分析. 职业卫生与应急救援, 2017, 35 (1): 31-33.

14. CHEN H, GOLDBERG M S, VILLENEUVE P J. A systematic review of the relation between long-term exposure to ambient air pollution and chronic diseases. Rev Environ Health, 2008, 23 (4): 243-298.

15. OSCARSON M. Genetic polymorphisms in the cytochrome P450 2A6 (CYP2A6) gene: implications for interindividual differences in nicotine metabolism. Drug Metabolism and Disposition, 2001, 29 (2): 91-95.

16. TANG D L, PHILLIPS D H, STAMPFER M, et al. Association between carcinogen-DNA adducts in white blood cells and lung cancer risk in the Physicians' Health Study. Cancer Research, 2001, 61 (18): 6708-6712.

17. 朱文, 周清华. 肺癌病因学和遗传易感性研究进展. 中国肺癌杂志, 2005, 8 (5): 385-389.

18. TRAVIS W D, BRAMBILLA E, BURKE A P, et al. WHO Classification of tumours of the lung, pleura, thymus and heart. 4th edition. Lyon: International Agency for Research on Cancer, 2015: 9-96.

19. TRAVIS W D, BRAMBILLA E, NOGUCHI M, et al. International Association for the Study of Lung Cancer/American Thoracic Society/European Respiratory Society International Multidisciplinary Classification of Lung Adenocarcinoma. J Thorac Oncol, 2011, 6 (2): 244-285.

20. TRAVIS W D, BRAMBILLA E, NICHOLSON A G, et al. The 2015 World Health Organization classification of lung tumors: impact of genetic, clinical and radiologic advances since the 2004 classification. J Thorac Oncol, 2015, 10 (9): 1243-1260.

21. MAUS M, MACK P, ASTROW S, et al. Histology-related associations of ERCC1, RRM1, And TS biomarkers in patients with non-small-cell lung cancer: implications for therapy. J Thorac Oncol, 2013, 8 (5): 582-586.

22. 陶国枢. 精准医学开启 21 世纪个体化医疗的创新时代. 中华保健医学杂志, 2016, 18 (4): 265-267.

23. JONES S, ANAGNOSTOU V, LYTLE K, et al. Personalized genomic analyses for cancer mutation discovery and interpretation. Sci Transl Med, 2015, 7 (283): 253-283.

24. YAN T D, DERACO M, ELIAS D, et al. A novel tumor-node-metastasis (TNM) staging system of diffuse malignant peritoneal mesothelioma using outcome analysis of a multi-institutional database. Cancer, 2011, 117 (9): 1855-1863.

25. PANER G P, STADLER W M, HANSEL D E, et al. Updates in the Eighth Edition of the Tumor-Node-Metastasis Staging Classification for Urologic Cancers. European Urology, 2018, 73 (4): 560-569.

26. SCHOLTEN E T, DE JONG P A, JACOBS C, et al. Interscanvariation of sem-i automated volumetry of subsolid pulmonary nodules. Eur Radiol, 2015, 25 (4): 1040-1047.

27. 严金岗, 王善军, 张永奎. 胸膜凹陷征在磨玻璃密度结节诊断中的价值及病理基础. 实用放射学杂志, 2016, 32 (11): 1685-1687.

28. ZHAO Q, WANG J W, YANG L, et al. CT diagnosis of pleural and stromal invasion in malignant subpleural pure ground-glass nodules: an exploratory study. Eur Radiol, 2019, 29 (1): 279-286.

29. SCOTT W J, HOWINGTON J, FEIGENBERG S, et al. Treatment of non-small cell lung cancer stage Ⅰ and stage Ⅱ. ACCP evidence based clinical practice guidelines. Chest, 2007, 132 (Suppl 3): 234-242.

30. VOGL T J, NAGUIB N N, LEHNERT T, et al. Radiofrequency, microwave and laser ablation of pulmonary neoplasms: clinical studies and technical considerations-Review article. Eur J Radiol, 2011, 77 (2): 346-357.

31. 肖越勇, 田锦林. 氩氦刀肿瘤消融治疗技术. 北京: 人民军医出版社, 2010.

32. DE BAERE T, TSELIKAS L, CATENA V, et al. Percutaneous thermal ablation of primary lung cancer. Diagn Interv Imaging, 2016, 97 (10): 1019-1024.

33. 肖越勇. 努力提高影像导引下个体化肿瘤介入治疗效果. 介入放射学杂志, 2016, 25 (5): 371-373.

34. 魏颖恬, 肖越勇, 张肖, 等. CT 引导下经皮纳米刀消融治疗局部晚期胰腺癌相关并发症初步分析. 中华放射学杂志, 2018, 52 (7): 528-532.

35. MARTIN R C, PHILIPS P, ELLIS S, et al. Irreversible electroporation of unresectable soft tissue tumors with vascular

invasion: effective palliation. BMC Cancer, 2014, 14 (1): 540-549.

36. 魏颖恬, 肖越勇, 张肖等. CT 引导不可逆电穿孔消融术治疗局部晚期胰腺癌的有效性和安全性. 中华放射学杂志, 2016, 50 (10): 789-793.

37. DAVALOS R V, BHONSLE S, NEAL R E. Implications and considerations of thermal effects when applying irreversible electroporation tissue ablation therapy. Prostate, 2015, 75 (10): 1114-1118.

38. GARCIA P A, ROSSMEISL J H, NEAL R E, et al. A parametric study delineating irreversible electroporation from thermal damage based on a minimally invasive intracranial procedure. Biomed Eng Online, 2011 (10): 34.

第七章
肝脏肿瘤的纳米刀消融治疗

第一节 概　　述

原发性肝癌位居全身恶性肿瘤发病率的第 5 位,癌症相关死亡率的第 3 位,其中肝细胞癌(hepatocellular carcinoma,HCC)占原发性肝癌的 90%,HCC 患者的 5 年生存率低、预后差,目前预防和治疗手段均有待改进。肝癌的外科根治方法包括局部肝切除术和肝移植术,但由于肿瘤的部位、大小及数目,肝脏功能,发生转移和血管侵犯等因素制约了外科手术的实施。自 20 世纪 80 年代开始,局部肿瘤消融术已成为外科开放手术的一种重要替代方法,肝脏肿瘤最常用的消融技术是基于温度变化的物理消融术,包括热消融(thermal ablation)和冷消融(cryoablation),射频消融(radiofrequency ablation,RFA)和微波消融(microwave ablation,MWA),治疗肝脏肿瘤疗效确切,但对组织的破坏无选择性及存在热沉降效应等缺点仍不能完全适用于所有肝脏肿瘤。纳米刀作为常温物理消融技术对于脉管系统无损伤且无热沉降现象,可以解决这些难题,特别适合于靠近血管和胆道系统的肝脏肿瘤的消融治疗。

第二节　肝 脏 解 剖

一、大体解剖

肝脏是人体腹腔内最大器官,主要分为左叶和右叶,右叶的形态和位置相对较恒定,左叶则变化较大,尾状叶位于门静脉和肝静脉之间。肝脏上方与膈肌紧密相连的区域被称为裸区,对邻近裸区的病变实施纳米刀消融时,应当重点关注电脉冲对心脏节律的影响。肝脏存在三个裂,分别是肝圆韧带裂、叶间裂以及静脉韧带裂。肝圆韧带裂与镰状韧带游离缘相连,叶间裂常无法清晰地在导航设备上显示。肝门区主要包括肝动脉、门静脉和肝总管,其内亦含有淋巴结、神经、胆囊管与胆囊。肝门区病变的消融需要特别注意避免损伤这些脉管结构,物理消融产生的热损伤会导致胆管的狭窄和闭塞。

二、肝脏分叶及分段

肝内存在两个管道系统,一是包裹于结缔组织鞘内的门静脉、肝动脉和肝胆管组成的 Glisson 系统,另一个系统是位于叶间、段间的肝静脉所组成的肝静脉系统。肝脏有 3 个主裂(正中裂、左叶间裂、右叶间裂)、两个段间裂(右段间裂、左段间裂)和一个背裂。

目前多使用 Couinaud 分段,按照裂、血管和胆管的走行,将肝脏分为五叶八段(图 7-1),即左外叶、左内叶、右前叶、右后叶和尾状叶,左外叶、右前叶和右后叶又各分为上、下两段。肝的各段均有 Glisson 系统的一个分支供血,并引流胆汁,而位于各段之间的肝静脉则引流相邻肝段的回流静脉血。因此每一个段可视为肝的功能解剖单位,进行外科手术或介入治疗时应避免损伤相邻肝段的脉管系统。

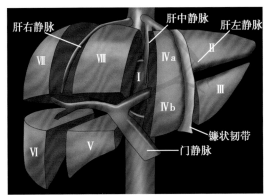

图 7-1 肝脏的分叶和分段
在临床上对于描述病变位置,确定治疗方案特别是肝的切除范围,
以及肝肿瘤的选择介入治疗等方面都有重要意义。

肝段的顺序是以下腔静脉为中心顺时针方向计数。肝静脉分为三支,将肝脏在水平方向上分为四部分,门静脉则在矢状位层面上将肝脏分为上下两部分。尾状叶即 I 段较为特殊,其相对独立,尾状叶静脉直接汇入下腔静脉。肝脏左叶分为三段,II 段位于后上,III 段位于前下。被称为左内叶的 IV 段也是较为特殊的一段,IV 段又被细分为头侧部的 IVa 段和尾侧部 IVb 段。肝脏右叶被分为四段,右前叶两段,右后叶两段。右前叶分为 V 段和 VIII 段,V 段为右前叶下段,VIII 段为右前叶上段。右后叶分为 VI 段和 VII 段,VI 段为右后叶下段,VII 段为右后叶上段。

II 段、VII 段和 VIII 段与膈肌关系密切,在穿刺时应当注意避免损伤膈肌导致气胸和肺的损伤。II 段病变在消融时尤其应当注意高压电脉冲对心电节律发生干扰导致的心律失常。VI 段与右肾及结肠右曲相邻,病变若累及右肾及结肠右曲,消融时亦要加以关注并调整参数设定,避免肾损伤和肠瘘的发生。

三、肝门结构

营养肝脏的血管主要是肝动脉和门静脉,肝细胞分泌的胆汁经胆管引流出肝。在肝脏的脏面 H 形的沟是门静脉、肝总管、肝动脉、神经及淋巴管出入肝脏的位置,称为第一肝门。肝有三支主肝静脉,即肝右、肝中和肝左静脉。此外还有多条肝小静脉汇合成较大的肝静脉分支。肝中静脉和肝左静脉先合并成一条静脉,最后这三条肝静脉在肝后上缘汇合进入下腔静脉,此为第二肝门。第三肝门是肝的背面肝短静脉汇入下腔静脉的位置,肝静脉的损伤将导致其引流区域肝功能的丧失(图 7-2,图 7-3)。

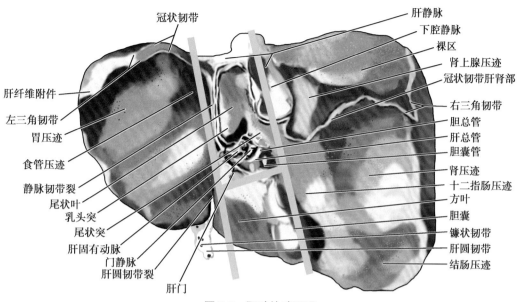

图 7-2 肝脏的脏面观

肝面有 H 形沟，其横沟即肝门。左纵沟较窄，其前半部有肝圆韧带，后半部有静脉韧带组成；横沟连接两纵沟，为第一肝门所在；右纵沟由胆囊窝和腔静脉窝组成，其后上端为肝静脉进入下腔静脉处，即第二肝门所在；其后下端为肝短静脉汇入下腔静脉处，此为第三肝门所在位置。

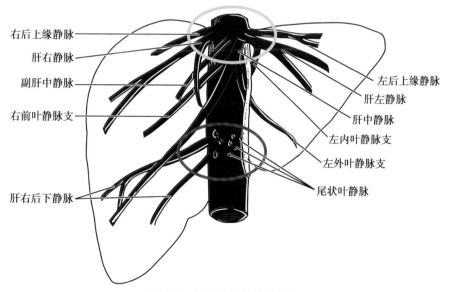

图 7-3 第二肝门与第三肝门

第二肝门：在腔静脉沟的上部，有肝左、中、右静脉出肝后即注入下腔静脉；
第三肝门：腔静脉沟下部，肝右后下静脉和尾状叶静脉出肝处。

第三节　肝脏肿瘤的临床、病理及影像学表现

原发于肝脏的肿瘤分为良性和恶性两大类。良性肝肿瘤主要有肝细胞腺瘤、肝脏局灶性结节增生（hFNH）、海绵状血管瘤、胆管微错构瘤及胆管腺瘤。恶性肝肿瘤主要有肝细胞癌、肝内胆管细

胞癌、肝脏血管肉瘤、原发性肝脏淋巴瘤、肝内胆管囊腺癌、肝母细胞瘤、其他肉瘤(纤维肉瘤、平滑肌肉瘤)。继发性肿瘤为来自身体其他部位原发性肿瘤导致的肝脏转移瘤。

一、肝脏良性肿瘤与肿瘤样病变

(一)肝细胞腺瘤

肝细胞腺瘤是一种罕见的由激素导致的良性肝肿瘤。通常病灶为单发,存在出血倾向。肝细胞腺瘤是口服避孕药的年轻女性中最常见的肝脏肿瘤。除此以外目前亦发现肝细胞腺瘤与以下因素相关:服用类固醇的青年男性,糖原贮积症Ⅰ型(von Gierke病)和Ⅲ型(Cori-Forbes病)。肝细胞腺瘤通常无症状,直到因肿瘤自发破裂而导致腹痛才发现并就诊。肝细胞腺瘤有以下四个亚型:炎症性肝细胞腺瘤、HNF-1α突变相关型肝细胞腺瘤、β-连环突变型肝细胞腺瘤、不典型肝细胞腺瘤。

肝细胞腺瘤的CT表现受以下因素影响:出血导致高密度影;脂肪组织导致的低密度影;肝细胞腺瘤是边缘清晰的等密度结节。CT增强时肝细胞腺瘤表现为动脉期相对均匀强化,门脉期和延迟期与正常肝组织强化相同。

MRI影像上肝细胞腺瘤典型表现为T_1加权高信号,也可表现为低信号或等信号,T_2加权表现为稍高信号。同/反相位因肝细胞腺瘤内同时存在的脂肪成分和水导致反相位低信号。MRI动态增强时,肝细胞腺瘤表现为动脉期早期增强,随后强化程度在1min内逐步接近等周围正常肝组织。在使用肝细胞特异性对比剂时,肝胆期表现为低信号而hFNH表现为等信号或高信号(图7-4)。

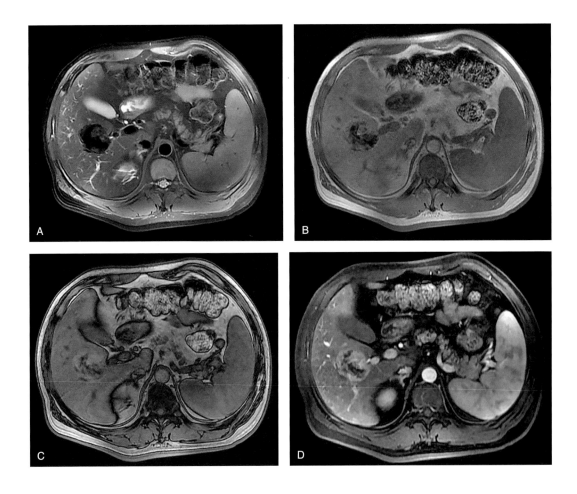

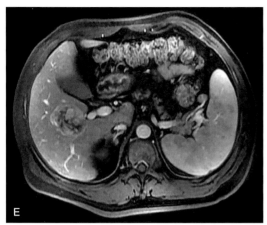
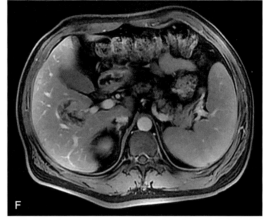

图 7-4 肝右叶前下段肝细胞腺瘤
A、B. 病灶呈短及稍长 T_1、短及稍长 T_2 混杂信号；C. T_1 反相位图像病灶信号略高；
D. 肝动脉期病灶呈中度至明显不均匀强化；E、F. 门脉期及延迟期持续轻度强化。

（二）肝脏局灶性结节增生

肝脏局灶性结节增生是肝细胞再生团块，为肝脏第二常见的良性肿瘤。肝脏局灶性结节增生最常见于中青年，女性多于男性。本病被认为由增生的正常肝细胞和畸形的胆道系统组成，肝脏局灶性结节增生的血供由肝动脉和肝静脉组成，不包含门静脉。肝脏局灶性结节增生被分为典型和非典型两种。在大体标本上，典型病变通常表现为边界清晰的肿块，其特征为明显的中央瘢痕，具有向周围辐射的纤维分隔，大的中央动脉通常具有轮辐样离心分支（无门静脉）。组织学上病变由异常的结节、不规则的血管和增生的胆管组成。非典型的肝脏局灶性结节增生是指病变缺乏中央瘢痕和中央动脉，或者结节结构异常及异常胆管增生，因此在肉眼检查和影像学检查上难以与其他病变鉴别。非典型特征还包括假包膜，病变不均匀（更常见于腺瘤），中央瘢痕和病灶内脂肪不强化。结节可增大或者自行消失，有时即使切除后也可出现新发结节。

由于肝脏局灶性结节增生通常采取保守治疗，准确的影像学诊断可以减少不必要的干预。在育龄期妇女中肝细胞腺瘤为主要鉴别诊断，但后者的活检可导致出血。值得注意的是高达 20% 的肝脏局灶性结节增生患者有多发病变，另外 23% 患者伴发血管瘤。

CT 检查通常包括平扫、动脉期（25~35s 延迟）、门脉期（延迟 60~70s）、延迟期（延迟 5~10min）。平扫病变表现为低或等密度，在大于 3cm 的病变中，60% 的病灶可见明显的低密度中央瘢痕。动脉期肝脏局灶性结节增生显示明显的强化，中央瘢痕仍表现为低密度，有时可见增大的中央动脉。门脉期病变表现为低或等密度。延迟期约 80% 的病例可见纤维化中央瘢痕强化（图 7-5）。

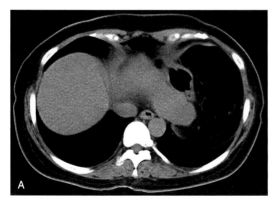
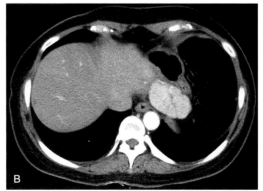

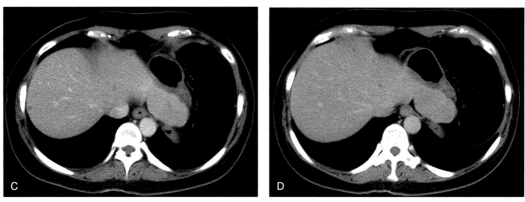

图 7-5 肝左叶外侧段凸向胃小弯的局灶性结节增生肿块

A. CT 平扫示病灶呈等或稍低密度,密度较均匀;B.增强扫描动脉期可见明显强化,中心可见条状无强化瘢痕影;
C、D.门脉期及延迟期强化程度与肝实质逐渐相近,中央瘢痕可见延迟强化。

MRI 检查时,病变在 T_1WI 表现为等或轻度低信号,中央瘢痕表现为低信号。在 T_2WI 表现为等或稍高信号,中央瘢痕呈高信号。增强时类似于 CT,动脉早期可见强化,中央纤维化瘢痕延迟期强化。病变于门脉期表现为等信号。使用肝脏特异性对比剂时,动脉早期增强,因存在正常的肝细胞和异常胆小管,导致病变强化持续至延迟期,正常肝组织强化程度减低,表现为轻度强化(图 7-6)。

在实际工作中,在肝硬化患者中发现富血供病变应当首先排除 HCC。典型 hFNH 通常没有假包膜,如果发现富血供肝脏肿块且存在假包膜,则首先考虑 HCC。出现假包膜的非典型 FNH 往往是较为少见的毛细血管扩张型 hFNH。行钆对比剂增强 MRI 检查后,若不能明确诊断,使用肝细胞特异性对比剂检查可进一步确认病变的肝细胞源性或中央瘢痕是否存在。

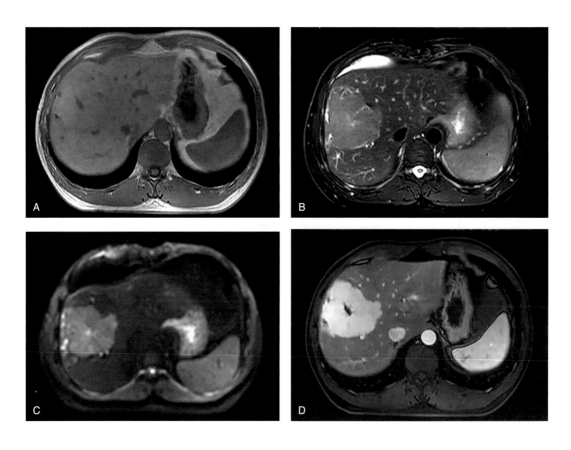

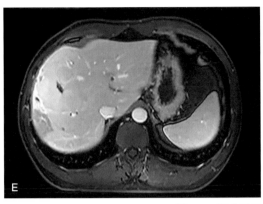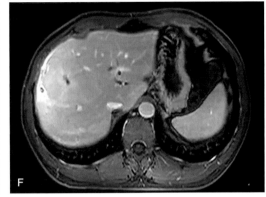

图 7-6　肝右叶局灶性结节增生肿块

A、B. 肿块呈等 T_1、稍长 T_2 信号为主；C. 肿块于 DWI 呈稍高信号；D. 增强扫描动脉期病灶呈明显强化，
病灶中心可见不规则无强化区；E、F. 门脉期及延迟期可见病灶呈持续性强化，强化程度近似于肝实质。

（三）海绵状血管瘤

海绵状血管瘤是肝脏静脉畸形引起的良性、非肿瘤性富血供病变，其血供主要来自肝动脉。大
部分海绵状血管瘤在 CT 图像上易于诊断，动态增强有典型特征。动脉期表现为不连续、点状的边
缘强化。较小的海绵状血管瘤可表现为均匀强化。门脉期强化逐渐向心填充。延迟期时强化进一
步填充，因此病变表现为相对于肝实质均匀或不均匀的增强（图 7-7）。

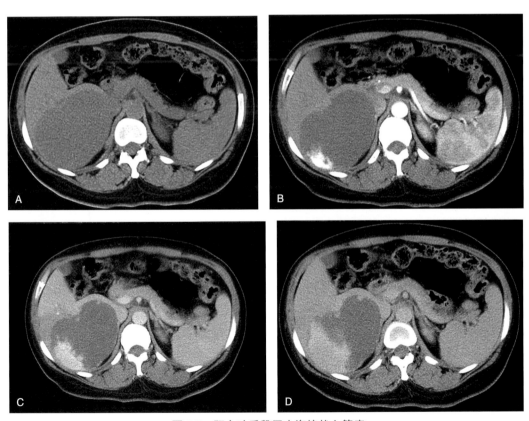

图 7-7　肝右叶后段巨大海绵状血管瘤

A. CT 平扫示肿块呈椭圆形低密度影，密度均匀；B. CT 增强肝动脉期可见肿块边缘呈结节样强化；
C、D. 门脉期及延迟期可见对比剂持续向肿块内填充强化。

磁共振 T_1WI 上表现为相对肝实质的低信号影，T_2WI 表现为相对肝实质的高信号影。磁共振

增强时,病变最常见的强化方式是由边缘向中心逐渐强化,直至延迟期强化完成。较大的海绵状血管瘤其中心往往可见不强化区域,较小的海绵状血管瘤有时可见均匀强化(图7-8)。

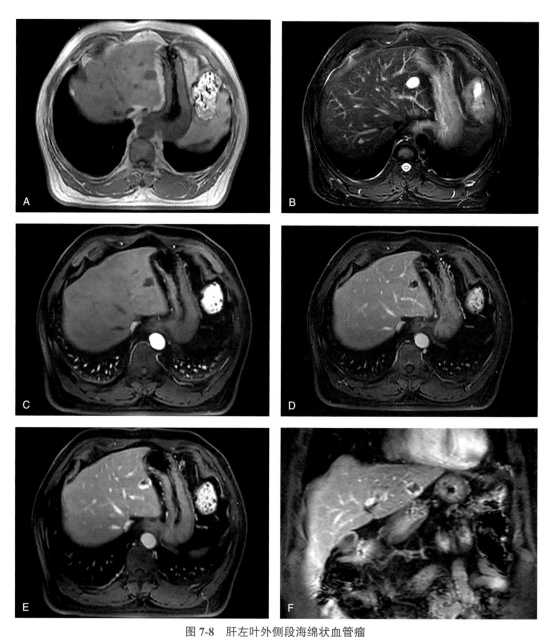

图7-8 肝左叶外侧段海绵状血管瘤
A、B. 病灶呈明显长 T_1、长 T_2 信号,边缘清楚;C. MRI增强肝动脉期可见病灶边缘呈结节样强化;
D~F. 门脉期及延迟期呈持续填充式强化,呈高信号。

二、原发性肝脏恶性肿瘤

(一)肝细胞癌

肝细胞癌(hepatocellular carcinoma,HCC)是最常见的肝脏恶性肿瘤,在亚洲尤其是我国慢性乙型肝炎感染后肝硬化是肝细胞癌的常见原因。在西方国家酒精是导致肝细胞肝癌的重要原因。

肝细胞癌的危险因素,包括乙型肝炎病毒(hepatitis B virus,HBV)感染、丙型肝炎病毒(hepatitis C virus,HCV)感染、酗酒、胆汁性肝硬化、食物毒素(例如黄曲霉毒素)、先天性胆管闭锁,先天性代谢异常(如血色病、α₁- 抗胰蛋白酶缺乏症、Ⅰ型糖原贮积症、肝豆状核变性、酪氨酸血症Ⅰ型)。

HCC 常见于中、老年人群(平均 65 岁),男性好发(75%),但也可发生在儿童,它是继肝母细胞瘤后第二常见的儿童原发性肝肿瘤。纤维板层癌是与肝硬化无关的 HCC 的一种类型,具有特殊的流行病学特征。HCC 主要症状包括肝区疼痛、消化道症状、恶性肿瘤的全身表现、伴癌综合征。体征包括肝大、脾大、黄疸、腹水等。甲胎蛋白(alpha fetal protein,AFP)是最具有诊断价值的肝癌标志物,单独应用诊断肝细胞肝癌价值不高,与影像学检查结合时具有重要价值。其他血清生化标志物亦具有重要价值,如异常凝血酶原和 AFP 异质体 AFP-L3。

肝细胞癌分为以下几种类型:①巨块型,直径 ≥ 10cm;②块状型,5cm ≤ 直径<10cm;③结节型,3cm ≤ 直径<5cm;④小癌型;⑤弥漫型,肿瘤呈弥漫型分布于全肝。影像学有时难以区分较小肝细胞癌与肝硬化不典型增生结节。肝细胞癌从肝动脉获得大部分血液供应,这是其特征性的影像学增强模式:早期动脉增强伴早期廓清。偶有肝细胞癌表现出与 hFNH 相似的中央瘢痕,但是没有瘢痕内小静脉的延迟期增强(如在 hFNH 中所见)。此外,延迟期图像上的边缘强化带被认为是肝细胞癌的特征性表现。

HCC 具有侵袭血管的倾向,癌栓最常见于门静脉、肝静脉、下腔静脉和右心房。随着患者肝硬化程度的进展,凝血因子的合成功能障碍亦可导致门静脉血栓形成,此需要与门静脉内瘤栓相鉴别。

CT 增强扫描通常在动脉晚期(30~35s)肿块明显增强然后迅速廓清。在门静脉期与正常肝组织相比病变模糊不清或呈低密度。此外通过增强可将门静脉癌栓与血栓区分开(图 7-9)。

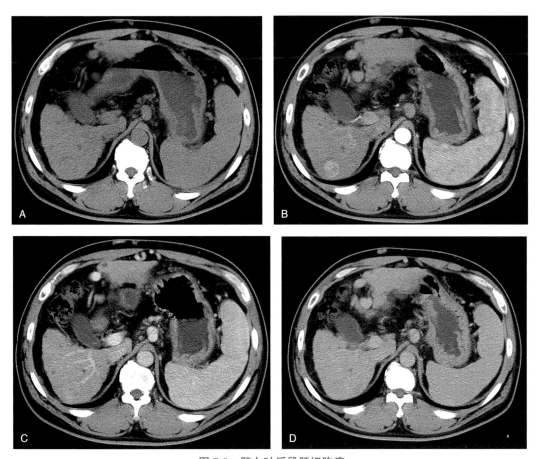

图 7-9　肝右叶后段肝细胞癌

A. CT 平扫示病灶呈类圆形稍低密度影;B. CT 增强肝动脉期可见病灶明显强化;
C. 门静脉期病灶强化程度减低;D. 延迟期可见强化程度低于肝实质。

　　MRI 诊断在患者合并肝硬化小肝癌时,需要区分再生结节(regenerative nodule)和不典型增生结节(degenerative nodule)。MRI 图像上 HCC 病变信号特点包括:T_1WI 上表现为相对周围肝组织的等信号或高信号,高信号可能是由于瘤内脂肪组织或周围肝脏信号强度减低导致;T_2WI 常表现为轻度高信号。T_1 增强时动脉期明显强化而后迅速廓清,其信号强度低于周围肝组织,因为肝细胞癌的血供应主要来自肝动脉而不是门静脉,边缘即假包膜可见持续强化。可使用肝脏影像报告及数据系统(LI-RADS)对病变进行分期评价。在使用肝脏特异性对比剂增强扫描时,类似于使用细胞外钆对比剂的评估,DWI 序列上肿瘤呈高信号(图 7-10)。

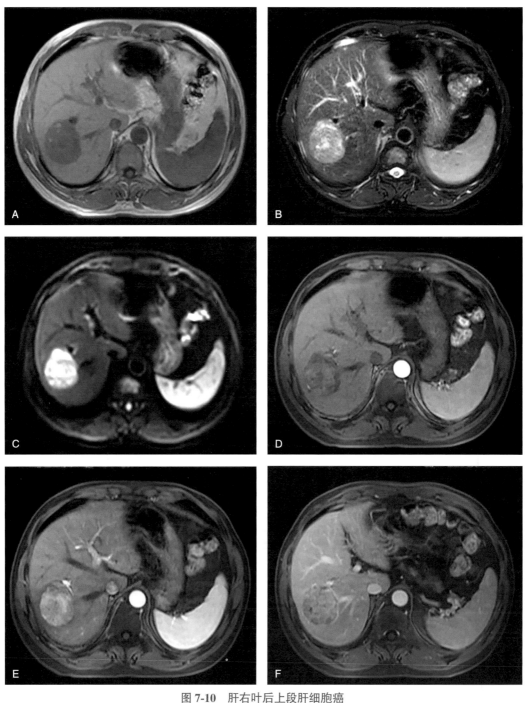

图 7-10　肝右叶后上段肝细胞癌

A、B. 肿块以长 T_1、长 T_2 信号为主,可见假包膜;C. DWI 病灶呈明显高信号;D. 增强扫描肝动脉期肿块呈
不均匀中度异常强化;E、F. 门脉期及延迟期可见病灶强化程度逐渐减退。

（二）肝内胆管细胞癌

胆管细胞癌是起源于胆管细胞的恶性肿瘤,预后差、发病率高。肝内胆管细胞癌占原发性肝癌的10%~20%,是肝脏发病率居第二位的原发性恶性肿瘤。胆管细胞癌发病率有显著的地区差异,东南亚发病率较高。多发于老年人,男性可能相对女性多发。胆管细胞癌的部分危险因素,包括原发性硬化性胆管炎、反复发作的化脓性胆管炎、肝内胆管或胆总管结石、亚洲肝吸虫(泰国肝吸虫、华支睾吸虫)、先天性肝内胆管扩张、胆总管囊肿、毒素(氧化钍胶体、二噁英、聚氯乙烯、重度酗酒)、病毒感染(HIV、乙型肝炎病毒、丙型肝炎病毒、EBV)。

典型病例表现为无痛性黄疸。组织学上将胆管细胞癌分为高、中、低分化腺癌。肝胆管结石患者的胆管标本中常见胆管上皮内瘤样病变,被认为是胆管细胞癌的癌前病变。它通常是具有扁平或微乳头状异常上皮发育的镜下改变,与原位癌同义。

CT检查平扫时病变通常是均匀低密度,增强扫描时随着病变中央逐渐强化可见外周不均匀增强,强化的速度和程度取决于中央部分纤维化的程度。肿块远端的胆管通常会扩张,虽然肝门静脉常受累变窄,但与HCC不同,胆管细胞癌极少形成癌栓。血管侵犯常常导致叶或节段性肝萎缩。MRI的表现与CT表现类似,增强检查时敏感度更高。DWI上的外周高信号靶征对于胆管细胞癌和肝细胞癌的鉴别有一定价值(图7-11)。

三、肝转移瘤

肝转移瘤的发病率是原发性肝肿瘤的18~40倍。超声、CT和MRI均可用于肝转移灶的检查,并可采用CT多期增强或MRI序列进行评估。原发性恶性肿瘤转移至肝脏的常见肿瘤有胃肠道肿瘤(通过门静脉循环)、乳腺癌、肺癌、泌尿生殖系统肿瘤、黑色素瘤和肉瘤等。肝转移瘤初期通常无症状,常在恶性肿瘤的治疗过程中发现。如果转移瘤导致肝脏负荷增大,则出现相关表现或症状包括肝脏代谢功能紊乱、腹水、低热等。

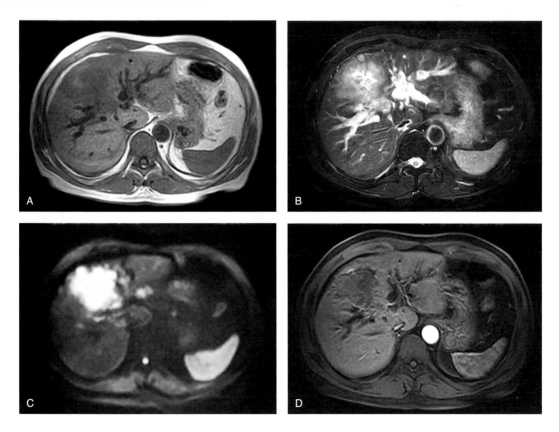

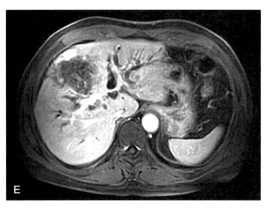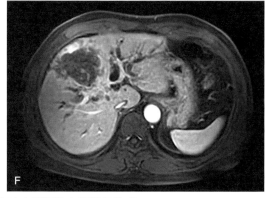

图 7-11 肝右叶上段与左内叶交界区肝内胆管细胞癌

A、B. 肿块以 T_1 低信号、T_2 稍高信号为主,边缘欠清楚;C. DWI 示病灶呈高信号;D. 增强肝动脉期可见肿块局部边缘呈轻中度强化;E、F.门脉期及延迟期可见局部病灶呈持续强化,内可见大片无强化区。

肝转移瘤一般在 CT 平扫上呈低密度,在对比增强后强化程度低于周围正常肝脏(图 7-12)。如果伴有肝脂肪变性,病变可能表现为等或甚至轻度增强。肝转移灶在 MRI 上的表现亦多变,T_1WI 可见稍低信号。T_2WI 为轻至中度高信号。MRI 增强范围可能局限于病变或病变周围(在 T_1WI 明确的病灶范围之外)。小病灶(直径<1.5cm)趋于均匀增强,较大的病变(直径>1.5cm)倾向于表现出一过性的边缘增强。

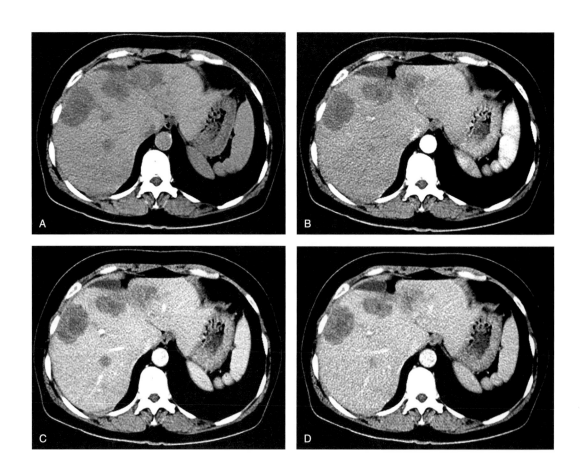

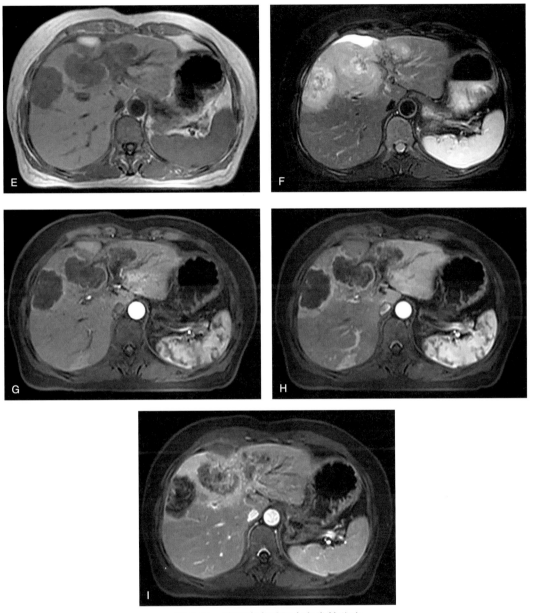

图 7-12 结肠癌术后肝内多发转移瘤

A. CT 平扫示肝内多发结节样、团块状低密度影；B~D. CT 增强扫描各期可见病灶呈轻度环状强化；E、F. MRI 平扫示病灶呈长 T_1、稍长 T_2 信号；G. MRI 增强动脉期可见病灶边缘呈中度环状强化；H、I. 门脉期及延迟期廓清并持续充填强化。

第四节 肝肿瘤的治疗

一、手术治疗

对于良性病变如肝脏局灶性结节增生、血管瘤，除非因肿瘤导致明显症状，一般不考虑手术治疗。对于肝细胞腺瘤患者如有口服避孕药史，应停止口服避孕药，为了避免肿瘤破裂出血可选择手术治疗。

对于病灶较小的肝脏恶性肿瘤可行外科切除，肝脏再生能力强，患者最大可以耐受 2/3 的肝脏切除。一般认为蔡尔德 - 皮尤改良评分（Child-Turcotte Pugh score）A 级、吲哚菁绿 15min 滞留率（ICG-R15）<20%~30% 是实施手术切除的必要条件。

肝移植是肝癌根治性治疗的手段之一，尤其适用于有失代偿肝硬化背景、不适合切除的小肝癌患者。国际上主要采用米兰（Milan）标准、美国加州大学旧金山分校（UCSF）标准等来明确适应证。

二、外照射放疗

外照射放疗是肝癌的治疗手段之一。适用于肿瘤侵犯血管导致肝动脉 - 门静脉短路以及门脉癌栓的治疗。近几年的精准放疗如射波刀（cyber knife）越来越多地用于肝癌的治疗。外照射放疗也可用于等待肝移植前的治疗。对肝外转移的患者，外放疗可减轻疼痛、梗阻或出血等症状，使肿瘤发展减缓，从而延长生存时间。

三、经导管肝动脉栓塞治疗

经导管肝动脉化疗栓塞治疗（transcatheter arterial chemoembolization，TACE）是一项常用的介入治疗技术。特别适合肝内多发富血供肝癌的治疗。TACE 既实现了肿瘤的化疗药物局部给药，又实现了阻断肿瘤毛细血管前动脉分支使肿瘤缺血，最终发生肿瘤组织坏死。

四、基于温度的物理消融治疗

通过温度的极端变化实施的物理消融（physical ablation）治疗已经广泛用于肝癌的局部治疗。直径<3cm 的 HCC 可以达到根治性消融，温度消融也适用于单个肿瘤直径≤5cm 或肿瘤结节不超过 5 个、最大肿瘤直径≤3cm、无血管胆管和邻近器官侵犯以及远处转移的病灶。消融是无手术指征和无法实施肝移植的早期肝癌患者的最佳和最常用的手段。根据消融温度又分为热消融和冷消融，常用的热消融方法有射频消融、微波消融和激光消融等，消融组织坏死特点为凝固性坏死，温度消融也用于肝脏其他恶性肿瘤的治疗。热消融操作方便、疗效高、不易出血，其缺点是术中疼痛剧烈，影像监测下消融区可视性较差，常无法判断消融区域准确边界，有损伤邻近重要结构可能。冷冻消融在影像导引下冰球边界显示清晰、术中患者无疼痛，但在肝硬化合并血小板减少的患者中，冷冻消融因消耗血小板易导致穿刺部位出血。

五、放射性粒子植入

放射性粒子植入瘤体内通过持续低剂量辐射杀伤肿瘤细胞，临床主要采用 [125]I 粒子肿瘤组织间植入治疗，放射性粒子产生的射线能量虽不大，但通过持续不间断地照射导致 DNA 链断裂，经过足够剂量和半衰期可使肿瘤细胞失去增殖能力。近年来介入医师开发的粒子条和粒子支架已分别用于门静脉癌栓和胆管细胞癌的治疗，取得了较好的疗效。

六、分子靶向治疗

目前小分子多靶点药物已经用于晚期肝癌的全身治疗，通过双重、多靶点抑制发挥作用：通过抑制血管内皮生长因子受体（VEGFR）和血小板源性生长因子受体（PDGFR）阻断肿瘤血管生成；通过阻断 Raf/MEK/ERK 信号转导通路抑制肿瘤细胞增殖。近年来的多项临床试验表明联合放疗、联合肝动脉化疗栓塞（TACE）能够更有效治疗晚期原发性肝癌。

七、免疫治疗

近年来，肿瘤免疫治疗呈现出突飞猛进的发展势态，2017 年 9 月 23 日美国食品药品监督管理局(FDA)批准 Nivolumab 用于接受过索拉非尼治疗后的肝细胞癌(HCC)患者,标志着肝癌治疗正式进入免疫时代。免疫治疗的联合疗法已经成为研究的最新主题,如联合其他免疫检查点抑制剂(如抗 CTLA-4 抗体),或靶向药物,或局部切除,或消融及 TACE 等局部治疗。

八、纳米刀在肝肿瘤治疗中的应用

纳米刀消融基于高电压脉冲(1 000~1 500V/cm)使细胞膜产生不可逆的纳米级微孔来诱导细胞死亡,而胶原纤维和其他结缔组织成分在纳米刀消融中不会受明显影响,因此肿瘤细胞被选择性地消融灭活,其周围的富含胶原纤维和其他结缔组织成分的结构则保存下来,如血管、胆管、肠管等管状结构。纳米刀特别适合于肝门部、胆囊区、邻近肠管和膈肌等特殊部位肿瘤的消融。需要注意的是高压脉冲可以导致患者发生心律失常和肌肉震颤,这就要求在全麻下应用心电同步技术进行手术,但即使应用心电同步,对于与心脏距离较近的肿瘤在消融时仍需谨慎。患者行纳米刀消融首先应当满足全麻适应证,尤其需要考虑患者在使用肌肉松弛药后对呼吸的抑制作用。因此与热消融相比,纳米刀消融成败的关键在于把握好适应证。

(一) 适应证

1. 纳米刀在肝脏的应用主要针对位于第一肝门区域、第二肝门区域、尾状叶区、胆囊区域、临近膈肌和肠管的肝脏边缘区域的肿瘤,以及肿瘤内或周围有重要血管、胆管、胆囊和肠管而不适合使用温度消融的恶性肿瘤性病变。

2. 肝内门静脉癌栓。

3. 患者既往接受过肝胆外科手术治疗,肝内残留 2 条肝静脉的应考虑纳米刀消融。

(二) 禁忌证

1. 病变为弥漫性。

2. 室性心律失常。

3. 凝血功能障碍或血小板功能低下。

4. 无法进行全麻或术后可能无法拔管的患者。

5. 脏器功能不全或衰竭。

6. 肿瘤体积大并累及肝外器官。

(三) 并发症及处理

1. **疼痛**　持续时间多在术后 1 周内,严重疼痛需给予镇痛、镇静治疗。

2. **心律失常**　应用心电同步后可大大减小发生率。

3. **气胸**　为穿刺针经过胸腔引起,中等量或大量气胸时可行胸腔闭式引流。

4. **血肿或活动性出血**　由穿刺引起,一般不需处理,活动性出血需静脉注射凝血酶必要时血管栓塞。

5. **狭窄、闭塞及胆汁瘤形成**　原因是消融针离胆道系统或血管过近,消融针应当与脉管保留至少 2mm 的距离。

6. **肝脓肿**　组织液化坏死感染所致,应及时引流并应用适合有效的抗生素治疗。

7. **胆囊及肠管损伤**　一是本病累及胆囊或侵及肠管,术前应仔细筛查;二是穿刺过程中消融针穿过肠管,术后应预防性应用抗生素。

(四) 纳米刀在特殊部位肝肿瘤的应用

目前纳米刀主要用于原发性肝癌以及其他肿瘤的肝转移。消融需考虑布针的位置、数量。在布针时需要与重要结构保持一定距离。常用三种布针方法:手术开腹后直视下布针,腹腔镜引导下布针和影像学引导下经皮穿刺布针。CT 或 B 超引导下经皮穿刺布针既可以由手术医师直接穿刺,也可使用导航设备引导穿刺。目前尚无证据表明何种引导方式或导航手段优于其他方式,但是 CT 引导可以精确地显示针尖的位置,图像重建可以同时显示全部电极针的距离和平行情况,对消融参数的选择帮助很大。在手术中采用哪一种引导方法,应由肿瘤的位置、可使用的设备、术者的熟练程度决定。患者在纳米刀消融术中当全麻肌松不完全时,治疗过程中肌肉的收缩会导致已经穿刺到位的消融针发生移位。

纳米刀消融较热消融相对安全,纳米刀在对较大肿瘤消融或消融区内及周围有关键结构时,并发症的发生率并未明显增加。纳米刀电脉冲可以引起血管痉挛,常见的并发症主要为穿刺血管导致的血肿或活动性出血。

1. 第一肝门区肿瘤的纳米刀消融治疗　第一肝门区最好发的肿瘤为胆管细胞癌。常发生在三支胆管的汇合处,累及双侧肝总管和胆总管。早期无症状,临床上常以阻塞性黄疸为首发表现,表现为巩膜黄染,肿瘤长大形成肝门部不规则肿块,导致双侧肝总管阻塞扩张,肿瘤呈浸润性生长,手术无法彻底切除,即使勉强手术胆管也无法重建,故临床常采取保守治疗方法。纳米刀消融技术因不对肝门部动脉、门静脉和胆管造成严重损伤,可以用于此肿瘤的消融治疗。消融术前需要经皮穿刺置管胆道引流,如果双侧胆管完全被阻塞,应当分别行左侧和右侧肝内胆管穿刺置管引流,引流成功血胆红素降到临近正常范围即可实施纳米刀消融治疗。

第一肝门处肿瘤的纳米刀消融治疗可以在 CT 或超声引导下进行,术前应当做 CT 或 MRI 检查,详细显示肿瘤位置、大小、形态以及与肝门部脉管结构的关系,根据以上信息设计消融治疗方案,其中最为重要的是选择电极针的数量、穿刺点和路径,以及消融区的几何形态。肝脏组织较为均匀一般采用针尖裸露 20mm,但是由于肝门部结构含有脉管其均匀度相对略差,可以采用 15mm 裸露端。电极针在 CT 或超声引导下以针尖距离 2cm 的间隔平行穿刺到肿瘤边缘部,由于受到肋骨走向的影响,难以保证 2 根以上电极针全部平行排列,因此我们常常采用成对电极针在不同的方位置入肝内,达到电极针的两两平行。消融参数的设置:电压 1 500V/cm、脉冲 90、脉宽 70μs。根据消融后电流变化做灵活调整(图 7-13~ 图 7-17)。

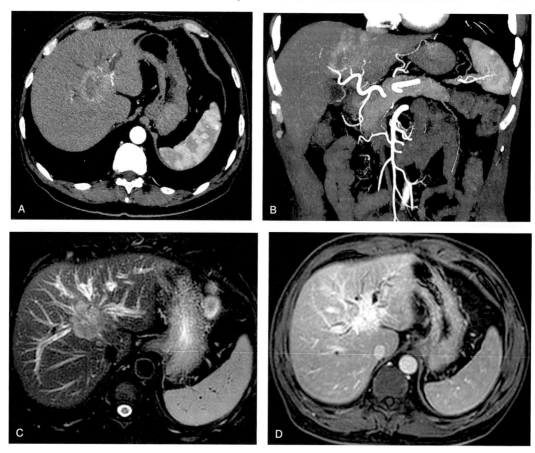

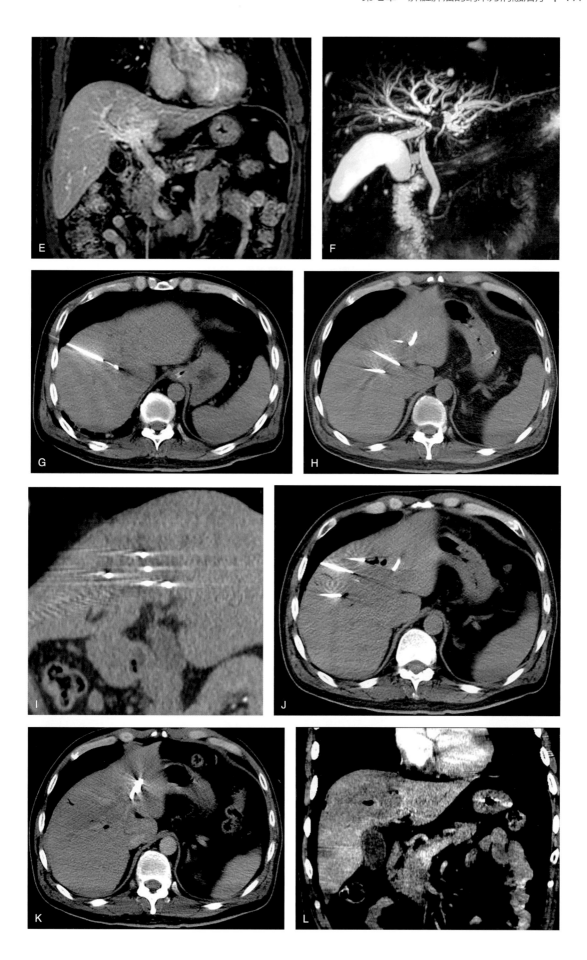

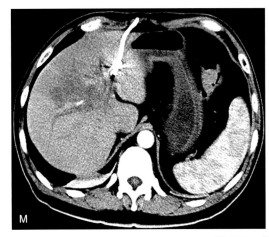
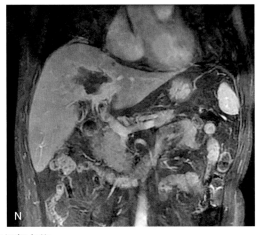

图 7-13 肝门部占位

A. CT 增强扫描显示肝门部不规则肿块,动脉期呈不均匀强化,肝内胆管扩张,肝门部胆管和肝动脉受累;B. CT 冠状位重建显示肿瘤强化不均匀,肿瘤向头侧生长达膈肌下方,肝动脉肝内分支受累;C. MRI T$_2$WI 显示病灶呈长 T$_2$ 高信号,受累胆管在肝门汇合处变窄;D、E. MRI T$_1$WI 增强扫描轴位及冠状位显示肿瘤明显强化;F. MRCP 显示胆管阻塞情况;G. CT 引导下经皮穿刺活检同步纳米刀消融治疗,病理为胆管腺癌;H. CT 引导下经皮穿刺纳米刀消融,5 根电极针由右前方入路向头侧进针达病灶边缘;I. CT 冠状位重建显示 5 根电极针行走方位;J. 针尖裸露 15mm,采取后退式分段消融,CT 监测扫描显示消融后组织密度减低,其内可见少许气体密度影;K、L. 消融完成拔针后即可 CT 扫描,轴位及冠状位重建显示消融区密度减低,周围结构未见损伤改变;M. 消融后 1 周复查 CT 增强扫描显示病灶与术前比较无强化;N. 纳米刀消融术后 1 个月 MRI 冠状位增强显示病灶与术前比较呈无强化区。

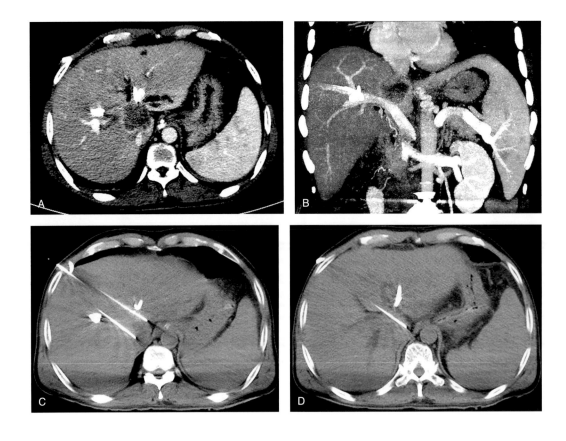

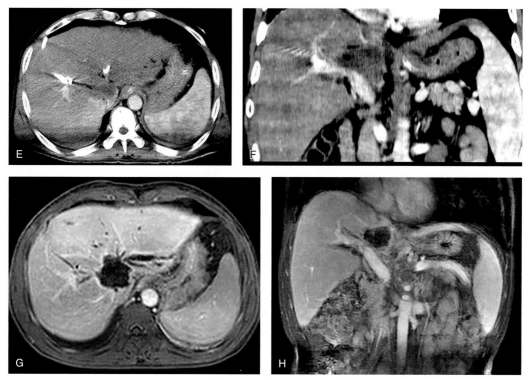

图 7-14　肝门部胆管癌

A. 术前 CT 增强扫描显示肝门部直径约 4cm 大小肿块,边缘强化,双侧肝总管阻塞行经皮穿刺置管引流术后改变; B. 术前增强 CT 冠状位重建图像显示肝门部肿块下缘临近门静脉主干,上缘临近下腔静脉入右心房处;C、D. CT 引导下纳米刀消融术,3 根电极针经皮平行穿刺经病灶边缘使针尖达病灶前沿,电极针空间排列呈等腰三角形,下部层面电极针达肝尾状叶;E、F. 消融结束拔针后即刻 CT 增强扫描消融区域涵盖全部肿瘤,病灶呈无强化的低密度区其内可见散在气体密度影,冠状位重建图像显示门静脉及下腔静脉结构无损伤;G、H. 术后 1 个月 MRI 增强 T₁WI 轴位和冠状位扫描显示消融区边界清晰,病灶呈低信号无强化,冠状位扫描显示门静脉主干及消融区上方肝右静脉无损伤。

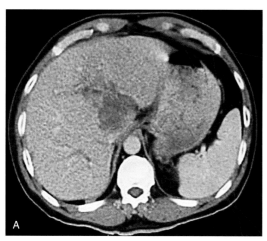
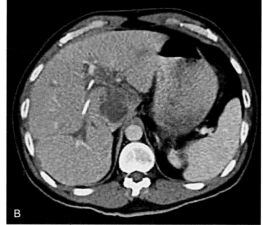

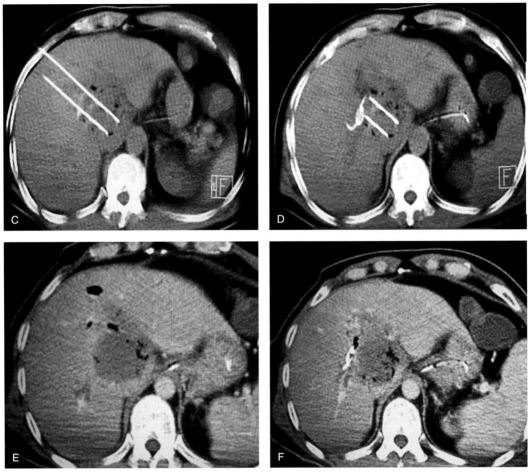

图 7-15　肝门部胆管癌（双侧肝总管阻塞行经皮穿刺双侧胆管引流术后）

A、B. CT 增强扫描，肝门部 4cm 大小不规则低密度肿块，边界不清楚；C、D. CT 引导下采用 2 根电极针经皮穿刺沿病灶边缘针尖达病灶深部，针尖裸露 2cm，分 2 段退针消融治疗；E、F. 消融结束拔出电极针行 CT 增强扫描显示消融区呈低密度、无强化，消融区内及周边部可见电离的散在低密度气体影。

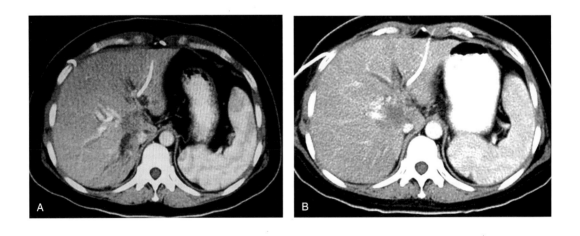

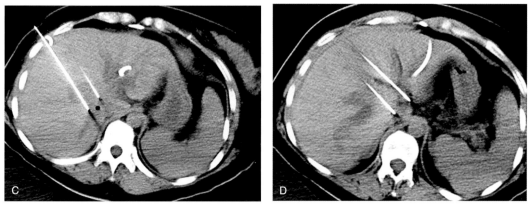

图 7-16　肝门部胆管细胞癌合并双侧肝总管阻塞

A、B. 行 PTCD 术后 CT 增强扫描显示肝门部不规则低密度肿块，边界不清楚；C、D. 于 CT 引导下采用 2 根电极针经皮穿刺分别对病灶进行分部重叠消融，术后肿瘤标志物显著降低。

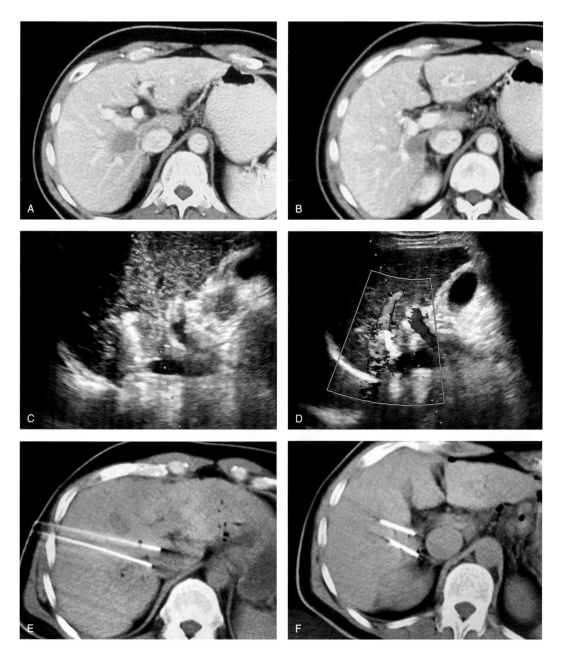

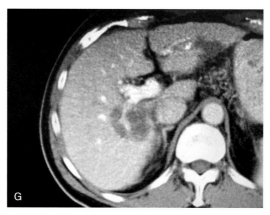

图 7-17 肝细胞癌

A、B. CT 增强扫描静脉期显示病灶包绕门静脉右支临近门静脉主干和下腔静脉;C~F. 彩超联合 CT 引导下病灶行纳米刀消融治疗,针尖分别抵达门静脉和下腔静脉边缘,接触但无穿过血管结构;G. 消融术后 1 周 CT 增强扫描静脉期显示病灶完全坏死,消融区涵盖门静脉右支但无损伤。

2. 第二肝门区肿瘤的纳米刀消融治疗 肝静脉主要有 3 支组成,亦有变异。肝右静脉常为 1 支,位于右前、右后叶之间,引流右后叶大部和右前叶上段的静脉血。肝中静脉位于肝正中裂内,主要引流左内叶和右前叶的静脉血,肝左静脉大部位于左外叶,并引流此叶。肝右和肝中静脉常为主干型,引流区域大,如果严重的损伤或闭塞则使肝功能严重损失,而肝左静脉则常为分散型,引流区域小,损伤后对肝功能影响不大。因此,在对第二肝门区肿瘤的消融时,应当避免肝右和肝中静脉损伤,以保证足够的肝功能储备。常规温度消融时,如果消融功率低,由于血池效应的影响常常导致肿瘤细胞残留,而大功率的消融则存在肝静脉损伤的可能,故温度消融无论是热消融还是冷消融对第二肝门区病灶的治疗都非常困难。纳米刀消融治疗采用高压电脉冲破坏肿瘤的细胞膜,使瘤细胞凋亡,由于消融区无温度的变化,故无血池效应带来的肿瘤细胞残存的现象。高压电脉冲对肝静脉和下腔静脉管壁无破坏,但是对血管内膜的上皮细胞同样有穿孔作用,导致在消融后 1 个月内血管内皮不光滑,此段时间需要抗凝治疗预防血栓形成,直至新的内皮化完成。纳米刀消融穿刺布针是关键,由于第二肝门位置较高,穿刺需要注意由足侧向头侧倾斜以避免电极针经过胸腔。电极针数目的选择按照病灶大小确定,可以采取 2 根以上电极针消融,消融区要完全涵盖全部病灶。第二肝门处由于血管结构的存在局部组织相对不均匀,受此影响纳米刀消融时局部的电场亦不均匀,为了克服此种现象,针尖裸露不宜超过 2cm,邻近血管壁处可以适当缩短为 15mm。消融参数的应用可以根据消融后电流上升的情况灵活调整(图 7-18)。

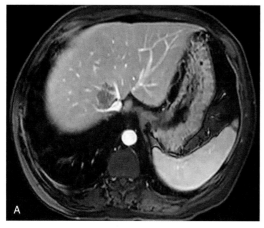
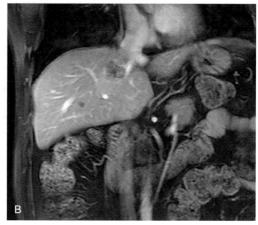

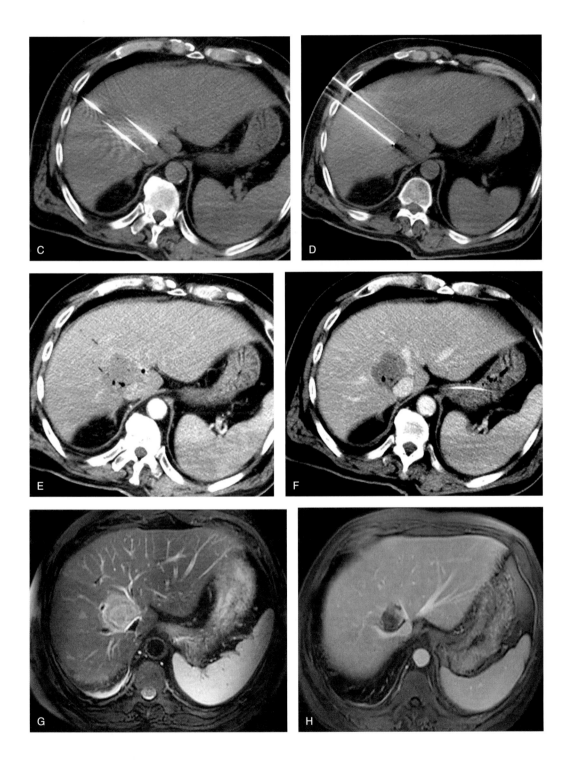

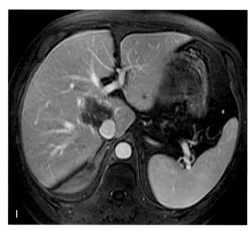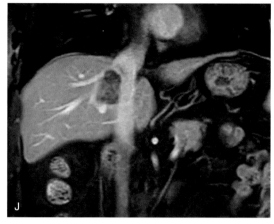

图 7-18　结肠癌术后肝转移

A、B. MRI T_1WI 增强扫描显示病灶位于肝中与肝右静脉之间,紧贴 2 只肝静脉和下腔静脉管壁,温度消融无法实施;C、D. CT 引导下将 3 根电极针呈等腰三角形平行排列达病灶边缘处,针尖裸露 15mm,采取后退式分两段消融;E、F. 消融完成后拔出电极针行增强 CT 扫描,见消融区呈低密度完全涵盖全部病灶,其内可见散在低密度气体影,下腔静脉及肝静脉未见损伤改变;G. 术后 1 周 MRI 复查图像,T_2WI 显示消融区呈略高信号,边缘有环状信号影,临近下腔静脉和肝静脉流空信号正常;H. MRI 增强 T_1WI,病灶呈无强化的低信号的改变,肝中、肝右静脉和下腔静脉轮廓清楚、管壁光滑;I. 较低层面显示病灶周边环状强化,为术后反应;J. 冠状位 T_1WI 显示消融区呈无强化的低信号区紧贴肝静脉和下腔静脉,管壁正常。

3. 邻近胆囊区肿瘤纳米刀消融治疗　胆囊的内侧壁紧贴肝脏第 V 段,与局部肝被膜之间无间隙,门静脉主干于胆囊颈部内侧走行并由此发出门静脉右后支进入肝脏,此部位的肿瘤常常靠近胆囊内侧壁和门静脉右后支。对于发生在此部位的肿瘤,温度消融难以实施,特别是热消融产生的热辐射容易损伤胆囊壁导致胆囊壁水肿甚至穿孔。肿瘤靠近门静脉右后支开口处由于热沉降的作用常常导致肿瘤消融不彻底,而门静脉右后支远侧由于管腔较细容易受到损伤。纳米刀消融可以彻底消融此部位的肿瘤,而不损伤胆囊和门静脉右后支,亦不受血池效应的影响。此部位电极针应当采取头足方向平行排列,小于3cm 的病灶采用 2 根电极针即可,电极针于病灶的头足侧边缘穿过并跨过门静脉右后支。纳米刀消融需要注意消融过程中电流的上升、不可采用过大的能量,否则会出现热效应导致局部结构的损伤,少量的热效应在术后 3 个月复查的时候会显现出来,表现为无强化的瘢痕影(图 7-19)。

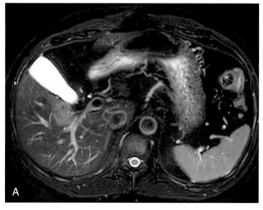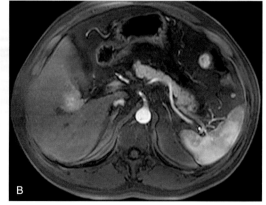

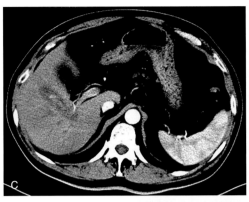
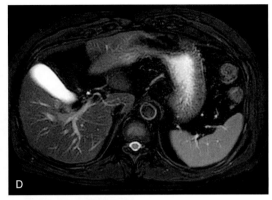
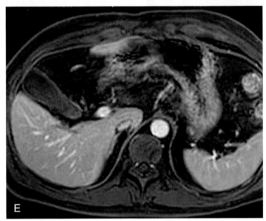

图 7-19　肝细胞癌

A. 术前磁共振 T_2WI 显示病灶贴近胆囊内侧壁和门静脉右后支;B. 术前增强磁共振 T_1WI 动脉期扫描显示肿瘤强化明显,可见肝动脉供血;C. CT 引导下采用 2 根电极针头足平行排列跨病灶及门静脉右后支消融,针尖裸露 2cm,行后退分段消融,术后 1 周增强 CT 复查显示消融区呈无强化低密度影,肝动脉分支通畅;D. 消融术后 3 个月 MRI 复查 T_2WI 显示病灶较术前显著缩小,胆囊壁光滑,门静脉右后支通畅;E. 消融术后半年 MRI 复查 T_1WI 增强扫描显示病灶消失,消融区局部可见条状低信号影,系热效应遗留下痕迹。

4. 邻近结肠的病灶纳米刀消融治疗　结肠在腹腔的右侧贴近肝脏的脏面,特别当胆囊切除术后,结肠肠管会进入胆囊窝并靠近右前叶。肝脏 V 段发生肿瘤时可与结肠壁贴近。临床实践中,此部位肿瘤的热消融由于热辐射的作用常常导致结肠的损伤。这种损伤消融过程中不易观察到,一般在消融术后 1 周会发生局部结肠管壁的穿孔,引起腹膜炎,需要开腹进行结肠修补术。为了避免此类并发症的发生,该部位肿瘤的热消融需要开腹或在腹腔镜下分离结肠后进行消融。而影像学引导的经皮穿刺消融采用纳米刀消融技术则可以避免结肠的损伤,因为高压电脉冲无热损伤,适合的 IRE 消融参数对肠管不造成严重损伤。此处肿瘤往往靠近肝脏边缘,在横轴方位上甚至与结肠壁相贴,特别是胆囊切除术后患者结肠陷入胆囊窝内紧贴肝脏右前叶。术前消融计划设定时首先确定电极针的穿刺路径,一般采取头足侧平行排列而不是水平方位的前后或内外方向排列。电极针在相邻的 2 个肋间隙穿刺通过肝脏到达肿瘤深面边缘(图 7-20),针尖裸露 2cm。可以采取退针重叠消融以扩大消融范围涵盖全部肿瘤及其边缘 3~5mm 区域。

5. 邻近膈肌肿瘤的纳米刀消融治疗　经皮穿刺消融治疗对肝癌生长在邻近膈肌的位置特别突出于肝脏轮廓将膈肌顶起的病灶存在困难。主要原因是温度消融容易损伤膈肌导致局部膈肌穿孔和破损,局部膈肌损伤处肌纤维萎缩使穿孔扩大,严重者形成膈疝,肝脏或结肠经破损的膈肌处进入胸腔,影响呼吸功能。为了避免发生消融引起的膈肌损伤,消融前采取人工气腹或腹腔内注入液

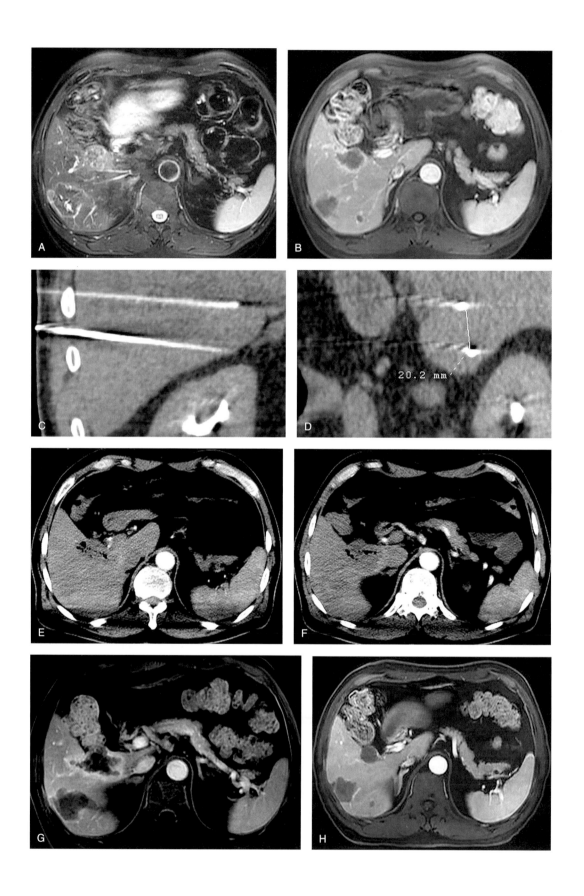

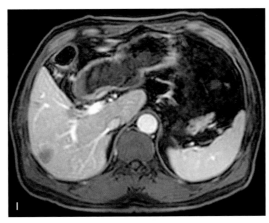

图 7-20　直肠癌术后肝转移

A. 肝脏右前叶病灶于 MRI T₂WI 显示略高信号的结节突向与肝脏轮廓之外,并贴近结肠肝曲。B. MRI 增强 T₁WI 扫描显示病灶边缘呈环状强化,距离结肠壁约 2mm。C、D. CT 引导下采用 2 根电极针经过不同肋间穿刺达病灶边缘,电极针为头足侧平行排列,针尖距离 20.2mm,针尖裸露 2cm。E、F. 消融后拔出电极针行 CT 增强扫描显示消融区呈低密度改变,其内可见散在气体影。临近组织结构未见损伤改变。G. 术后 1 周 MRI 增强扫描 T₁WI 像显示消融区呈低信号改变,其边缘可见环状强化,系纳米刀消融术后短期内组织反应的特有改变。结肠肝曲肠管贴近消融处,肠管未见异常。H. 纳米刀消融术后 3 个月 MRI 增强 T₁WI 扫描显示消融病灶体积缩小,边缘反应性强化消失,局部结肠未见损伤。I. 术后半年 MRI 复查,T₁WI 像显示消融后病灶进一步萎缩,仅残留 5mm 大范围低信号区,门静脉右后支显示清楚,管腔通畅。

体希望将膈肌与肿瘤分离。但是由于肿瘤与膈肌粘连局部分离较为困难或分离不彻底,膈肌损伤无法彻底避免。纳米刀消融采取的高压电脉冲对膈肌无严重损伤,电极针穿刺可以使针尖抵达膈肌,针尖裸露段完全包括肿瘤,较大的肿瘤可采取分段消融(图 7-21,图 7-22)。

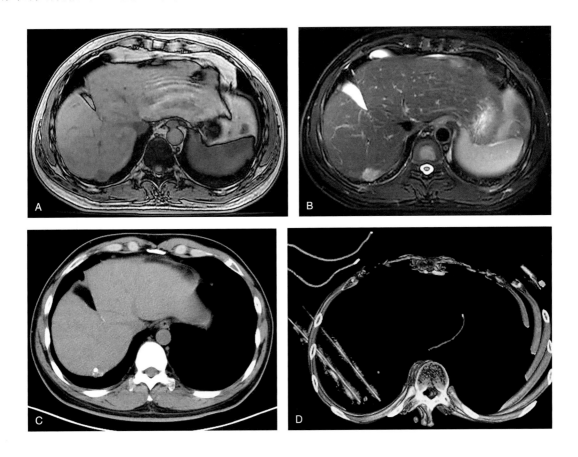

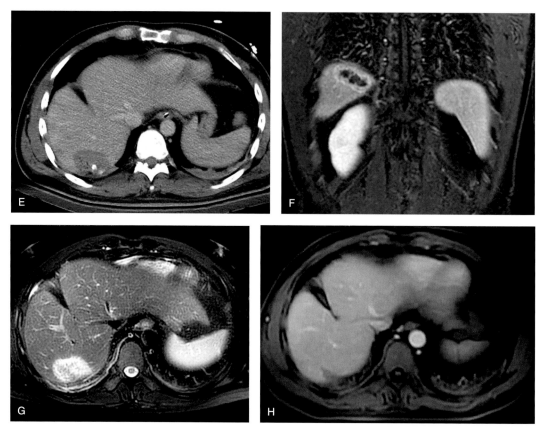

图 7-21 慢性乙型肝炎血液筛查 AFP 增高

A. MRI T_1WI 显示肝右叶Ⅶ段局限性结节,呈 T_1 低信号突出于肝脏轮廓之外、紧贴膈肌并突向胸腔;B. MRI T_2WI 显示病灶呈 T_2 略高信号,其内信号不均匀;C. TACE 治疗后 1 个月复查,CT 扫描显示病灶内少量碘油沉积,提示肿瘤栓塞不彻底;D. CT 引导下纳米刀消融治疗,三维重建显示 2 根电极针平行穿刺通过病灶边缘抵达膈肌但未穿过膈肌;E. 纳米刀消融后拔出电极针即刻增强扫描,消融区呈无强化的低密度区完全包含全部肿瘤,消融区内可见散在气体影;F. 消融术 1 周后 MRI 增强冠状位增强扫描显示病灶无强化,消融区边缘可见反应性强化带;G. 消融术后 1 个月复查,MRI T_2WI 显示消融区呈 T_2 高信号改变;H. 消融术后 3 个月复查,MRI T_1WI 增强扫描显示消融区呈无强化的低信号改变,范围缩小。

6. 小结 肝脏大部分部位的肿瘤可以采取常规的温度消融,无论是射频、微波还是冷冻消融均为安全有效的消融方法,但是少数特殊部位由于无法避开肝脏正常关键结构,常规温度消融易于损伤这些重要结构,纳米刀消融在这些特殊部位则可以替代常规温度消融,安全有效地达到消融目的。

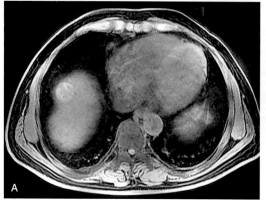
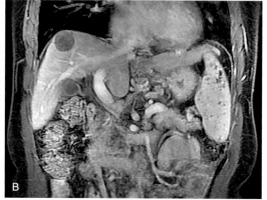

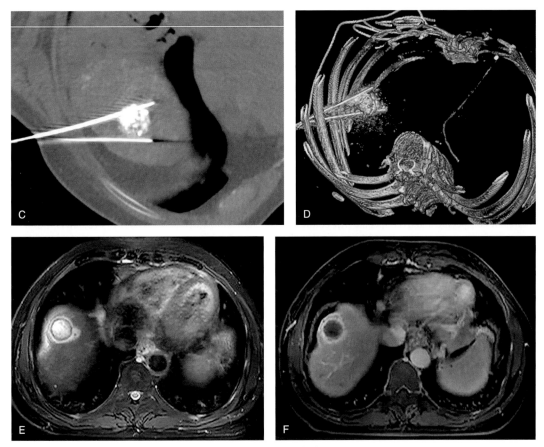

图 7-22　肝细胞癌

A. MRI T$_1$WI 显示肝脏Ⅷ段直径<3cm 的结节贴近膈肌,其内可见 T$_1$ 高信号影;B. MRI 冠状位 T$_1$WI 增强扫描静脉期显示病灶呈低信号改变;C、D. CT 引导下经皮穿刺纳米刀消融,术中三维重建显示 2 根电极针经皮穿刺达病灶边缘,因电极针达不到良好的平行排列,针尖裸露 1cm 行分段消融;E. 术后 1 周磁共振 T$_2$WI 显示可见环绕病灶周围的 T$_2$WI 高信号区,表明病灶完全消融;F. MRI T$_1$WI 增强扫描病灶完全坏死无强化,病灶周边可见环状反应性强化。

（肖越勇　李　竞　张　欣　牛立志　马洋洋　孟亮亮）

参考文献

1. 吕毅, 张谞丰. 肝细胞肝癌的多学科协作组概念及其实践. 中华肝脏外科手术学电子杂志, 2013, 2 (1): 1-3.

2. 中华人民共和国卫生和计划生育委员会医政医管局. 原发性肝癌诊疗规范 (2017 年版). 中国实用外科杂志, 2017, 37 (7): 705-720.

3. THOMSON K R, KAVNOUDIAS H, NEAL R E. Introduction to Irreversible Electroporation-Principles and Techniques. Tech Vasc Interv Radiol, 2015, 18 (3): 128-134.

4. MARTIN R C, MCFARLAND K, ELLIS S, et al. Irreversible electroporation in locally advanced pancreatic cancer: potential improved overall survival. Ann Surg Oncol, 2013, 20 (Suppl 3): 443-449.

5. MARTIN R C, MCFARLAND K, ELLIS S, et al. Irreversible electroporation therapy in the management of locally advanced pancreatic adenocarcinoma. J Am Coll Surg, 2012, 215 (3): 361-369.

6. WILLATT J M, HUSSAIN H K, ADUSUMILLI S, et al. MR Imaging of hepatocellular carcinoma in the cirrhotic liver: challenges and controversies. Radiology, 2008, 247 (2): 311-330.

7. BRUIX J, SHERMAN M. Practice Guidelines Committee, American Association for the Study of Liver Diseases. Management of hepatocellular carcinoma: an update. Hepatology, 2011, 53 (3): 1208-1236.

8. LABRUNE P, TRIOCHE P, DUVALTIER I, et al. Hepatocellular adenomas in glycogen storage disease type Ⅰ and Ⅲ: a series of 43 patients and review of the literature. J Pediatr Gastroenterol Nutr, 1997, 24 (3): 276-279.

9. MENU Y, BISMUTH H, DEGOTT C, et al. Liver adenomatosis. An entity distinct from liver adenoma？ Gastroenterology, 1985, 89 (5): 1132-1138.

10. RIBEIRO A, BURGART L, NAGORNEY D M, et al. Management of liver adenomatosis: results with a conservative surgical approach. Liver Transpl Surg, 1998, 4 (5): 388-398.

11. HUSSAIN S M. TERKIVATAN T, ZONDERVAN P E, et al. Focal nodular hyperplasia: findings at state-of-the-art MR imaging, US, CT and pathologic analysis. Radiographics, 2004, 24 (1): 3-19.

12. BA-SSALAMAH A, SCHIMA W, SCHMOOK M T, et al. Atypical focal nodular hyperplasia of the liver: imaging features of nonspecific and liver-specific MR contrast agents AJR Am J Roentgenol, 2002, 179 (6): 1447-1456.

13. BUETOW P C, PANTONGRAG-BROWN L, BUCK J L, et al. Focal nodular hyperplasia of the liver: radiologic-pathologic correlation. Radiographics, 1996, 16 (2): 369-388.

14. MCLARNEY J K, RUCKER P T, BENDER G N, et al. Fibrolamellar carcinoma of the liver: radiologic-pathologic correlation. Radiographics, 1999, 19 (2): 458-471.

15. ICHIKAWA T, FEDERLE M P, GRAZIOLI L, et al. Fibrolamellar hepatocellular carcinoma: imaging and pathologic findings in 31 recent cases. Radiology, 1999, 213 (2): 352-361.

16. PINNA A D, IWATSUKI S, LEE R G, et al. Treatment of fibrolamellar hepatoma with subtotal hepatectomy or transplantation. Hepatology, 1997, 26 (4): 877-883.

17. LECONTE I, VAN BEERS B E, LACROSSE M, et al. Focal nodular perplasia: natural course observed with CT and MRI. J Comput Assist Tomogr, 2000, 24 (1): 61-66.

18. LIANG T J, GHANY M. Hepatitis e Antigen--the dangerous endgame of Hepatitis B. N Engl J Med, 2002, 347 (3): 208-210.

19. ANTHONY P P. Tumours and tumour-like lesions of the liver and biliary tract: aetiology, epidemiology and pathology. Pathology of the Liver, 4th ed. Churchill Livingstone, 2002: 711-776.

20. CRAIG J R, PETERS R L, EDMONDSON H A. Tumors of the liver and intrahepatic bile ducts. Washington: D. C. Arme Forces Institute of Pathologxxy, 1989.

21. LEE K H, O'MALLEY M E, KACHURA J R, et al. Pictorial essay. Hepatocellular carcinoma: imaging and imaging-guided intervention. AJR. Am J Roentgenol, 2003, 180 (4): 1015-1022.

22. HUSSAIN S M, SEMELKA R C, MITCHELL D G. MR imaging of hepatocellular carcinoma. Magn Reson Imaging Clin N Am, 2002, 10 (1): 31-52.

23. INTERNATINAL W P. Terminology of Nodular Hepatocellular lesions. Hepatology, 1995, 22 (3): 983-993.

24. THEISE N D, PARK Y N, KOJIRO M. Dysplastic nodules and hepatocarcinogenesis. Clin Liver Dis, 2002, 6 (2): 497-512.

25. EARLS J P, THEISE N D, WEINREB J C, et al. Dysplastic nodules and hepatocellular carcinoma: thin-section MR imaging of explanted cirrhotic livers with pathologic correlation. Radiology, 1996, 201 (1): 207-214.

26. LEE W J, LIM H K, JANG K M, et al. Radiologic spectrum of cholangiocarcinoma: emphasis on unusual manifestations and differential diagnoses. Radiographics, 2001 (21): S97-S116.

27. LIM J H. Cholangio carcinoma: morphologic classification according to growth pattern and imaging findings. American journal of roentgenology, 2003, 181 (3): 819-827.

28. ROS P R, BUCK J L, GOODMAN Z D, et al. Intrahepatic cholangiocarcinoma: radiologic-pathologic correlation. Radiology, 1988, 167 (3): 689-693.

29. SOYER P, BLUEMKE D A, REICHLE R, et al. Imaging of intrahepatic cholangio carcinoma: 1. Peripheral cholangiocarcinoma. American journal of roentgenology, 1995, 165 (6): 1427-1431.

30. VILGRAIN V, VAN BEERS B E, FLEJOU J F, et al. Intrahepatic cholangiocarcinoma: MRI and pathologic correlation in 14 patients. J Comput Assist Tomogr, 1997, 21 (1): 59-65.

31. SOYER P, BLUEMKE D A, SIBERT A, et al. MR imaging of intrahepatic cholangiocarcinoma. Abdom Imaging, 1995,

20 (2): 126-130.

32. NAKAJIMA T, KONDO Y, MIYAZAKI M, et al. A histopathologic study of 102 cases of intrahepatic cholangiocarcinoma: histologic classification and modes of spreading. Hum Pathol, 1988, 19 (10): 1228-1234.

33. MAETANI Y, ITOH K, WATANABE C, et al. MR imaging of intrahepatic cholangiocarcinoma with pathologic correlation. American journal of roentgenology, 2001, 176 (6): 1499-1507.

34. MURAKAMI T, NAKAMURA H, TSUDA K, et al. Contrast-enhanced MR imaging of intrahepatic cholangiocarcinoma: pathologic correlation study. J Magn Reson Imaging, 1995, 5 (2): 165-170.

35. GABATA T, MATSUI O, KADOYA M, et al. Delayed MR imaging of the liver: correlation of delayed enhancement of hepatic tumors and pathologic appearance. Abdom Imaging, 1998, 23 (3): 309-313.

36. 肖越勇, 张欣. 纳米刀消融技术在肝癌中的应用. 肝癌电子杂志, 2015, 2 (2): 23-24.

37. 樊嘉, 周俭, 徐泱, 等. 肝癌肝移植适应证的选择: 上海复旦标准. 中华医学杂志, 2006, 86 (18): 1227-1231.

38. 祝普利, 尹超, 冯建龙. 原发性肝癌综合治疗进展. 临床肝胆病杂志, 2015, 31 (06): 965-968.

39. 陈敏山, 陈敏华, 叶胜龙, 等. 原发性肝癌局部消融治疗的专家共识. 临床肿瘤学杂志, 2011, 16 (01): 70-73.

40. 吴沛宏, 陈奇峰, 李旺. 肝细胞癌微创与多学科综合诊疗: 2018 广州共识. 介入放射学杂志, 2019, 28 (07): 610-624.

41. 黄小准, 黄璋侃, 周厚宏, 等. 热消融在肝脏恶性肿瘤的临床应用进展. 肝癌电子杂志, 2018, 5 (04): 20-25.

42. 肖越勇. 努力提高影像导引下个体化肿瘤介入治疗效果. 介入放射学杂志, 2016, 25 (5): 371-373.

43. 肖越勇. 氩氦刀肿瘤消融治疗技术. 北京: 人民军医出版社, 2010.

44. 李说. 连续线状排列 [125]I 粒子条联合金属支架 +TACE 治疗肝癌门静脉主干癌栓实验及临床研究. 复旦大学, 2009.

45. 包凯沪, 顾建平. 腔内放射性粒子条的应用回顾及展望. 中华介入放射学电子杂志, 2018, 6 (4): 352-355.

46. 陈丽. Ras、Raf-1、pMEK1、pERK1/2 在肝细胞癌中的表达及临床意义的研究. 中国人民解放军军医进修学院, 2009: 1-85.

47. SVEN A L, ISABEL B, CHRISTIAN M, et al. Dual inhibition of Raf and VEGFR2 reduces growth and vascularization of hepatocellular carcinoma in an experimental model. Langenbeck's Archives of Surgery, 2008, 393 (3): 333-341.

48. 龚新雷, 秦叔逵. 索拉非尼治疗国人晚期肝细胞癌的临床研究进展. 临床肿瘤学杂志, 2015, 20 (02): 175-184.

49. 任正刚. 肝细胞癌的免疫治疗. 临床肝胆病杂志, 2018, 34 (07): 1371-1373.

50. 何晓锋, 肖越勇. 纳米刀肿瘤消融治疗的临床应用进展. 中华放射学杂志, 2014, 48 (10): 878-880.

51. 魏颖恬, 肖越勇, 张肖等. 胰腺癌纳米刀消融参数的设置原则与临床应用. 中国介入影像与治疗学, 2017, 14 (04): 252-255.

第八章
胰腺癌的纳米刀消融治疗

第一节　胰腺癌概述

一、病因及病理分型

胰腺癌是一种恶性程度很高的肿瘤。其发病率和病死率近年来呈明显上升趋势，5 年生存率小于 5%，是预后最差的恶性肿瘤之一。本病发病率男性高于女性，男女之比为(1.5~2)∶1。胰腺癌的病因不明，吸烟、饮酒、高脂饮食、体质量指数超标、过量饮酒、糖尿病或慢性胰腺炎等都是胰腺癌发病的危险因素，环境污染及遗传因素与其发病亦有关。

根据 WHO 分类，胰腺恶性肿瘤按照组织起源可分为上皮来源和非上皮来源。其中上皮来源者主要包括来自胰腺导管上皮、胰腺泡细胞和神经内分泌细胞的胰腺导管腺癌、胰腺泡细胞癌、神经内分泌肿瘤及各种混合性肿瘤等。

胰腺癌按照病理学分型分为以下类别。

1. 胰导管腺癌　胰导管腺癌最多见，约占胰腺癌的 80%~90%。主要由分化不同程度的导管样结构的腺体构成，伴有丰富的纤维间质。高分化导管腺癌主要由分化较好的导管样结构构成，内衬高柱状上皮细胞，有的为黏液样上皮，有的具有丰富的嗜酸性胞质。

2. 特殊类型导管起源的癌

(1) 多形性癌：亦称巨细胞癌。可能为导管癌的一种亚型，由奇形怪状的单核或多核瘤巨细胞甚至梭形细胞构成，有时可类似于破骨细胞的巨细胞或绒癌样细胞，瘤细胞排列成实性巢状或呈肉瘤样排列。

(2) 腺鳞癌：偶见于胰腺，可能为胰管上皮鳞化恶变的结果。肿瘤由腺癌和鳞癌成分组成，纯粹的鳞癌在胰腺非常罕见。

(3) 黏液癌：瘤体切面可呈胶冻状，极相似于结肠的胶样癌。光镜下肿瘤含有大量黏液，形成黏液池，细胞可悬浮其中或散在于黏液池的边缘。

(4) 黏液表皮样癌和印戒细胞癌：在胰腺中偶可见到。

(5) 纤毛细胞癌：形态与一般导管癌相同，其特点是有些细胞有纤毛。

3. 腺泡细胞癌　少见，仅占胰腺癌的 1% 左右，瘤细胞呈多角形、圆形或矮柱形，核圆，常位于基底部。瘤细胞排列成腺泡状或条索状，胞质强嗜酸性颗粒状。电镜和免疫组织化学均显示瘤细胞的腺泡细胞特征，如丰富的粗面内质网和酶原颗粒。腺泡细胞癌主要转移至局部淋巴结与肝、肺或脾等脏器。

4. 小腺体癌　为少见类型的胰腺癌,胰头部较为多见。镜下肿瘤由很多小腺体结构及实性癌巢组成,其间有纤细的纤维间隔。细胞可为立方或柱状,核较为一致,常见小灶性坏死,在小腺体的腔缘可见少量黏液。近来研究表明此型胰腺癌可能为腺泡细胞和内分泌细胞复合性肿瘤。

5. 大嗜酸性颗粒细胞性癌　此型肿瘤罕见。其肿瘤细胞具有丰富的嗜酸性颗粒性胞质,核圆形或卵圆形,排列成小巢状,其间有纤维间隔分隔。电镜下瘤细胞胞质内充满肥大的线粒体。

6. 小细胞癌　形态上与肺小细胞癌相似,约占胰腺癌的 1%~3%。由一致的小圆细胞或燕麦样细胞构成,胞质很少,核分裂很多,常有出血坏死,免疫组化染色阳性。此型预后很差,多在 2 个月内死亡,其起源尚不清楚。

美国癌症联合委员会(American Joint Committee on Cancer,AJCC)根据胰腺肿瘤的大小、区域、淋巴结转移和远处转移情况对胰腺癌进行了 TNM 分期(表 8-1)。

表 8-1　胰腺癌分期

TNM 分期	内容
原发性肿瘤 (T 分期)	T_x:原发性肿瘤无法评估
	T_0:无原发性肿瘤证据
	T_{is}:原位癌
	T_1:肿瘤最大径 ≤ 2cm
	T_{1a}:肿瘤最大径 ≤ 0.5cm
	T_{1b}:肿瘤最大径 > 0.5cm 且 ≤ 1cm
	T_{1c}:肿瘤最大径 > 1cm 且 ≤ 2cm
	T_2:肿瘤最大径 > 2cm 且 ≤ 4cm
	T_3:肿瘤最大径 > 4cm
	T_4:肿瘤不论大小,累及腹腔干、肠系膜上动脉和 / 或肝总动脉
区域淋巴结转移 (N 分期)	N_x:区域淋巴结无法评估
	N_0:无区域淋巴结转移
	N_1:1~3 枚区域淋巴结转移
	N_2:4 枚及以上区域淋巴结转移
远处转移 (M 分期)	M_0:无远处转移
	M_1:有远处转移

TNM 分期	T 分期	N 分期	M 分期
0	Tis	N_0	M_0
I A	T_1	N_0	M_0
I B	T_2	N_0	M_0
II A	T_3	N_0	M_0

续表

TNM 分期	T 分期	N 分期	M 分期
Ⅱ B	$T_1 \sim T_3$	N_1	M_0
Ⅲ	T_4	任何 N	M_0
	任何 T	N_2	M_0
Ⅳ	任何 T	任何 N	M_1

二、临床表现

胰腺癌的临床表现取决于癌的部位、病程的早晚、有无转移以及邻近器官受累的情况。临床特点是病程短、病情发展快。最多见的是上腹部饱胀不适、疼痛，虽然有自觉痛，但并不是所有患者都有压痛，如果有压痛则和自觉痛的部位是一致的。

1. 腹痛　疼痛是胰腺癌的主要症状，不管癌位于胰腺头部还是体尾部均有疼痛。除中腹或左上腹、右上腹部疼痛外，少数病例主诉为左右下腹、脐周或全腹痛，甚至有睾丸痛，易与其他疾病相混淆。当癌累及内脏包膜、腹膜或腹膜后组织时，在相应部位可有压痛。

2. 黄疸　黄疸是胰腺癌特别是胰头癌的重要症状，为梗阻性，伴有小便深黄及陶土样大便，系胆总管下端受侵犯或包绕受压所致。黄疸为进行性，虽可能有轻微波动，但不可能完全消退，壶腹肿瘤所产生的黄疸比较容易出现波动。胰体尾癌在累及胰头时才出现黄疸。有些胰腺癌患者晚期出现黄疸则是肝转移所致。

3. 消化道症状　最多见的消化道症状为食欲不振、恶心、呕吐，可有腹泻或便秘甚至黑便，腹泻常常为脂肪泻。食欲不振与胆总管下端及胰腺导管被肿瘤阻塞，胆汁和胰液不能进入十二指肠有关。胰腺的梗阻性慢性胰腺炎导致胰腺外分泌功能不良，也必然会影响食欲，少数患者出现梗阻性呕吐。胰腺癌可发生上消化道出血，表现为呕血、黑便。脾静脉或门静脉因肿瘤侵犯而栓塞，继发门静脉高压症，也偶见食管 - 胃底静脉曲张破裂导致的大出血。

4. 消瘦、乏力　胰腺癌和其他癌不同，常在初期即有消瘦、乏力。

5. 腹部包块　胰腺位于后腹部难摸到，腹部包块系癌肿本身发展的结果，位于病变所在处，如可触及肿块多属晚期。慢性胰腺炎也可摸到包块与胰腺癌不易鉴别。

6. 症状性糖尿病　少数患者起病的最初表现为糖尿病的症状，即在胰腺癌的主要症状如腹痛、黄疸等出现以前，先患糖尿病，以至伴随的消瘦和体重下降被误认为是糖尿病的表现而不考虑胰腺癌，也可表现为长期患糖尿病，近来病情加重，或原来长期能控制病情的治疗措施变为无效，说明有可能在原有糖尿病的基础上又发生了胰腺癌。

7. 腹水　一般出现在胰腺癌的晚期，多为癌的腹膜浸润、扩散所致。腹水可能为血性或浆液性，晚期恶病质的低蛋白血症也可引起腹水。

三、影像学诊断

胰腺癌的影像学诊断主要依赖于 CT 或 MRI 检查，可以完整、精细、动态和立体地显示胰腺及病灶的全部影像学信息，其他影像学检查如超声和消化道造影也提供诊断依据。

（一）CT 检查与表现

CT 平扫加动态增强薄层扫描是目前诊断胰腺癌最常用的手段，能清晰显示肿瘤大小、位置、密度、血供，肿瘤与血管和邻近器官的毗邻关系，对判定肿瘤能否切除具有重要意义，胰腺区薄层动态增强扫描优于超声检查,且不受肠道内气体的影响。

　　肿瘤体积较小时胰腺轮廓正常,肿瘤较大时胰腺轮廓呈局部隆起或不规则增大,肿块密度均匀或不均匀,边缘可呈分叶状,较大肿块内可见低密度坏死区。胰管、胆总管、肝内胆管不同程度扩张,胰管和胆管末端于胰头肿块处骤然截断称为双管征,此为胰头癌的主要间接征象(图 8-1)。

　　CT 增强扫描动脉期肿瘤强化不及正常胰腺组织表现为相对低密度,门静脉期肿瘤仍为低密度,但与正常胰腺的密度差较动脉期缩小(图 8-2)。肿瘤直接侵犯或包绕邻近血管(腹腔干、肠系膜血管等)导致血管走形迂曲、粗细不均、管壁毛糙,门静脉或腔静脉内癌栓呈低密度影。发生于胰头或胰颈部的肿瘤易侵犯十二指肠降部内侧壁,表现为癌肿与肠壁分界不清,甚至于突破肠壁侵入肠管内,十二指肠大乳头及小乳头经常受侵(图 8-3)。

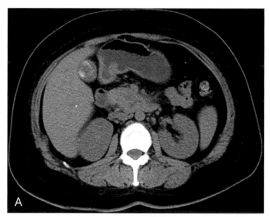
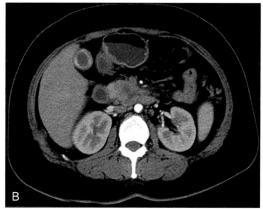
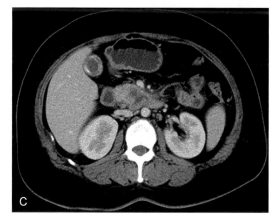

图 8-1　胰腺钩突部癌

A. CT 平扫显示胰腺钩突局部体积不规则增大,其内可见形状不规则低密度影;B. CT 增强动脉期可见胰腺肿瘤相对正常胰腺组织为相对低密度;C. 门脉期仍呈较低密度,可见肿瘤与邻近十二指肠分界欠清。

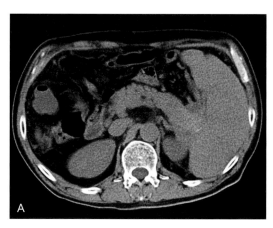
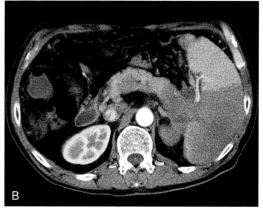

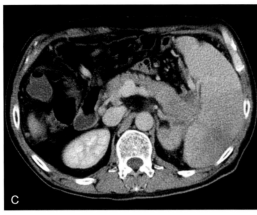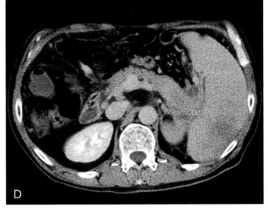

图 8-2　胰尾部癌

A. CT 平扫可见胰尾部等至略低密度肿块,边缘模糊与脾门结构分界不清,左肾上极和左侧肾上腺受累;
B. CT 增强动脉期可见肿块强化程度明显低于正常胰腺,病变累及脾动脉,可见脾脏内大片强化程度减低区;C、D. 增强门脉期及延迟期可见病灶强化程度较前略增加。

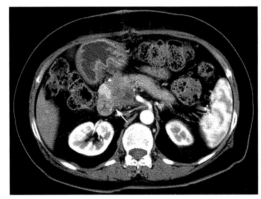

图 8-3　胰头癌 CT 增强扫描

显示胰头部不规则肿块侵犯十二指肠内侧壁,与之分界
不清(箭头所示),腹腔干动脉受累。

(二) MRI 检查与表现

为获得胰腺病变良好的影像学资料并做出准确的诊断,要求采用高场强磁共振设备进行薄层扫描、脂肪抑制和动态增强等多参数扫描。胰腺位置深、邻近结构形态复杂、周围富含脂肪,在磁共振 T_2WI 和 T_1WI 增强图像降低了图像对比。作为一个富含消化酶的分泌器官,胰腺内部的水溶性蛋白和糖原缩短了 T_1 值。胰腺周围由胃和十二指肠环绕,胰腺长轴为头低尾高与人体横断面不平行,成像时受呼吸动度和大血管波动的影响。

胰腺肿块在 T_1WI 脂肪抑制序列上为稍低或等信号、T_2WI 为稍高信号,DWI 呈高信号,增强扫描动脉期病变强化程度不如正常胰腺组织。由于肿瘤液化、出血、坏死,肿瘤在 T_2WI 可表现为混杂不均匀信号,肿瘤如囊变显著则表现为高信号(图 8-4)。磁共振胰胆管成像针对胰腺癌具有独特价值,可清晰显示梗阻扩张的胰管和胆管,其梗阻末端呈喙突状(图 8-5)。

(三) PET/CT 表现

胰腺癌可以大量摄取 ^{18}F-FDG,在 ^{18}F-FDG PET 显像表现为胰腺肿瘤部位异常放射性浓聚影即高代谢病灶,其转移灶与原发灶具有相似的代谢特点,而且一次注射 ^{18}F-FDG 就可以进行全身显像检查,因此 PET 全身显像不仅能早期检出肿瘤原发灶,而且能全面了解病变全身的累及范围,为临床准确分期、选择恰当的治疗方案提供客观依据(图 8-6)。

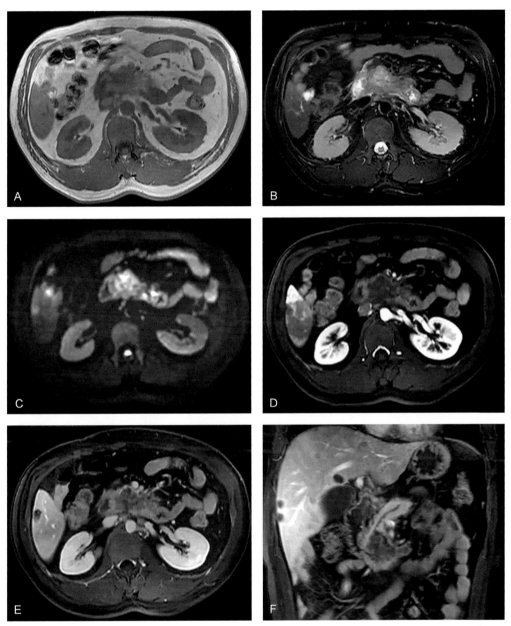

图 8-4 胰头癌

A. T₁WI 示病灶呈等及稍长 T₁ 信号;B. T₂WI 示病灶以稍长 T₂ 信号为主,边界不清;C. DWI 示病灶呈稍高信号;D. 增强检查动脉期可见病灶强化幅度低,与邻近十二指肠分界不清;E. 延迟期可见病灶有轻度不均匀强化;F. 延迟期冠状位示病灶不规则累及十二指肠水平段肠管,胰管扩张;肝内可见多发类圆形低信号转移灶。

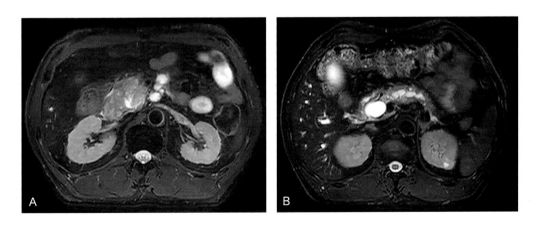

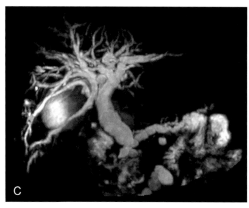
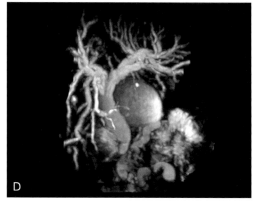

图 8-5　胰头癌并胰胆管末端梗阻

A、B. T₂WI 示病灶位于胰头部，呈稍长 T₂ 混杂信号，胰管及胆总管均明显扩展，呈双管征；
C、D. MRCP 示胆道系统明显梗阻，肝内胆管、胆总管、胰管均显著扩张增粗，梗阻端呈截断状。

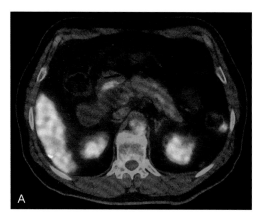
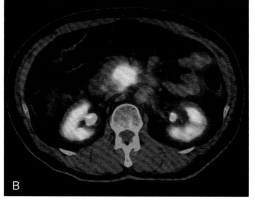

图 8-6　胰头部腺癌

A. ¹⁸F-FDG PET 显像显示胰腺体尾部正常组织未见明显高摄取；B. 胰腺头部可见不规则软组织
密度影，与周围组织关系密切，PET 显像显示病灶区明显高摄取。

（四）胃肠钡餐造影后 X 线表现

胰头部肿瘤生长较大时可以推压十二指肠，上消化道钡餐造影显示十二指肠肠曲扩大，当病变侵及十二指肠内侧壁时，在钡餐造影像上表现为十二指肠内侧壁僵直不规则，并呈反 3 字征（图 8-7）。

四、临床诊断与活检

临床诊断胰腺癌主要依靠影像学检查和实验室检查，实验室检查方法包括肿瘤标志物检测和血清生化检测。随着影像学设备和影像学引导穿刺技术的进步，越来越多的患者术前在内镜超声、B 超、CT 和 MRI 等多种途径引导下穿刺活检获取病理学诊断。

临床常用实验室检查方法有以下几种。

1. 肿瘤标志物检测　最常见的胰腺癌几类标记物，如糖类抗原 19-9（CA19-9）、癌胚抗原（CEA）、胰胚抗原

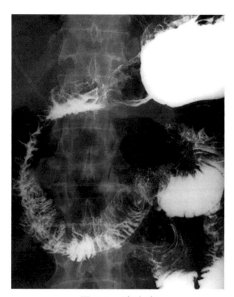

图 8-7　胰头癌

上消化道钡餐造影显示十二指肠肠曲扩大，
内侧壁僵直不规则，呈反 3 字征。

（POA）、胰腺癌相关抗原（PCAA）和等有助于肿瘤的诊断。

（1）糖类抗原19-9（CA19-9）：CA19-9是1979年发现的一种与消化道癌相关的抗原，从大肠癌细胞株中分离出来，是一种唾液酸Lewis CA242s-a血型抗原，通常在胰腺和肝胆系统疾病以及许多恶性肿瘤中表达，因而没有肿瘤特异性。CA19-9的上升程度有助于鉴别胰腺的炎症和癌，并且CA19-9水平的连续下降已经被发现和胰腺癌患者手术后或化疗后的生存期相关，CA19-9在良性胆管梗阻时可为假阳性。

（2）癌胚抗原（CEA）：CEA是由大肠癌组织中分离出来的糖蛋白，对胰腺癌的诊断缺乏特异性。观察CEA的动态变化对胰腺癌的预后评估有一定意义，肿瘤切除后一般可降至正常，胰腺癌复发时可再度升高。

（3）胰癌抗原（POA）：POA是由胎儿胰腺和胰腺癌组织中提取的一种抗原，近年的实验证明POA的特异性并不高。在其他肿瘤患者甚至正常人的血清中不但含有POA，而且也有升高者，只是相较之下胰腺癌患者POA值较高。POA的测定亦可应用于监视胰腺癌的治疗效果。

（4）胰腺癌相关抗原（PCAA）：PCAA主要存在于胰腺癌导管上皮细胞内，在正常人的多种组织中也可存在，但胰腺癌的阳性率明显高于其他肿瘤患者及正常人群。

2. 血清生化检测 血、尿淀粉酶、血糖和糖耐量等。胰腺癌和其他胰腺疾病同样可发生血清和尿淀粉酶、脂肪酶升高，血糖、糖耐量异常，间接影响到肝脏的功能等。

（1）胰腺外泌功能检查：无论胰腺癌发生在哪个部位，胰液分泌量障碍是其特有的改变。在胰液外分泌量减少的同时胰酶的浓度有所降低。晚期胰腺癌时胰液量、胰酶和碳酸氢根三者均有减少。

（2）酶类检查：发生胰腺癌时可出现一些酶类变化，这些变化都不是特异性的，多种肿瘤或其他疾病也可有类似改变供临床参考，对判定良恶性及预后有一定的参考价值。

胰腺癌的定性诊断对于后续治疗十分关键，内镜超声细针活检安全性较高，但取材有限且易受操作者技术和经验的影响。影像学引导下经皮穿刺发展迅速，细针抽吸活检使穿刺活检的安全性显著提升，但阳性率不够满意。同轴针切割式组织活检能够取得足够量标本，但是出血和胰漏的风险增高。超声引导经皮穿刺活检能够实时监测穿刺器械的进针方向和角度，并且能够实时观察血管、胆管的分布和走形，但容易受到胃肠道气体、骨骼等因素的影响。CT具有特别高的空间分辨率和密度分辨率，并且能够快速进行三维重建观察病灶范围，程度精确，影响因素较少，在胰腺癌的穿刺过程中具有独特优势。MRI和PET/CT能够监测超声和CT无法显示的病灶，并且能够进行功能成像，在术前手术方案制定和术后疗效评估及复查中，起着至关重要的作用，特别是磁共振的多参数和多方位成像，在引导胰腺肿瘤的经皮穿刺方面具有独到的优势（图8-8，图8-9）。

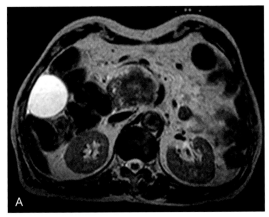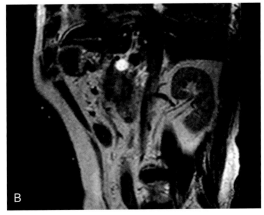

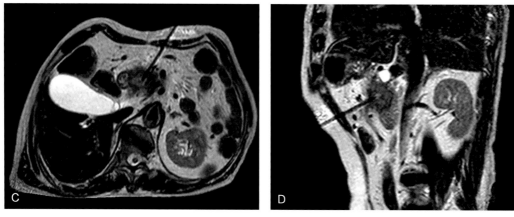

图 8-8　胰头癌

A、B. 磁共振轴位及矢状位 T_2WI 显示病变位于胰头部，呈不规则形等及稍长 T_2 信号；C、D. MRI 引导下行穿刺活检术，采用经左侧腹壁、穿刺针向头侧大角度进针，成功避开血管。病理诊断为腺癌。

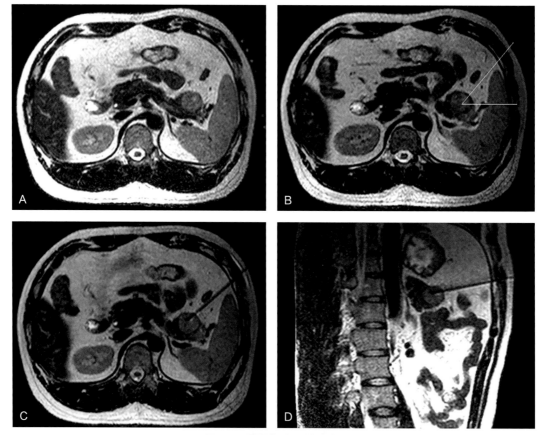

图 8-9　胰尾部占位性病变

A. T_2WI 示病灶呈类圆形位于胰腺尾部，呈稍长 T_2 信号；B. 磁共振引导下的进针入路选择及角度测量；C、D. MRI 引导下行穿刺活检术，采用左侧腹壁脾前方入路进针。病理证实为低级别神经内分泌肿瘤。

五、治疗

目前胰腺癌主要的治疗方法包括外科手术、放疗、化疗、微创介入治疗、生物免疫治疗等。由于胰腺位置深，毗邻重要组织结构较多，外科手术难以根除，放疗的剂量提升困难、疗效欠佳且并发症较多。影像引导下介入治疗由于定位精准、观察精确，在胰腺癌的治疗过程中发挥着越来越重要的作用。多学科协作诊疗（multi disciplinary team，MDT）根据肿瘤临床及分子生物学特征，结合患者体能状况制定出个体化治疗方案，贯穿胰腺癌综合诊疗全程。

1. 外科治疗　随着医学影像学的发展，胰腺癌患者术前精确的评估和病例筛选使外科手术的成功率得到大幅度提高，手术死亡率已由 20 世纪 80 年代的 20% 降到目前的 1%~4%，但是患者生存率却没有相应地得到延长，这是由胰腺解剖学和胰腺癌生物学特征决定的。肿瘤常包绕门静脉导致管腔狭窄及瘤栓形成，肿瘤亦常侵犯腹腔干、肠系膜上动脉沿血管远处扩散，胰腺癌的嗜神经性特点使其易沿神经丛向腹膜后广泛转移。影像学难以显示早期的淋巴结转移或腹膜种植转移，导致手术治疗不理想的效果。外科切除方式包括胰头十二指肠切除术、胰体尾联合脾脏切除术、全胰腺切除术等。胰腺外科切除的创伤和常见的并发症，如胰漏、出血和感染大大增加了患者的痛苦和病死率，医疗花费也相应地增加，由此限制了外科治疗的发展。长期以来，人们一直在探索一种比外科切除创伤小，但疗效可以与其媲美的方法。

2. 化疗　胰腺癌的内科治疗依据化疗前获得的细胞学或组织病理学证据。化疗策略主要包括局部进展期不可切除或合并远处转移患者的姑息性化疗、新辅助化疗、术后辅助化疗等。化疗药物主要包括铂类、结合性紫杉醇、吉西他滨、氟尿嘧啶类药物（包括卡培他滨、替吉奥、氟尿嘧啶）、亚叶酸钙等。

3. 微创介入治疗　微创介入治疗技术在胰腺癌治疗过程中已成为控制肿瘤、提高生存质量和延长生存期的重要手段之一。目前主要的微创介入治疗手段包括化疗灌注栓塞、放射性粒子植入、物理消融治疗（射频消融、微波消融、冷冻消融、纳米刀消融）和化学消融治疗等，还包括疼痛介入治疗和梗阻介入治疗等，其主要优势包括治疗定位精准、局部疗效好、安全性高、费用低，可与其他技术联合应用等特点。

基于温度的物理消融，无论是热消融还是冷消融对胰腺癌的消融仅限于肿瘤病灶本身，涵盖肿瘤边缘 5~10mm 的消融原则在胰腺癌中并不适合，因为超出肿瘤边界的消融往往损伤胰管和血管导致胰漏和出血等严重并发症。局限于瘤体内的消融同样可以达到减瘤的目的，但是要精心选择穿刺路径避免损伤。

放射性粒子植入近距离治疗胰腺癌由于局部控制率高、疼痛控制好，可以采取外科术中植入和影像学引导下植入，受到了广泛关注，但是在放射性粒子植入的引导方式、剂量学计算、穿刺技巧等方面还需要进一步研究。各医院对放射性粒子植入治疗胰腺癌的治疗方案不同，导致疗效欠佳，且易于发生出血和胰漏等并发症，从而影响此技术的普及。随着微小放射性粒子的诞生所采用的植入穿刺针直径变小，避免了穿刺损伤且更方便于理想的放射剂量分布，胰腺癌的放射性粒子植入治疗将会得到广泛发展。

4. 外照射放射治疗　胰腺癌是对放疗敏感性较低的肿瘤，且胰腺位置深，周围的胃、肠、肝、肾、脊髓等对放射线耐受性较低，不利于胰腺癌的外照射放疗。近年来，随着术中放疗和影像学引导的精确立体定向放疗技术的开展，放射治疗已逐渐成为胰腺癌治疗的选择手段之一。选择合理适度的放疗可有效地缓解症状、减轻疼痛、控制转移灶、改善生存质量，使患者的生存期延长。

5. 对症支持治疗　胰腺癌晚期，因胰腺外分泌功能不全出现脂肪泻者，可于餐中服用胰酶制剂以帮助消化。放疗可使部分患者疼痛缓解。对顽固性腹痛，给予镇痛药，包括阿片类镇痛剂，必要时采用腹腔神经丛阻滞或切除术。此外，还应加强营养支持，改善营养状况。

6. 免疫与靶向治疗　PD-1 单克隆抗体对高度微卫星不稳定性（high microsatellite instability，MSI-H）或缺失错配修复（different mismatch repair，dMMR）的肿瘤患者具有较好的疗效。目前推荐用于具有 MSI 或 MMR 分子特征的合并远处转移的胰腺癌患者,但需要高级别循证医学证据的支持,胰腺癌的靶向治疗也在探索之中。

第二节　胰腺癌纳米刀消融治疗

胰腺癌发病隐蔽、症状不典型,大约 80% 的患者就诊时已属于晚期。由于胰腺癌的特殊生长环境,即很早侵犯周围血管和神经导致晚期能够实施局部外科切除的病例不到 20%,即使能够手术切除其疗效也不高,而且容易伴发胰漏、感染和出血等严重并发症。近几年来,影像学引导的局部消融治疗由于创伤小、风险小受到广泛关注,特别是对于无法手术切除的胰腺癌患者。但热或冷消融可以损伤胰胆管、血管和肠管导致严重的并发症,使温度消融在胰腺癌的应用受到限制。不可逆电穿孔技术的诞生为胰腺癌的消融治疗提供了新的选择,它通过对肿瘤细胞膜实现纳米级的穿孔导致肿瘤凋亡坏死,而不损伤胰胆管、血管和肠管的管壁,避免了并发症的发生。

一、患者选择及消融治疗原则

患者应于术前做详细的多学科评估,一般病灶最大径超过 5cm 时暂不推荐 IRE 消融术。可以给予新辅助化疗使肿瘤体积缩小和降级,再行 IRE 消融则更安全有效。胰头癌患者发生胆道梗阻导致阻塞性黄疸和肝功能不全,术前应通过内镜置入非金属支架,如果内镜下支架置入困难则应进行经皮穿刺胆道引流术,术前确保胆道引流通畅,胆红素和肝功能恢复正常水平。由于 IRE 脉冲刺激可以引起壶腹部水肿和梗阻,邻近壶腹部的胰头癌即使未造成胆道梗阻,纳米刀消融术前亦应考虑置入非金属支架进行预防性保护。

1. 适应证

(1)胰腺原发性肿瘤,性别不限,心肺功能可耐受全身麻醉。

(2)病理诊断明确的 TNM Ⅲ 期胰腺恶性肿瘤患者初治、复治患者均可。

(3)肿瘤大小(术前增强 CT/MRI 扫描横轴位最大径测量)≤5cm。

(4)病变无法进行 R0 外科手术切除,或患者及家属意愿选择纳米刀治疗者。

(5)预计生存期在 3 个月以上,KPS 评分 ≥50 分。

2. 禁忌证

(1)心房颤动、室性心律失常、充血性心力衰竭(NYHA 心功能分级>2 级)、心脏起搏器植入者。

(2)不能耐受全身麻醉者。

(3)对比剂过敏或因其他原因无法进行 CT/MRI 增强扫描者。

(4)术前 1 周内血常规检查血红蛋白<70g/L 或血小板计数<80×10⁹/L 者。

(5)距离消融区域 2.5cm 内有金属支架或其他金属物植入者(相对禁忌证)。

(6)术前门脉系统受侵犯伴随门静脉高压腹水者。

(7)有明显的胆道梗阻导致总胆红素升高 ≥40μmol/L 者。

(8)肿瘤侵犯邻近肠管全层者。

(9)1 周内服用过抗凝药物或严重的凝血功能异常性疾病患者。

(10)急性感染或慢性感染急性期。

(11)妊娠期妇女。

（12）精神异常或有精神病史且不能自主配合者。

二、术前准备

1. 常规准备

（1）术前 1 周内禁止使用具有抗凝作用的药物。

（2）术前 1 周内 ECG、肺功能检查及麻醉评估。

（3）术前 1d 给予胰酶抑制药物,常规全麻前肠道准备,禁食水,留置胃管及导尿管。

（4）术前签署知情同意书。

2. 影像学准备

（1）术前增强 CT 或 MRI,腹部 CTA,条件允许者术前可行 PET/CT 检查。

（2）伴随胰、胆管扩张者术前行 MRCP 检查。

（3）伴随心功能不全者术前行超声心动图检查。

3. 血液学检查　术前血常规、凝血功能、普通生化、血清术前八项、肿瘤标志物等相关血液学检查。

三、影像学引导方法

胰腺癌纳米刀消融电极针合理的放置至关重要,关系到病灶是否达到有效的消融及避免并发症的发生。目前最常用的电极针置入方式有外科开腹术中 B 超引导布针和 CT/B 超引导经皮穿刺布针,两种布针方式的实施是根据医生掌握的手术技巧来决定的。介入医生擅长经皮穿刺布针,特别是在 CT 引导下进行,因为 CT 在腹部成像中视野大,组织分辨率高,不受气体和骨骼等影响,CT 的三维重建能够精确显示各电极针的精确距离以及与病灶的关系,为消融计划和消融参数的制定提供准确的数据。超声引导则多用于开腹术中胰头癌的 IRE 消融,其优点在于布针方向可以由足侧向头侧倾斜穿刺进针以避开穿刺到肝、胃、十二指肠和结肠等结构,而且在开腹术中可以方便调整电极针位置。

四、电极针布针原则和参数设置

目前所采用的纳米刀电极针为 19G 单极电极针,长度 15cm,针尖暴露端长度可以灵活地调整。胰腺癌 IRE 消融时针尖裸露段通常调整的比较短,一般在 1~1.5cm。这是因为胰腺癌组织的电导率高,较短的电极暴露段可以避免电流增高导致的热效应,另外胰腺及周围组织结构不均匀,较长的电极裸露段产生的电场不均匀,易导致肿瘤细胞的消融不彻底。根据肿瘤的大小所选用的电极针数量不一,至少采用 2 根,最多不超过 6 根电极针,针尖距离在 1.5~2.5cm。电极针应尽量两两平行、沿病灶长轴排列,采取后退式重叠消融全部病灶。电极针后退距离一定要精确,消融区重叠 2mm 为宜,过多的重叠容易引起热损伤,过少的重叠则易出现瘤细胞的消融遗漏。靠近血管布针时电极针应尽量沿血管长轴走行,避免与血管距离过近（≤0.5cm）或直接垂直于血管方向进行布针。电极针贴近血管时高压脉冲放电易导致血压升高,术中一定注意及时降压。

电极针位置确认完毕后以 10~20 个脉冲进行测试,根据测试后电流改变适当调整消融参数,开始进行正式消融。常用的消融参数为:电压 1 500V/cm,脉冲 100,波长 70~90μs。一组循环脉冲释放后,再次查看电流上升情况,如果电流升高不明显可补充脉冲数以达到彻底消融,如果电流升高幅度过大应当适当降低电压。消融结束后,再次行腹部增强 CT 扫描或超声造影（contrast enhanced ultrasound,CEUS）,评估消融是否完全,以及是否有血管和胰胆管损伤。

五、手术操作

以常用的 CT 引导经皮穿刺纳米刀消融术为例。根据术前患者 1 周内影像学资料制定手术计划,包括患者采取的体位和进针路径等。建立双静脉通道,桡动脉血压监测,连接监测心电电极和同步心电电极。全麻成功后选取患者合适体位,体表贴定位栅,行腹部增强 CT 扫描,扫描层厚5mm。根据肿瘤大小及位置确定电极针数(不少于 2 根)及进针路线,以进针路径短、避免损伤腹部重要血管、空腔管道及脏器为主要原则,必要时可经过部分胃、肠道及肝脏。

1. 胰头部肿瘤的纳米刀消融　胰腺为腹膜后的狭长器官自右向左横跨第 1~2 腰椎的前方,胰尾延伸至脾门处,胰腺长 12.5~15cm,宽 3~4cm,厚 1.5~2.5cm,重 60~100g,与周围重要脏器及血管的关系密切,胰尾部常位于脾蒂血管的后下方。胰腺分为头、颈、体、尾四部分(图 8-10)。体、尾部互相延续,边界不确定,临床常将体尾部作为一个单位。

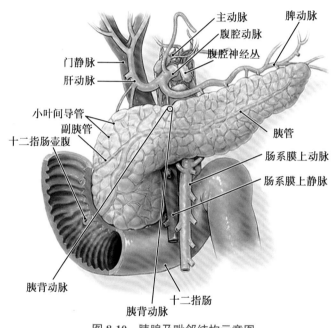

图 8-10　胰腺及毗邻结构示意图

胰头部的位置毗邻关系复杂,经皮穿刺纳米刀消融难度较大。十二指肠的降段和水平段所形成的弯曲包绕胰头,胰头的前上邻近幽门、十二指肠球部和横结肠。后面与右肾、下腔静脉、肾动静脉分支、右侧性腺静脉和右侧膈脚相连。穿刺布针计划和术中操作要充分考虑病灶的毗邻关系,术前通过详细的影像学检查,如 CT 和 MRI 增强图像了解瘤体位置及其毗邻关系。经皮穿刺路径需要尽量避开各种脏器及脉管,电极针要平行达肿瘤的边缘部。由于胰头部肿瘤的特定位置,电极针常常要穿过肝脏左叶和胃。19G 电极针的外径小,一般不会造成脏器的严重损伤,但是在穿刺过程中器官(如胃肠)的变形和移位常导致电极针的移位,需要及时调整电极针方向才能准确到达病灶边缘位置。平行布针完成后,标记各电极针序数进行垂直针尖的图像重建以精确测量针尖距离,根据测得针尖距离设定消融参数,我们一般采用电压 1 500~2 000V/cm,脉冲 90 个,针尖裸露 10mm。高压脉冲的发放在两电极针之间,由于瘤体形态不规则、不可能完全呈圆形,电极针的距离也不完全相等,如果 2 个电极针的距离超过 2.5cm 则不进行此对电极针的消融。为了避免电流过度增高发生热效应或电场不均匀,我们采取针尖裸露 10mm,这样需要分次、分部重叠消融方使消融区完全涵盖瘤体。因此,穿刺布针尽量与瘤体长轴平行(图 8-11)。

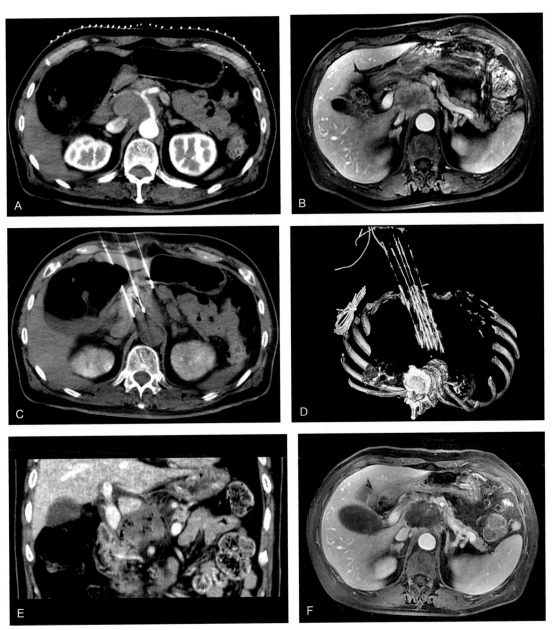

图 8-11 胰头癌纳米刀消融治疗

A. CT 增强扫描显示胰头部 3cm×4cm 大小肿块,病灶包绕腹腔干动脉;B. 磁共振增强 T_1WI 显示胰头部肿块不均匀强化;C. 经皮穿刺活检同步纳米刀消融,CT 引导步进式布针,活检针(中间)先行穿刺到病灶中央进行活检,电极针经肝左叶和胃穿刺达病灶边缘部;D. 三维重建显示电极针平行排列;E. 消融完成后拔出电极针行增强 CT 扫描,冠状位重建显示消融区散在低密度气体影,病灶轮廓消失;F. 术后 1 周增强磁共振扫描显示病灶无强化,消融区边界清晰。

　　胰钩突系由胰头下部向下延伸的不同形状的胰腺组织,其位置较低、常位于胃和横结肠的下方。经前腹壁穿刺时,电极针一般不需要穿过胃和结肠,但是胰钩突紧贴十二指肠的 2 和 3 段,后方紧贴下腔静脉和左肾静脉,内侧靠近肠系膜上动脉,前方为肠系膜上动脉和上静脉的延伸。胰腺的颈部是腺体的狭窄部分,从胰头向左延伸,使胰头与胰体相连。胰钩突部肿瘤常常侵犯十二指肠水平段导致局部肠腔狭窄,术前需要仔细评估病变有无侵犯十二指肠管壁全层。如果病变仅仅与肠管粘连或累及肠管外膜可以实施纳米刀消融治疗,如果肿瘤已经侵犯肠管全层纳米刀消融术后可发生肠瘘和出血(图 8-12,图 8-13)。

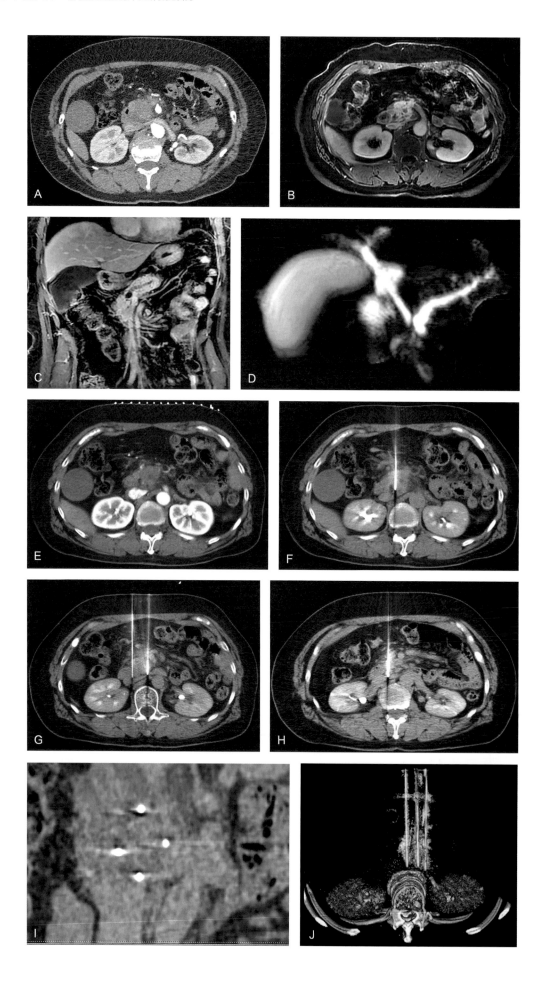

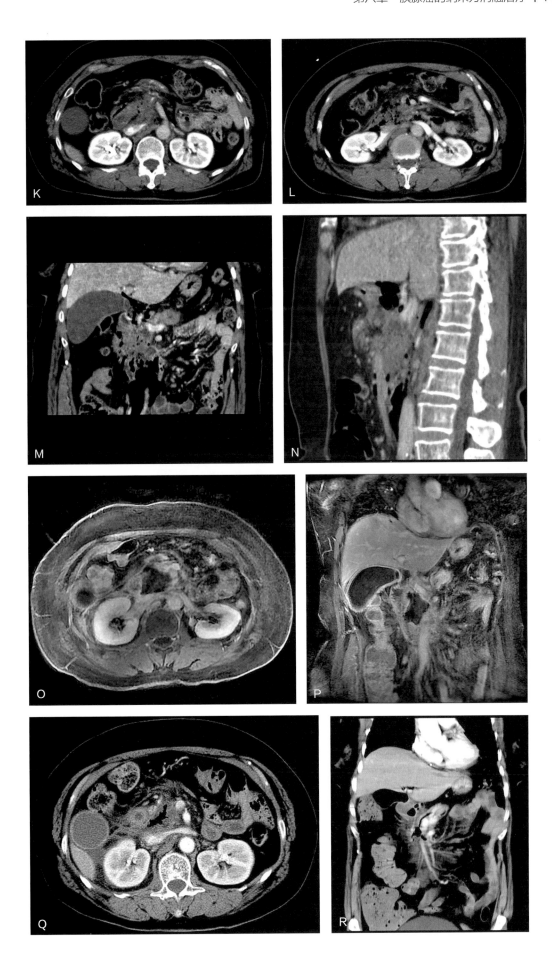

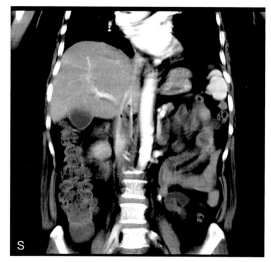
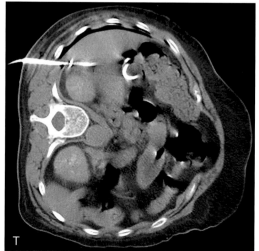
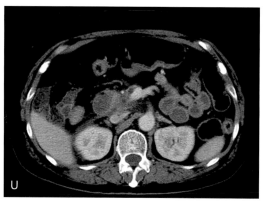

图 8-12 胰腺钩突纳米刀消融治疗腺癌

A~C. CT 和 MRI 增强显示钩突部 26mm×28mm 大小的不规则肿块,累及邻近十二指肠、下腔静脉及胆管和胰管末端导致梗阻。D. MRCP 显示胰胆管增粗扩张,远端呈截断状改变。行 CT 引导下经皮穿刺纳米刀消融术。E. CT 定位增强显示前腹壁进针途径无重要脏器,根据肿瘤大小和形态采用 4 根电极针组合消融。F. 第 1 根位于病灶上缘贴近扩张的胆总管末端。G. 第 2 和 3 根电极针置于病灶中部,右侧贴近十二指肠内侧缘,外侧贴近肠系膜上静脉,右侧根针尖抵在下腔静脉壁上,左侧针穿到肾静脉壁上。H. 第 4 根针置于病灶的底部、十二指肠水平段上缘。I、J. 电极针到位以后分别行 CT 冠状位和三维重建显示电极针位于病灶周边,同样从病灶头侧第 1 根针起沿顺时针针计数,除了 1 和 3 针尖距离大于 2.5cm,不实施消融之外,其他电极针均实施两两消融,电压 1 500~1 800V/cm,针尖裸露 1cm,脉冲 90 个。K. 纳米刀消融结束后拔出电极针即可,CT 增强扫描显示病灶轮廓消失,消融区内散在低密度气体影,十二指肠管壁轻度扩张、轮廓清楚。L. 右肾静脉汇入下腔静脉处可见充盈缺损。M、N. 冠状位和矢状位重建显示病灶密度减低、轮廓模糊。O、P. IRE 消融术后 1 周磁共振增强扫描 T_1WI 横轴位和冠状位显示消融区呈无强化的低信号影,边界清楚;周围组织模糊并有轻度强化,胆囊体积增大、壁增厚、右侧肾前筋膜和侧锥筋膜增厚,提示炎症改变。Q. CT 增强扫描显示肿瘤坏死呈不规则含气的低密度腔隙,十二指肠壁、胆囊壁增厚,右侧肾前筋膜和侧锥筋膜增厚。R. 冠状位重建见胰管含气与肿瘤坏死腔相通,提示胰漏。S. 下腔静脉内可见低密度栓子,其内可见散在含气影,提示腔静脉内菌栓形成;T、U. 行 CT 引导下经皮穿刺胆囊和腹膜后脓腔置管引流,经过局部导管冲洗引流和全身抗生素治疗,腹膜后感染消失。

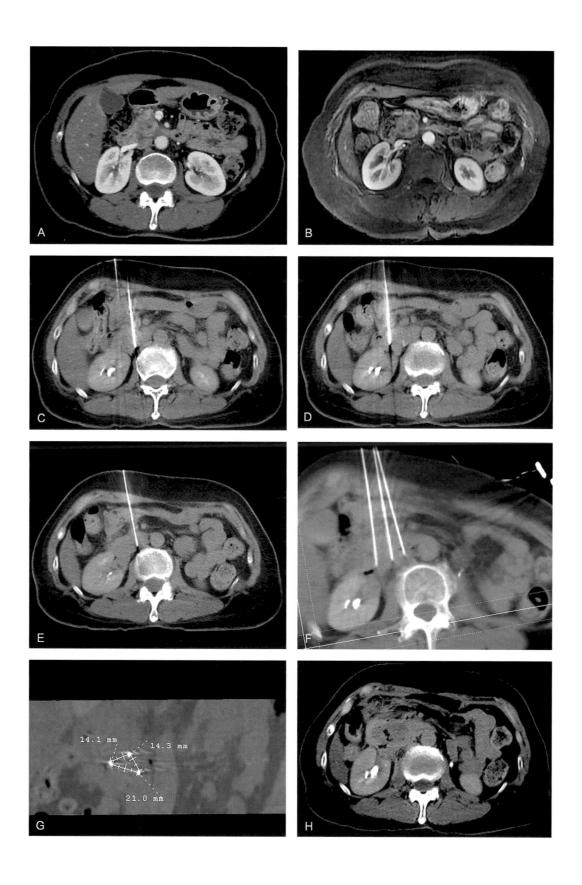

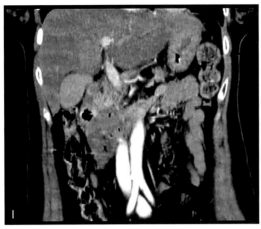
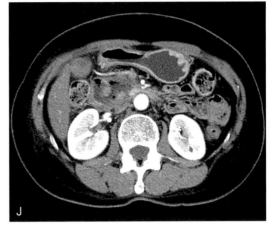

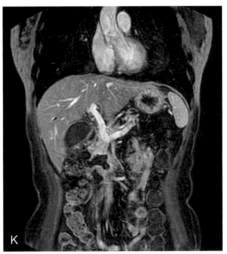

图 8-13 胰腺钩突部腺癌纳米刀消融治疗

A、B. 术前增强 CT 和增强 MRI 显示钩突部直径 2cm 大小肿块,呈不均匀强化;C~E. CT 引导下采用 3 根电极针以三角形方位排列置于病灶边缘;F. 三维重建显示电极针方位;G. 电极针针尖重建测量各针尖距离,为消融参数的设定提供依据;H~J. 消融后即刻增强扫描显示消融区涵盖全部瘤体,呈无强化的低密度影,肿瘤轮廓消失,消融区内见散在的气体影;K.1 个月后复查磁共振冠状位增强扫描,显示消融区较前缩小,呈三角形无强化区域。

2. 胰腺体尾部肿瘤的纳米刀消融 按照肿瘤的生长部位胰腺癌可分为胰头癌、胰体癌、胰尾癌以及全胰癌。由于胰腺体部和尾部之间的界线无法清楚划分,临床上常常将胰体癌和胰尾癌统称为胰体尾癌。胰体尾癌的发生率较胰头癌要少,理论上可切除率比胰头癌要高。但是胰体尾癌不引起阻塞性黄疸,一般肿瘤生长较胰头癌大时才被发现,当肿瘤侵犯邻近脉管结构时则无法完全切除。纳米刀消融原则与胰头癌相同,由于针尖裸露短布针时应注意与瘤体长径平行以便于退针消融。比如图 8-14 为胰腺钩突部腺癌,其长轴横向排列与胰腺长轴一致,为了节省电极针数目、方便退针消融,采取横向平行病灶布针。如果因周围毗邻结构和解剖位置的关系无法平行肿瘤长径布针,则采取多针组合分段消融,因此,沿胰腺长轴生长的肿瘤为横向排列,均应采取此方式布针(图 8-15~ 图 8-17)。

六、并发症及处理

胰腺癌纳米刀消融最严重的并发症是胰瘘。胰腺癌生长过程中往往侵犯胰管导致主胰管或其分支梗阻扩张,术前 CT 或 MRI 可以清晰显示扩张胰管的位置及程度,如果梗阻接近十二指肠乳头可以行内镜逆行胰胆管造影(endoscopic retrograde cholangiopancreatography,ERCP)联合胰管内支

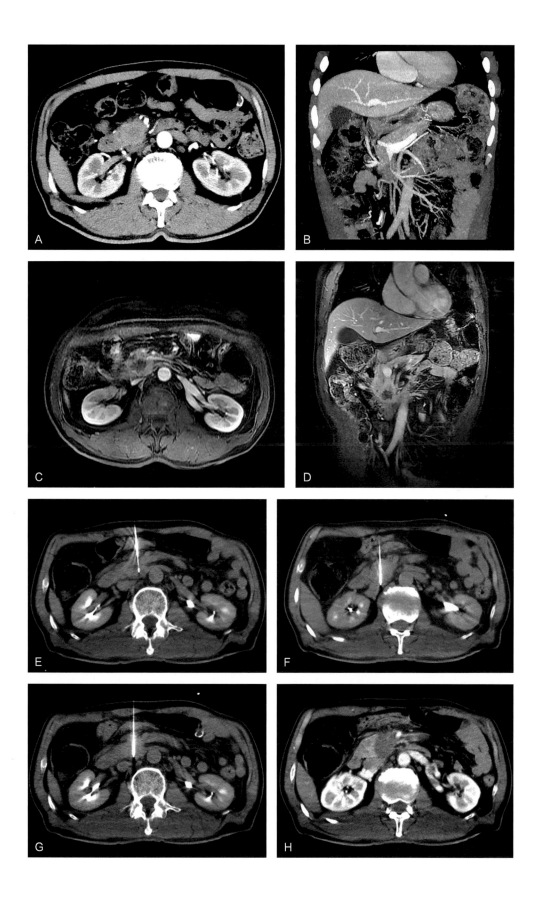

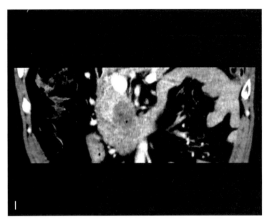
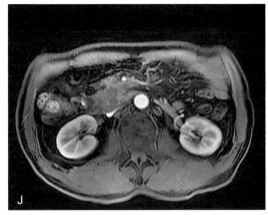

图 8-14 胰腺钩突部腺癌活检及纳米刀消融治疗

A. CT 增强扫描显示胰头钩突部直径 2cm 大小肿块,轮廓不清楚,侵犯十二指肠和肠系膜上动静脉;
B. CT 增强扫描冠状位重建显示肿瘤呈密度减低影侵犯周围血管,肠系膜上静脉管腔狭窄;C、D. 分别
为 MRI 横轴位和冠状位增强 T_1WI 扫描,病灶呈低信号改变;E. CT 引导下经皮穿刺活检证实为腺癌;
F、G. CT 引导下采用 2 根电极针经皮穿刺达病灶边缘处消融;H、I. 消融后拔出电极针即刻行增强 CT 扫
描,横轴位图像和冠状位重建显示消融区呈无强化的低密度影;J. 纳米刀消融术后 1 周 MRI 增强 T_1WI 显
示消融区边界清楚,呈无强化低信号改变。

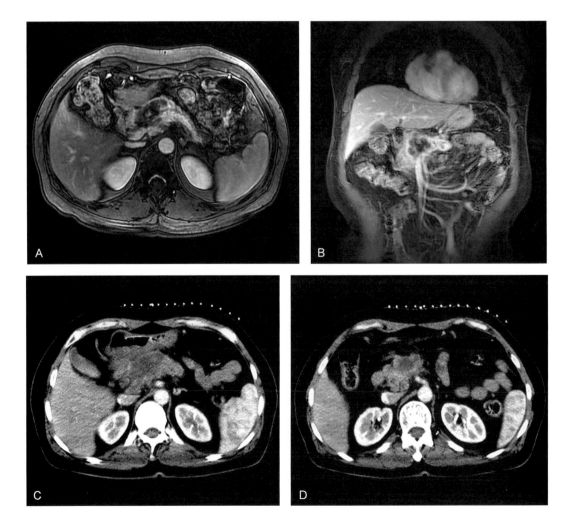

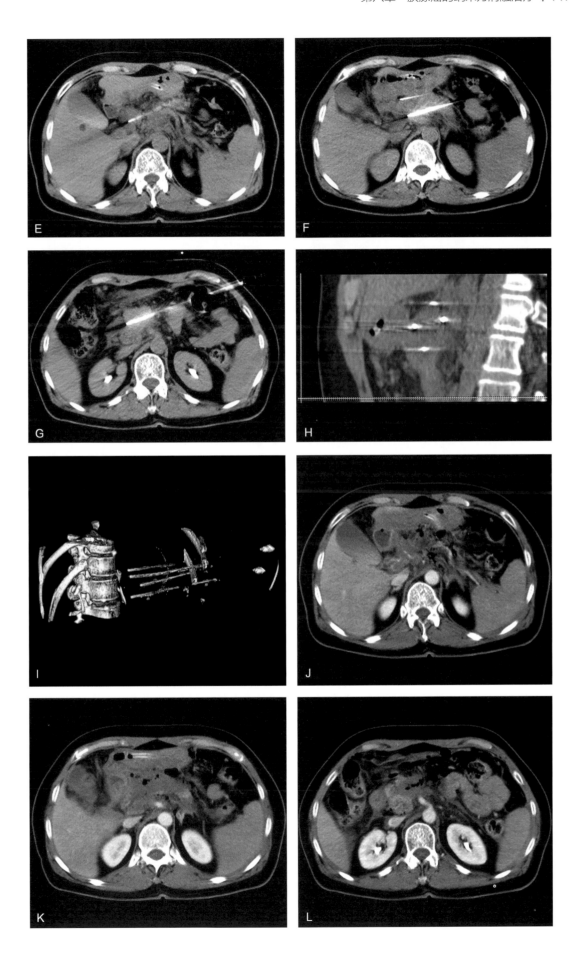

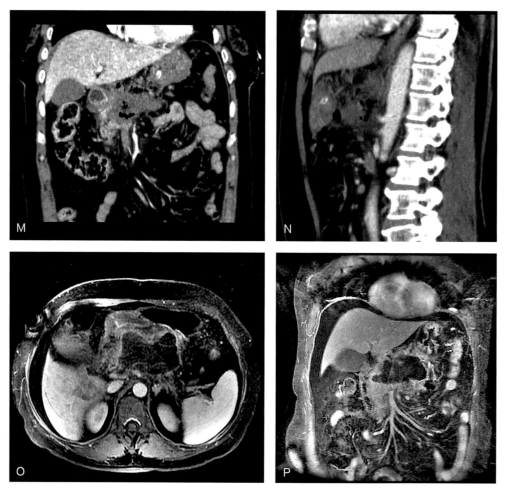

图 8-15　胰腺癌纳米刀消融治疗

A、B. 磁共振 T_1WI 增强横轴位和冠状位图像显示胰头和胰颈部不规则肿块,强化幅度低于胰腺实质呈低信号改变,周边与十二指肠壁和肠系膜上静脉分界不清,胰管扩张、胰尾部体积萎缩。C、D. 术中 CT 增强定位扫描显示胰头、颈部不规则低密度肿块,右侧贴近胃窦、幽门和十二指肠,前方靠近胃体部和横结肠。设计穿刺进针路径时考虑到经前腹壁穿刺,电极针需要穿过胃或结肠,而经左前腹壁进针会避开此结构。E~G. CT 引导下经左前腹壁穿刺进针,根据肿瘤体积和轮廓采用 4 根电极针平行病灶长轴穿刺达病灶边缘,第 1 根电极针位于病灶上缘,第 2 根和第 3 根电极针位于病灶中部,第 4 根电极针位于病灶底部。H、I. 垂直于穿刺针的斜矢状位重建图像清晰显示各电极针的排列位置、距离以及与病灶的关系,为制定消融参数提供精确依据,第 1 根针位于病灶最顶端,沿顺时针方向依次为 2、3 和 4 针。除了第 1 根和第 3 根针距离大于 2.5cm 不做消融之外,其他针的消融顺序为:1-2;1-4;2-3;2-4;3-4。J、K. 为消融结束拔针后即刻增强 CT 扫描。从病灶不同层面及冠状位和矢状位观察消融区呈无强化的密度减低区,其内可见散在低密度气体影,胃、十二指肠及血管结构未见明显损伤。L. 病灶底部层面。M. 冠状位重建。N. 矢状位重建。O、P. 术后 1 周 MRI 增强 T_1WI 显示消融区呈无强化的低信号区,边界清楚。

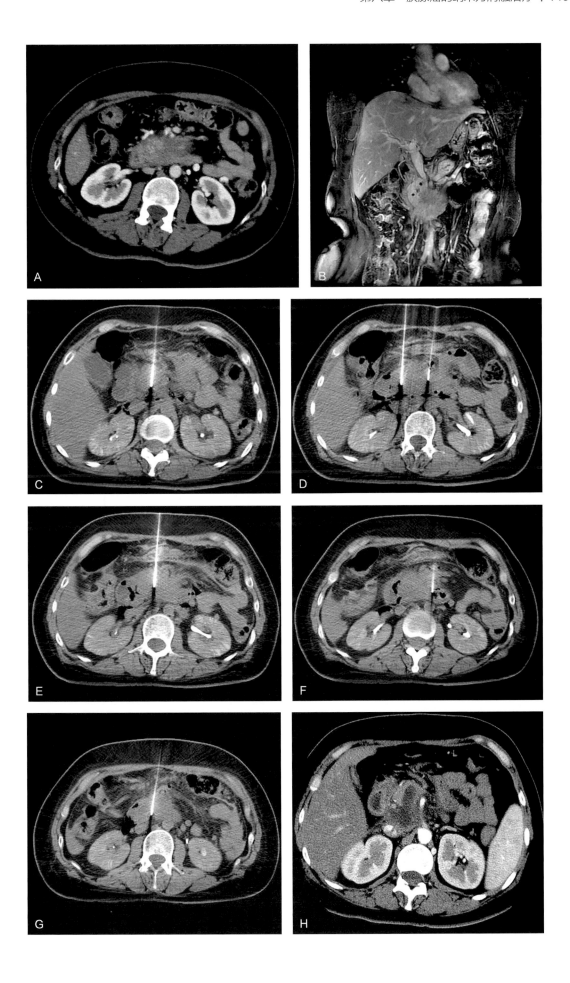

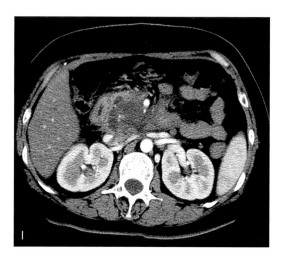

图 8-16　胰头颈部腺癌纳米刀消融治疗

A. CT 增强扫描显示胰头颈部肿瘤呈横向排列与十二指肠分界不清；B. 磁共振增强冠状位扫描显示胰头部肿瘤侵犯十二指肠水平段，胰管和胆管增粗，门静脉于汇合处管腔狭窄；C. CT 引导下经皮穿刺纳米刀消融，由于肿瘤横向生长，电极针无法平行于瘤体长径布针，按照肿瘤体积采用 6 根电极针与瘤体垂直穿刺布针，第 1 根电极针穿刺置于病灶头侧；针尖裸露 1cm 退针消融治疗；D. 第 2 和 3 根电极针置于病灶中部，完成第一阶段的消融后电极针后退 8mm；E~G. 沿病灶轮廓将 4~6 电极针分布置于病灶下缘；H、I. 纳米刀消融术后 1 周增强 CT 显示消融区涵盖大部病灶，呈无强化的低密度区，肠系膜动静脉、下腔静脉及十二指肠无损伤。

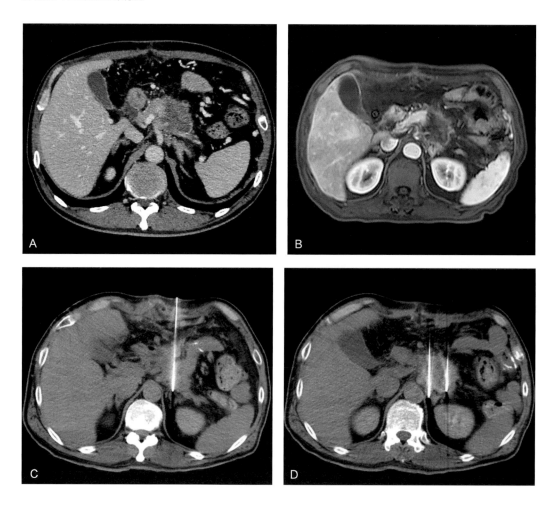

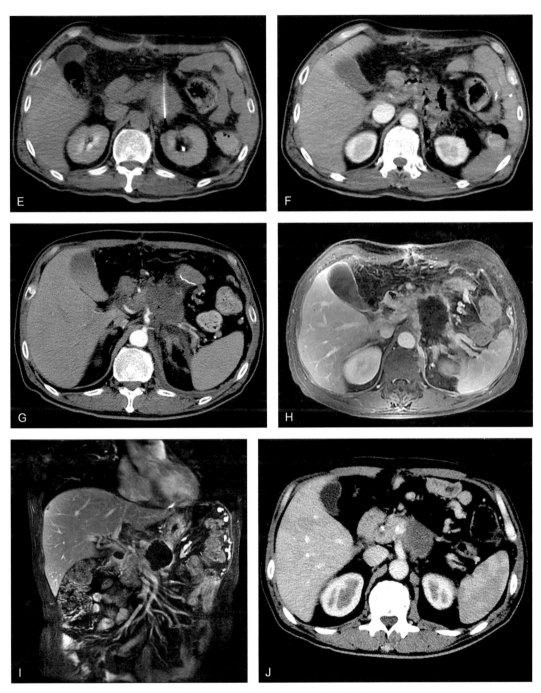

图 8-17　胰腺体尾癌纳米刀消融治疗

A. CT 增强扫描动脉期显示胰腺体尾部不规则低密度肿块；B. 磁共振增强 T_1WI 病灶呈低信号改变；C~E. CT 引导下采用 4 根电极针经皮穿刺达病灶边缘,针尖裸露 1cm；F. 术后拔针即刻增强 CT 扫描显示消融区有散在低密度气体影,肿瘤轮廓消失；G. 术后 1 周增强 CT 扫描显示病变区密度减低、无强化,边界清楚；H、I. 术后 1 周 MRI 增强 T_1WI 轴位和冠状位扫描图像显示消融区呈边界清楚的低信号区,无强化；J. 术后 3 个月复查,CT 增强扫描显示病变较前缩小、无强化。

架置入术消除胰管梗阻使胰液排出通畅。如果胰管狭窄段长或距离乳头远、支架置入困难,纳米刀电极针在穿刺时,可能损伤到扩张的胰管导致胰液外漏。胰瘘一旦发生即可引起出血、感染等严重并发症,胰瘘常常发生在纳米刀消融治疗后的第3天,早期常表现为腹部触痛、发热,严重者出现心动过速、呼吸急促,或者患者轻度烦躁不安,合并感染时有腹膜炎表现,引流液淀粉酶常明显增高。CT扫描发现胰腺周围低密度液体聚集区,邻近组织结构模糊水肿,血管受到腐蚀破坏可导致出血。胰瘘发生后应当及时采取积极治疗措施,否则随着感染的加重患者出现电解质平衡紊乱、菌血症等并发症。除了给予抗生素治疗之外,要尽早地实行经皮穿刺引流术,彻底的引流可以使患者的病情得到有效治疗,经过数周的引流胰管瘘口常常闭塞。当患者体温恢复正常、影像学显示胰周漏出液消失即可拔出引流管。纳米刀消融术引起的其他并发症主要是穿刺过程中导致的组织损伤,最常见的是出血或血肿,因此在穿刺路径的设计中一定要避开血管。消融区内血管内膜的损伤在术后可以发生血栓,术后及时应用抗凝药物可以避免血栓的发生。

七、疗效评价及术后综合治疗

胰腺癌纳米刀消融后的疗效评估分为血液肿瘤标志物检查和影像学检查。影像学评价主要依靠CT或MRI增强扫描,我们的病例常规术后1周、1个月、3个月、半年和1年进行影像学检查评估,期间可以根据患者具体情况灵活地确定检查时间和检查项目,如PET/CT检查。术后血中的肿瘤标志物如CA19-9会增高,这是由于IRE破坏肿瘤细胞膜导致肿瘤标志物释放的结果,1周后肿瘤标志物逐渐下降。通过与术前肿瘤标志物的对照可以间接地反映肿瘤的控制情况。

影像学检查是客观反映肿瘤治疗效果的重要方法,术后即刻CT增强扫描与术前定位增强扫描图像对比能够直观地显示肿瘤的消融变化。消融后即刻扫描常常显示消融区内3个影像学特征:①肿瘤轮廓改变:术前影像学显示的肿瘤轮廓消失,术后即刻增强扫描肿瘤的边界模糊不清楚,1周以后复查时增强扫描显示肿瘤边界清晰;②密度改变:消融区密度明显减低,无强化;③气泡影:消融区内可见散在低密度气体影,部分聚集,分布无规律,这种电离的气体影可以间接地反映消融的强度,1周后影像学复查时气体影常常被吸收消失,但是消融区仍然呈低密度无强化区域,在增强扫描图像上消融区边界清楚截然,1个月后复查消融区范围逐渐缩小。

胰腺癌强调综合治疗,标准化疗方案是以吉西他滨为基础的单药或联合化疗,FOLFIRINOX、AG方案化疗联合放疗也取得了效果。纳米刀术前的新辅助化疗有助于提高消融效果,我们的病例一般都于术前给予患者2~4期的辅助化疗。纳米刀消融术后多联合化疗和免疫治疗。胰腺癌纳米刀消融术后1周后即可产生肿瘤特异性抗原,通过联合免疫治疗有望取得较好的疗效。

(魏颖恬 肖越勇 张 肖 张啸波 孟亮亮)

参考文献

1. SIEGEL R L, MILLER K D, JEMAL A. Cancer statistics, 2018. CA Cancer J Clin, 2018, 68 (1): 7-30.
2. CHEN W, ZHENG R, BAADE P D, et al. Cancer statistics in China. CA Cancer J Clin, 2016, 66 (2): 115-132.
3. LI D, MORRIS J S, LIU J, et al. Body mass index and risk, age of onset, and survival in patients with pancreatic cancer. JAMA, 2009, 301 (24): 2553-2562.
4. BAGNARDI V, ROTA M, BOTTERI E, et al. Alcohol consumption and site-specific cancer risk: A comprehensive dose-response meta-analysis. Br J Cancer, 2015, 112 (3): 580-593.

5. 中国临床肿瘤学会胰腺癌专家委员会. 胰腺癌综合诊治中国专家共识 (2014 年版). 临床肿瘤学杂志, 2014, 19 (4): 358-370.

6. OETTLE H, NEUHAUS P, HOCHHAUS A, et al. Adjuvant chemotherapy with gemcitabine and long-term outcomes among patients with resected pancreatic cancer: The CONKO-001 randomized trial. JAMA, 2013, 310 (14): 1473-1481.

7. KHORANA A A, MANGU P B, BERLIN J, et al. Potentially curable pancreatic cancer: American society of clinical oncology clinical practice guideline update. J Clin Oncol, 2017, 35 (20): 2324-2328.

8. 于浩鹏, 黄子星, 宋彬. 胰腺癌的影像学诊断进展. 中国普外基础和临床杂志, 2014, 4: 502-506.

9. AL-HAWARY M M, FRANCIS I R, CHARI S T, et al. Pancreatic ductal adenocarcinoma radiology reporting template: Consensus statement of the society of abdominal radiology and the American pancreatic association. Gastro-enterology, 2014, 146 (1): 291-304.

10. XU H X, CHEN T, WANG W Q, et al. Metabolic tumour burden assessed by ^{18}F-FDG PET/CT associated with serum CA19-9 predicts pancreatic cancer outcome after resection. Eur J Nucl Med Mol Imaging, 2014, 41 (6): 1093-1102.

11. SHEN BY, SHI YS. Present situation and prospect of Da Vinci robot-assisted pancreatic surgery. Chin J Dig Surg, 2017, 16 (8): 797-799.

12. ZHANG H, WU X H, ZHU F, et al. Systematic review and meta-analysis of minimally invasive versus open approach for pancreaticoduodenectomy. Surg Endosc, 2016, 30 (12): 5173-5184.

13. CAO F, LI J, LI A, et al. Radical integrate modular pancreatosplenectomy versus standard procedure in the treatment of left-sided pancreatic cancer: A systemic review and meta-analysis. BMC Surg, 2017, 17 (1): 67.

14. ZHANG X, XIAO Y Y, HE X F, et al. Clinical application of CT-guided percutaneous nanoknife ablation in retroperi-toneal tumor. International Journal of Clinical and Experimental Medicine, 2016, 9 (6): 8981-8989.

15. LIU Z, LUO G, GUO M, et al. Lymph node status predicts the benefit of adjuvant chemoradiotherapy for patients with resected pancreatic cancer. Pancreatology, 2015, 15 (3): 253-258.

16. HERMAN J M, SWARTZ M J, HSU C C, et al. Analysis of fluorouracil-based adjuvant chemotherapy and radiation after pancreaticoduodenectomy for ductal adenocarcinoma of the pancreas: Results of a large, prospectively collected database at the Johns Hopkins Hospital. J Clin Oncol, 2008, 26 (21): 3503-3510.

17. FEARON K, STRASSER F, ANKER S D, et al. Definition and classification of cancer cachexia: An international consensus. Lancet Oncol, 2011, 12 (5): 489-495.

18. SAHIN I H, ASKAN G, HU Z I, et al. Immunotherapy in pancreatic ductal adenocarcinoma: An emerging entity？ Ann Oncol, 2017, 28 (12): 2950-2961.

19. FENG M, XIONG G, CAO Z, et al. PD-1/PD-L1 and immunotherapy for pancreatic cancer. Cancer Lett, 2017, 407: 57-65.

20. 肖越勇, 张欣. 纳米刀消融技术在肝癌中的应用. 肝癌电子杂志, 2015, 2 (02): 23-24.

21. 肖越勇, 张肖, 张金山. 积极稳妥地开展纳米刀肿瘤消融新技术. 中国介入影像与治疗学, 2015, 12 (05): 257-258.

22. 李竞, 张肖, 张啸波, 等. 纳米刀消融联合程序性死亡蛋白-1/ 程序性死亡蛋白配体-1 治疗胰腺癌及其免疫学机制研究进展. 中国介入影像与治疗学, 2020, 17 (10): 628-631.

23. 何晓锋, 肖越勇. 纳米刀肿瘤消融治疗的临床应用进展. 中华放射学杂志, 2014, 48 (10): 878-880.

24. 魏颖恬, 肖越勇, 张肖, 等. CT 引导下经皮纳米刀消融治疗局部晚期胰腺癌相关并发症初步分析. 中华放射学杂志, 2018, 52 (7): 528-532.

25. 魏颖恬, 肖越勇, 张肖, 等. 胰腺癌纳米刀消融参数的设置原则与临床应用. 中国介入影像与治疗学, 2017, 14 (4): 252-255.

第九章
肾脏肿瘤的纳米刀消融治疗

第一节　肾脏的解剖

　　肾脏为成对的扁豆状器官,红褐色,位于腹膜后脊柱两旁浅窝中。约长 10~12cm、宽 5~6cm、厚 3~4cm、重 120~150g;左肾较右肾稍大,肾纵轴上端向内、下端向外,因此两肾上极相距较近,下极较远,肾纵轴与脊柱所成角度为 30° 左右。肾脏一侧有一凹陷,叫作肾门,它是肾静脉、肾动脉出入肾脏以及输尿管与肾脏连接的部位。这些出入肾门的结构,被结缔组织包裹,合称肾蒂。由肾门凹向肾内,有一个较大的腔,称肾窦。肾窦由肾实质围成,窦内含有肾动脉、肾静脉、淋巴管、肾小盏、肾大盏、肾盂和脂肪组织等。肾外缘为凸面,内缘为凹面,凹面中部为肾门,所有血管、神经及淋巴管均由此进入肾脏,肾盂则由此走出肾外。肾静脉在前,动脉居中,肾盂在后;若以上下论则肾动脉在上,静脉在下。

　　肾脏位于腹膜后方、脊柱两侧,左肾上端平第 11 胸椎下缘,下端平第 2 腰椎下缘。右肾比左肾低半个椎体。左侧第 12 肋斜过左肾后面的中部,右侧第 12 肋斜过右肾后面的上部。临床上常将竖脊肌外侧缘与第 12 肋之间的部位,称为肾区(肋腰点),当肾有病变时,触压或叩击该区,常有压痛或震痛。肾脏的主要功能包括:①排泄体内代谢产物和进入体内的有害物质;②通过尿的生成,维持水的平衡;③维持体内电解质和酸碱平衡;④调节血压;⑤促进红细胞生成;⑥促进维生素 D 的活化。

　　肾脏的实质由表层的肾皮质和深层的髓质组成(图 9-1),皮质由 100 多万个肾单位所构成,包括肾小球、肾小囊和肾小管三个部分,肾小球和肾小囊组成肾小体。髓质由集合管构成的肾锥体所组成,2~3 个肾锥体近端合并成肾乳头,并突入肾小盏。在肾窦内 2~3 个肾小盏汇合成肾大盏,2~3 个肾大盏汇合成肾盂,肾盂离开肾门后向下弯行,逐渐变细移行为输尿管。肾筋膜分前后两层,包绕肾和肾上腺。由于肾筋膜在肾的下方开放,当出现肾周围的脂肪减少等情况使肾的支持力下降时,肾的移动度增大,容易向下移动,形成肾下垂或游走肾。又由于肾筋膜下端的开放,可向下通入直肠后隙,临床上可经直肠后隙注入空气,行腹膜后充气造影,以显示肾等器官的变化。

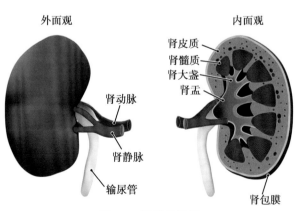

图 9-1　肾脏的解剖

第二节　肾肿瘤概述

一、病因及病理分型

随着影像学的发展和人们体检意识的提高,肾脏肿瘤的检出率呈增高的趋势。2015 年我国有 6.6 万人罹患肾癌,其发病率在过去 20 年中增加了 2%,2.3 万人因其致死,严重影响着我国人民群众的身体健康。肾癌中以肾透明细胞癌最为常见,乳头状肾细胞癌、肾嫌色细胞癌和其他病理类型的肾癌相对少见。一般为单侧单发肿瘤,双侧单发甚至多发肿瘤的情况约占肾癌中的 5%。多发肿瘤者其病因不详,部分患者为希佩尔 - 林道病(von Hippel-Lindau disease,VHL)。该病为常染色体显性遗传多系统肿瘤疾病,可累计全身多个脏器,导致中枢系统血管网状细胞瘤、视网膜母细胞瘤、脏器多发囊肿和肿瘤,累及肾脏者可表现为肾脏多发囊肿和肾癌。

二、肾肿瘤的 TNM 分期

AJCC 肾肿瘤 TNM 分期见表 9-1。

表 9-1　AJCC 肾肿瘤 TNM 分期(第 8 版,2017 年)

TNM 分期	内容
原发性肿瘤 (T 分期)	T_x:原发性肿瘤无法评估
	T_0:无原发性肿瘤证据
	T_1:肿瘤最大径≤7cm,局限于肾脏
	T_{1a}:肿瘤最大径≤4cm,局限于肾
	T_{1b}:4cm<肿瘤最大径≤7cm,局限于肾
	T_2:最大径>7cm,局限于肾脏
	T_{2a}:7cm<肿瘤最大径≤10cm,局限于肾
	T_{2b}:最大径>10cm,局限于肾脏
	T_3:肿瘤侵犯主要静脉或肾周组织,但未侵及同侧肾上腺和未超出肾筋膜
	T_{3a}:肿瘤侵犯肾静脉主要分支或肾盂、肾周、肾窦脂肪组织,但未超出肾筋膜
	T_{3b}:肿瘤延伸至横膈以下腔静脉
	T_{3c}:肿瘤延伸至横膈以上腔静脉,或侵犯腔静脉壁
	T_4:肿瘤已超出肾筋膜
区域淋巴结转移 (N 分期)	N_x:区域淋巴结无法评估
	N_0:无区域淋巴结转移
	N_1:区域淋巴结转移
远处转移 (M 分期)	M_0:无远处转移
	M_1:有远处转移

临床一般将 Ⅰ、Ⅱ 期称为肾癌早期,早期肾癌多以手术为主。Ⅰ 期肾癌又可分为 T_{1a} 和 T_{1b},T_{1a} 期肾癌患者根据病灶位置多适合选择保肾手术,T_{1b} 期肾癌患者同样根据病灶位置可选择保肾手术

或根治性肾切除手术。Ⅱ期肾癌指的是 T_2 期肾癌,对于Ⅱ期肾癌患者以根治性肾切除术为首选治疗方案。Ⅲ期称为中期,是指 T_3 期或者 T_3 期伴有淋巴结转移和伴有淋巴结转移的 T_1 和 T_2 期肾癌,对于Ⅲ期肾癌患者仍以根治性肾切除术为首选治疗方案。Ⅳ期为晚期,临床上可选择减瘤性消融联合免疫治疗(图 9-2)。

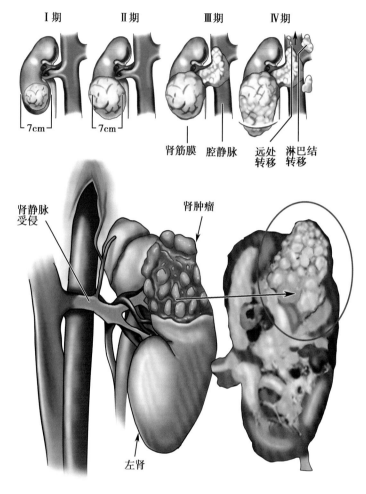

图 9-2 肾肿瘤的分期

第三节 肾癌的影像学诊断

肾癌早期无特异性临床表现,常于查体偶然发现,部分患者可出现无痛性血尿。患者出现腰背部疼痛往往是肿瘤体积较大撑胀包膜所致,严重者可沿肾静脉侵入下腔静脉,导致下肢因静脉回流障碍而肿胀。

超声是诊断肾癌的最方便的筛查方法,通常表现为圆形或椭圆形低回声或混合性回声肿块,边界较清楚,彩色多普勒血流显像(color doppler flow imaging,CDFI)可探及团块内部及周边的动脉血流。但超声特异度不高,常需要结合 CT 和 MRI 检查。根据肾癌的不同病理分型,其影像学表现也不尽相同。肾透明细胞癌在临床上最为多见,在 CT 平扫上常表现为不均匀等密度或低密度病灶,可伴出血、坏死,与正常组织边界不甚清晰,增强后动脉期病灶呈不均匀明显强化,强化程度常高于或接近周围正常肾皮质,排泄期病灶的洗脱速度很快,呈"快进快出"表现(图 9-3,图 9-4)。乳头状肾细胞癌为乏血供肿瘤,CT 平扫时常呈低密度,内可见囊状或斑片状更低密度区,为肿瘤内的囊变或坏死区域,增强后病灶呈轻中度强化,强化程度明显低于肾皮质,实质期廓清不明显,但强化程度仍明显低于肾实质,呈"等进慢出"表现(图 9-5)。肾嫌色细胞癌 CT 平扫无明显特异性,呈等或低密度肿块,密度较均匀,其坏死及囊变的发生率要低于肾透明细胞癌及乳头状肾细胞癌。增强各期均低于肾皮质强化程度,实质期强化程度高于皮髓质期,排泄期低于皮质期,提示病变存在延迟强化,少数病例在延迟后期可见病灶中心出现星状瘢痕影,又称轮辐征(图 9-6)。此外,增强检查还能显示肾静脉及下腔静脉瘤栓,腹主动脉周围淋巴结转移等相关征象。

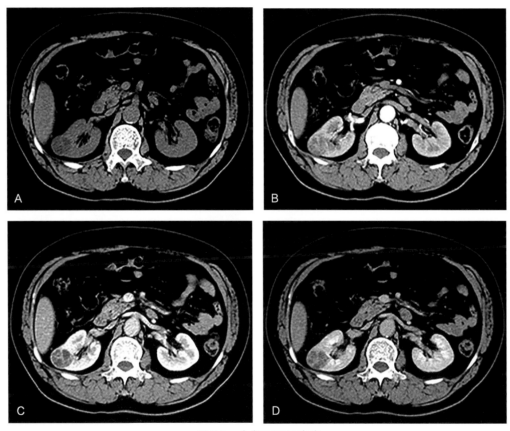

图 9-3　右肾透明细胞癌
A. CT 平扫显示右肾类圆形低密度肿块影,与肾实质分界不清,内可见线样分隔;B. CT 增强动脉期肿块呈明显不均匀强化,内可见强化减低区;C、D. 实质期及平衡期可见肿瘤强化程度较肾实质显著降低。整个强化过程呈"快进快出"表现

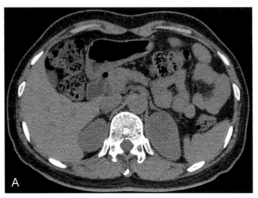
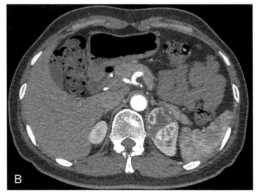

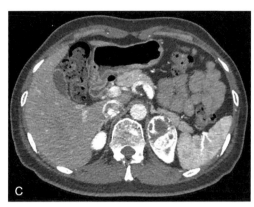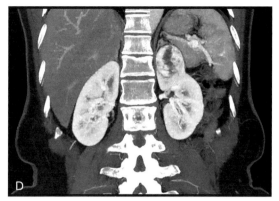

图9-4　左肾透明细胞癌

A. CT平扫显示左肾上极稍低密度肿块影,与肾实质分界不清;B. CT增强动脉期呈明显不均匀强化,内可见囊性无强化区;C. 实质期可见肿瘤强化程度较肾实质强化减低;D. 冠状位CT增强显示实质期肿块不均匀强化,可见包膜

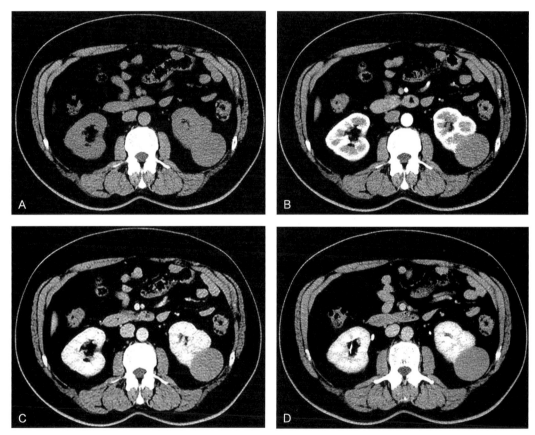

图9-5　左肾乳头状细胞瘤

A. CT平扫显示病变呈类圆形等密度肿块,突出于肾轮廓之外;B. CT增强动脉期显示病变轻度强化,强化程度明显低于肾皮质;C、D. 增强实质期及平衡期可见病灶内廓清不明显,但强化程度仍明显低于肾实质,呈"等进慢出"表现

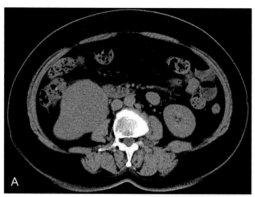
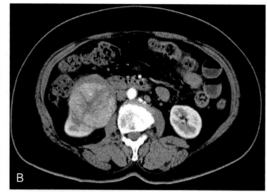
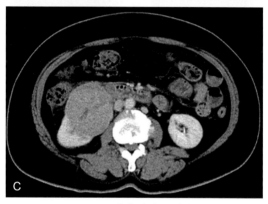

图 9-6　右肾嫌色细胞癌

A. CT 平扫示肿块呈类圆形,与肾实质呈等密度,明显突出于肾轮廓之外;B、C. CT 增强动脉期及延迟期
均可见瘤体呈轻至中度强化,强化程度均低于肾皮质,肿瘤内部可见无强化星状瘢痕影,呈典型轮辐状

　　肾癌 MRI 表现与肿瘤内部成分相关。乳头状肾细胞癌和肾透明细胞癌在 T_1WI 上表现为等或稍低信号,在 T_2WI 上呈等或稍高信号(图 9-7)。肾嫌色细胞癌在 T_1WI 上多呈等信号,在 T_2WI 上呈等或稍低信号(图 9-8)。增强扫描肿瘤的强化形态与 CT 增强表现类似。MRI 除了可以同 CT 一样通过动态增强扫描判断肿瘤性质外,还可通过 DWI、ADC 值测量等功能成像方法判断肿瘤良恶性和肿瘤分型。肾透明细胞癌的 ADC 值多高于肾嫌色细胞癌和乳头状肾细胞癌,且 ADC 值与 Fuhrman 病理分级多呈负相关。

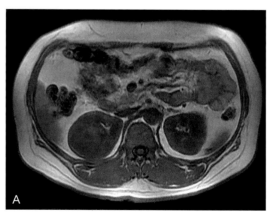
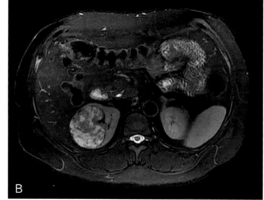

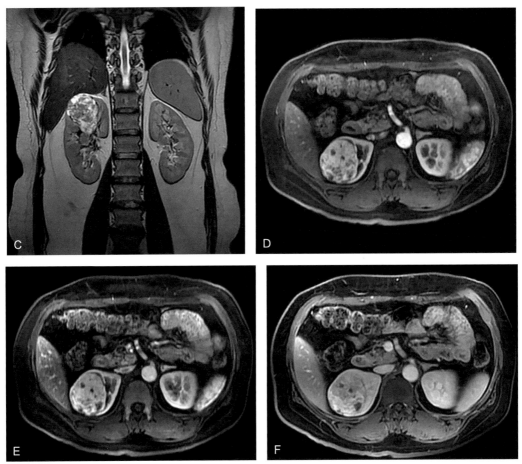

图 9-7 右肾透明细胞癌

A. T_1WI 示病灶主要呈等信号；B、C. 轴位 T_2WI 压脂及冠状位 T_2WI 示病灶位于右肾上极，呈长 T_2 信号为主混杂信号，内可见多发小囊变；D. 增强检查动脉期显示病灶呈明显不均匀强化；E、F. 实质期及延迟期可见肿瘤持续强化，对比剂廓清缓慢

　　虽然影像学检查在肾癌的诊断和鉴别诊断中起到了重要的作用，但其最终仍需通过病理学检查确诊。常用的获得病理组织的方法包括外科手术和影像学引导下经皮穿刺活检。由于肾癌特别是肾透明细胞癌血供丰富，影像学引导的经皮穿刺活检需要采取同轴针活检，活检后拔出活检枪通过同轴针行针道封堵，或消融与活检同步进行，以防止针道转移。

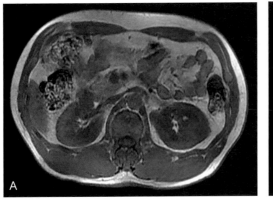
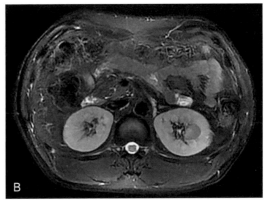

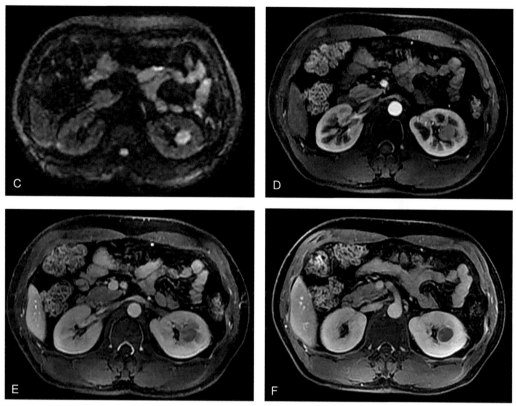

图 9-8　左肾嫌色细胞癌

A、B. MRI 平扫显示左侧肾窦旁类圆形等 T_1 稍长 T_2 信号结节影,边缘清楚;C. DWI 示病灶呈稍高信号,提示病灶存在弥散受限;D. 动脉期皮质期可见病灶呈中等程度均匀强化,强化程度低于肾皮质;E. 髓质期病灶强化程度无明显下降;F. 排泄期可见病灶相对肾实质呈显著低信号

第四节　肾癌的治疗

对于 T_1 和 T_2 期的肾癌,外科手术切除是首选的治疗方式。部分患者由于无法或不愿进行手术切除,可选择影像引导下的消融治疗。不能手术的常见原因包括:①身体状况较差而无法耐受手术;②先天性或后天性独肾,术后有较高的肾脏功能不全风险;③肿瘤位于肾门周围,R.E.N.A.L 评分(表 9-2)高无法行部分切除术;④由于肾小球肾炎、肾盂肾炎或输尿管结石导致肾脏功能储备差,需尽可能保全肾单位;⑤肾散在多发恶性肿瘤,包括双肾多发和单肾多发肿瘤;⑥术后残留、复发或再发。对于晚期无法手术切除的患者,可以选择减瘤性消融治疗联合免疫或靶向治疗。

表 9-2　肾脏肿瘤 R.E.N.A.L 评分表

指标	1分	2分	3分
肿瘤直径(R)/cm	≤4	>4~<7	≥7
肿瘤外凸率(E)	≥50%	<50%	完全肾内
肿瘤距离集合/肾窦系统距离(N)/mm	≥7	>4~<7	≤4
肿瘤位于肾腹/背侧(A)		不计分,辅以后缀 a,p 或 x	
肿瘤与肾上下极位置(L)	肿瘤完全位于肾上或下极	肿瘤大部分位于肾上或下极	肿瘤 50% 以上穿过肾上或下极

一、肾癌的外科手术治疗

肾癌常用的外科术式包括根治性肾切除术（radical nephrectomy，RN）和肾部分切除术（partial nephrectomy，PN）。RN 术式简单，术后并发症发生率低，但患者一侧肾功能完全丧失，适合 T_2 期以上的肾癌。PN 能够在切除肾脏肿瘤的同时保留正常肾实质，多应用于 T_1 期病灶直径 ≤7cm 的肿瘤，但相对 RN，PN 手术（图 9-9）难度大，技术要求高，并发症也更多，术中和术后患者出血风险高。而一些较复杂的肾门部、内生型高 R.E.N.A.L. 评分的肾癌，PN 的手术风险远高于 RN。

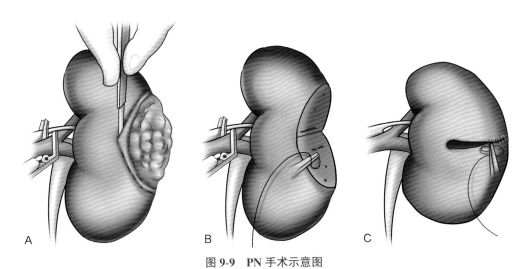

图 9-9　PN 手术示意图
A. 肾动脉阻断后肿瘤剜除；B. 剜除肿瘤后，行肾实质内部缝合；C. 外层肾皮质缝合。

二、肾癌的消融治疗

对于无法行外科手术或不愿意进行外科手术的患者，消融是目前常用的、可达到根治目的的治疗手段。以往常用的消融方法主要为温度消融，包括射频消融、微波消融和冷冻消融，其具有创伤小、见效快、可重复性高且住院周期短的优点，已广泛应用于临床，并取得较好的疗效。但在临床实践中仍会出现一定的并发症，比如病灶的残留和复发，肾周血肿和血尿集合系统损伤而导致肾积水。这些并发症与常规消融的作用机制相关。目前常用的消融手段都是通过改变组织的温度而使病灶出现凝固性坏死或液化性坏死，因而能否达到靶治疗温度对于治疗的效果至关重要，同样非靶区域的温度与术后并发症密切相关。而肾脏固有的解剖生理因素可能会影响消融的效果和并发症的发生，可能有以下几种原因：①肾脏实质或肾脏的肿瘤常呈富血供，热沉降效应明显，可能使病灶局部的温度无法达到治疗要求，导致肿瘤组织局部残留；②肾脏血管结构丰富，血管热或冷损伤后可导致出血；③肾脏集合系统对温度敏感，损伤后易出现局部狭窄甚至肾盂积水，严重时会损害患者肾脏功能。因而，对于肾脏肿瘤较为理想的消融方法是在杀灭肿瘤细胞的同时，最大限度地保留肾脏功能，特别是血管和集合系统的完整，而上述的几种温度消融手段均有一定的短板。

第五节　肾癌的纳米刀治疗

纳米刀消融自其问世以来已得到广泛关注，其选择性消融的特性使之适用于脉管和管腔结构丰富的脏器的治疗。纳米刀的治疗机制是通过高频高场强电脉冲,使消融区域的细胞膜上产生多个纳米级微孔,这些微孔起初是可逆的,但随着消融区域内电压不断升高,这些微孔转变为不可逆性孔道,导致细胞膜内外离子、分子交换异常,渗透压改变,最终引起细胞内外环境失衡,造成细胞凋亡。在此过程中消融区域内仅有细胞膜脂质双分子层受到破坏,而缺乏细胞膜结构的胞质溶胶几乎无损伤。因而理论上对于含细胞少、胶原和结缔组织成分丰富的血管、神经和集合系统不会产生很显著影响。在不可逆消融区周围的细胞,其细胞膜的微孔在6h内可逆性关闭,因而细胞内外环境可恢复平衡,有效保证周围组织的功能。自纳米刀问世以来便有研究将其应用于肾脏消融,以期在杀灭肿瘤细胞的同时保证血管和集合系统的完整,减少肾功能的损伤。

一、肾脏纳米刀消融的动物实验研究

肾脏富含血管,如果应用不可逆电穿孔技术进行肾脏肿瘤消融,肾脏的解剖和功能会对其有什么影响,能否做到既安全又有效地选择性损毁肿瘤组织呢? 为此我们进行了一系列不可逆电穿孔肾脏消融的动物实验研究。实验样本为巴马小型猪,随机选取一侧肾脏作为实验组,另一侧作为正常对照组。实验组行不可逆电穿孔消融,分别于消融术后即刻、2周、4周、8周、16周行双侧肾脏CT灌注成像,分析计算各个时间点肾血流灌注参数,比较不同时间点两侧肾脏实质灌注参数差异。结果发现消融后即刻实验组肾实质血容量(BV)、血流量(BF)、最大增强值(PE)值均低于对照组,达峰时间(TTP)值则高于对照组,经统计学分析证明差异具有统计学意义(图9-10);消融后2周、4周、8周、16周实验组BV、BF、PE及TTP值与对照组相比,经统计学分析证明差异没有统计学意义(图9-11)。这说明小型猪肾脏经纳米刀消融后急性期组织灌注量明显降低、肾功能减低;消融后2周实验组肾的组织灌注量即可恢复正常,且至消融后16周的期间内实验组肾的组织灌注量正常且无明显变化。

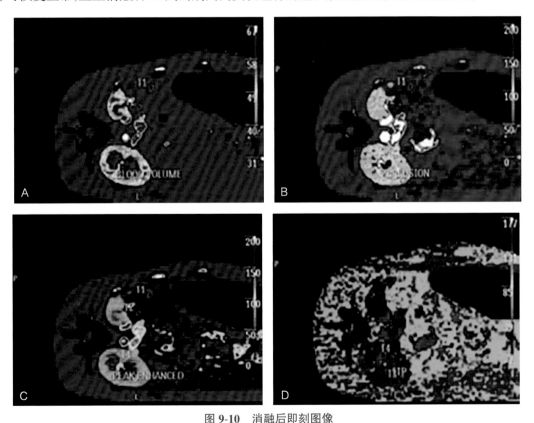

图 9-10　消融后即刻图像

上方肾脏为实验组,下方为对照组。A-D. 显示实验组 BV(A)、BF(B)、PE(C)值均低于对照组,TTP 值(D)则高于对照组

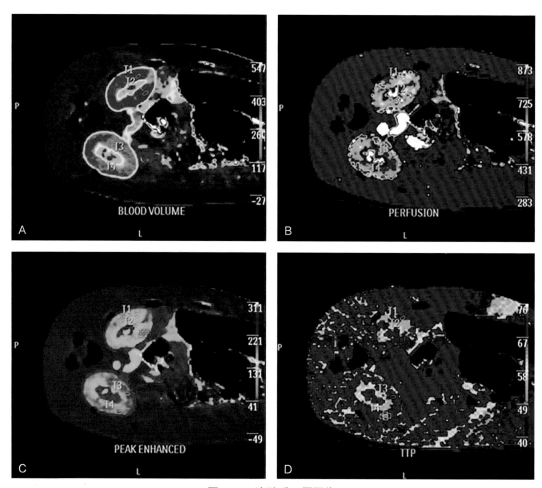

图 9-11 消融后 2 周图像

上方肾脏为实验组,下方为对照组。A-D. 显示实验组 BV(A)、BF(B)、PE(C)、TTP 值(D)
与对照组无显著性差异

基于此小型猪动物实验研究,我们认为经皮纳米刀肾脏消融术后,急性期可降低消融区肾脏血流灌注指标、影响肾脏功能,消融后 2 周消融区血流灌注情况即可恢复,纳米刀消融肾脏对肾功能的影响是暂时且可逆的,可作为消融肾脏肿瘤的一种微创介入方法应用。

纳米刀对肾损伤机理的动物实验有以下发现。

1. 纳米刀治疗后 1h,消融区域的肾实质内,肾小球和肾小管细胞开始出现凋亡,但框架结构仍保持完整,3 周后消融区域被纤维组织所替代,其内可见少量再生的肾小管,在最大程度上保留了肾单位,后期对肾脏功能几乎无影响。

2. 对于血管结构来说,影响较大的是富含血管平滑肌细胞的动脉血管,这些细胞在治疗后会出现凋亡,但由于血管基质弹性纤维仍保持完整,血管内膜细胞可迅速恢复,因而血管结构不会受到破坏。血管内皮细胞在消融后 7d 内凋亡、脱落,小血管内可有血栓形成,进一步降低了出血的风险。因而总体上来说,纳米刀对肾脏血管几乎无影响。

3. 对于集合系统来说,消融 3d 后,消融区域的肾盂、肾盏上皮出现凋亡、坏死和脱落,并有中性粒细胞浸润,但周围间质结构仍保存完整,因而此过程是可逆的。在消融 3 周后肾盂、肾盏上皮已完全再生,治疗后肾盂和肾盏几乎完全恢复。该组织病理学变化与传统热消融有着很大的差异,热消融后细胞和组织间质出现凝固性坏死和不可逆的瘢痕性修复,进而更易出现肾盂和肾盏狭窄、积水及尿瘘的情况。因而纳米刀相较于热消融更适于肾脏肿瘤的治疗,避免了与集合系统相关的严重并发症的发生。

近年来,在动物安全性试验的基础上,已有数篇关于肾脏肿瘤纳米刀治疗的临床报道,其中 Pech 等于 2011 年最早报道了肾脏肿瘤纳米刀治疗,验证了该治疗的安全性,患者心功能、心电生理和血流动力学方面均未受影响。术后患者肌酐虽有所升高,但肾脏功能未受到严重损害。之后的临床研究进一步提示肌酐的升高对于多数患者来说是可逆的,在术后 3 个月内往往能恢复正常。疗效方面,多数患者通过纳米刀治疗可达到治愈肾脏肿瘤的目的,但这些研究的随访周期均较短,其长期疗效则有待进一步评估和确认。

二、肾癌纳米刀消融治疗的临床应用

1. 适应证

(1)病理诊断明确的肾脏原发性肿瘤,TNM 分期为 $T_{1a}N_0M_0$。

(2)肿瘤直径(术前增强 CT/MRI 扫描横轴位最大径测量)≤4cm,数目 ≤ 3 个。

(3)KPS 评分 ≥ 50 分。

2. 禁忌证

(1)有严重心律失常、癫痫病史或心脏起搏器植入者。

(2)严重心、肺、肾功能不全而不能耐受全身麻醉者。

(3)对比剂过敏或因其他原因无法进行 CT/MRI 增强扫描者。

(4)术前 1 周内血常规检查提示血红蛋白<70g/L 或血小板计数<80×10^9/L 者。

(5)尿路梗阻导致肾盂积水者。

(6)1 周内服用过抗凝药物或有严重的凝血功能异常性疾病患者。

(7)泌尿系统感染、全身急性感染或慢性感染急性期患者。

3. 术前准备

(1)术前行腹部增强 CT 或 MRI 检查,详细了解病灶及其周围结构情况,必要时可行 PET/CT 或 PET/MRI 检查。

(2)术前完善血常规、尿常规、凝血功能、肝肾功能、电解质、肿瘤标志物等相关实验室检查。

(3)术前 3d 内完善 ECG、超声心动图检查、肺功能检查及麻醉评估。

(4)术前 1d 常规全麻前肠道准备,禁食水,术前 1h 留置导尿管。

(5)术中患者全身麻醉,气管插管,心电监护,有创实时监测动脉血压。

(6)纳米刀术中患者易心率加快、血压升高、心律失常,因而应严密监测心率、ECG 和血压变化。使患者心率保持在 60~110 次 /min,达到心电同步的最佳心率区间;保证电脉冲在心脏不应期精准激发,以降低心律失常发生风险;控制动脉血压,使收缩压低于 150mmHg。

(7)纳米刀治疗过程中给予肌肉松弛药及神经阻滞药物维持患者肌肉完全松弛,避免电脉冲刺激后肌肉过度收缩导致组织损伤和电极针移位。

(8)术后当日心电监护,术后 1~3d 记录 24h 液体出入量,查血、尿常规和肾功能,根据尿量调整补液量。

(9)部分患者纳米刀消融后出现肾区疼痛,可能与术区水肿、肾包膜张力升高有关,多数为自限性,术后 2~3d 内可明显缓解。少数疼痛呈持续性或进行性加重者,须排除肾区血肿后方可使用镇痛药物。

4. 消融参数及布针原则

(1)纳米刀消融参数设置:电极针到位后,测量电极针的间距,计算电极针之间的电压,使消融区域的电压保持在 1 500~2 000V/cm。部分消融参数如下:脉冲 100,波长 70~90μs。以 10 个脉冲进行消融测试,测试组织导电性符合治疗要求后,开始进行正式消融。每对电极进行 2 组各 100 次脉冲治疗,1 组循环脉冲释放后,根据电流变化情况对参数进行调整。如单次消融无法覆盖全病灶则可调整电极针位置并进行多点多次消融,直至消融区涵盖全部瘤体和瘤体周围 5mm 的安全边界。如患者肾功能正常,建议在术前和术后行 CT 增强明确病灶边界和治疗是否彻底,以及是否有血管的损伤。

(2)CT 引导下穿刺和布针:穿刺和布针在 CT 引导下进行,根据术前的影像学资料嘱患者选择合适的体位。麻醉完成后,行肾脏 CT 扫描,根据病灶部位和大小确定电极针数目和穿刺路径。目前采用的纳米刀消融针为 19G 单极电极针,长度 15~20cm,针尖暴露 1~1.5cm。电极针的进针方向应尽可能与病灶的长轴平行,同时避开腹腔重要血管和脏器。为确保电极针两两保持平行且间距控制在 1.2~2.2cm,术中采用 CT 多平面重建技术,精准测量电极针进针角度、深度和方向。电极针的裸露段最终应定位于肾脏肿瘤或周围肾实质内,避免将其放置于肾周脂肪组织中,减少因消融区域组织导电异质性过大而造成消融不彻底的风险。

5. 并发症及处理　纳米刀消融作为肾脏肿瘤的一种微创性治疗方法,其并发症的发生率很低,多数为轻微并发症,包括出血、心律失常、疼痛和尿潴留等,严重并发症的报道罕见。

(1)出血:肾脏纳米刀消融术后出血常见原因包括以下两个方面。

1)与穿刺相关的出血:虽然纳米刀电极仅为 19G,直径远小于其他常规消融手段,但穿刺仍可能损伤管径较粗的血管而引起出血,表现为肾周血肿或血尿。多数情况下由穿刺损伤引起的出血为自限性,无须特别干预。如出血呈进行性可予止血药物,当药物无法控制出血时则可考虑行经动脉血管栓塞或手术治疗。

2)与消融相关的出血:虽然纳米刀是非温度相关的消融手段,但在消融过程中电极针周围的温度仍会有所升高,其中贴近电极针暴露端处温度最高,该温度与电极针暴露端长度、消融时间、电流强度有关。因此,应尽可能使纳米刀电极与血管保持 5mm 以上的间距,同时延长两组消融的间期,使电极针表面温度得到降低,即通过距离和时间双重防护减少血管热损伤。

(2)心律失常:前期的临床研究报道了数例肾脏纳米刀治疗术中心律失常病例,以室上性心动过速最为常见,多数是自限性的,少数通过电复律后恢复正常。因而为了确保手术安全,术中应常规备有复律和除颤装置。

(3)急性肾功能损伤:多数急性肾功能损伤较轻微且仅发生在消融后的 1 周内,文献报道的 1 例发生于独肾肿瘤纳米刀治疗后,但呈自限性。多数患者肾功能在术后 1~3d 内可恢复。术后水化和碱化有利于肾功能的保护。

(4)尿潴留:尿潴留为少见并发症,其发生可能与前列腺增生或麻醉相关,通过留置导尿和功能训练可缓解。

6. 疗效评价及术后综合治疗　由于肾脏肿瘤和肿瘤周围组织的导电性、电极针的位置和分布均可能对纳米刀肾脏消融的疗效产生影响,因而术后定期的随访显得尤为重要,其目的是及时发现残留或复发的肾脏病灶。建议于治疗后 1 周、1 个月、3 个月和 6 个月和之后每 6 个月对血常规、尿常规、肝肾功能、肿瘤标志物、肾小球滤过率进行随访,术后 1 个月、3 个月、6 个月和每年进行影像学随访,有文献报道认为 CT 可能会高估纳米刀消融范围,因而增强 MRI 应作为首选检测手段。

7. 典型病例

(1)孤立肾合并多发肾癌纳米刀消融治疗(图 9-12,图 9-13)。

(2)慢性肾小球肾炎、肾功能不全合并肾癌(图 9-14,图 9-15)。

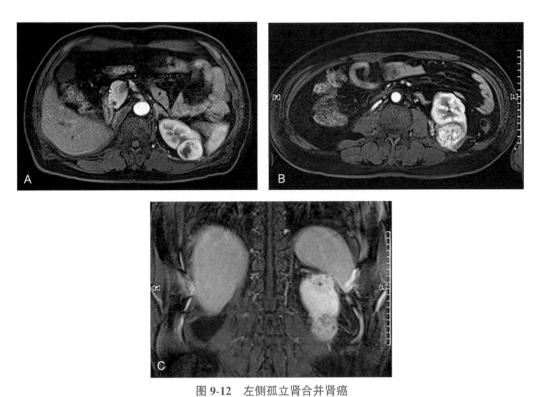

图 9-12　左侧孤立肾合并肾癌

A、B. MRI 增强扫描示右肾缺如,左肾上极及下极各直径 2.8cm 和 3.5cm 不规则肿块;C. 动脉期不均质明显强化,病灶突出于肾脏后部轮廓之外,病灶内缘毗邻肾盏。穿刺活检证实为肾透明细胞癌。

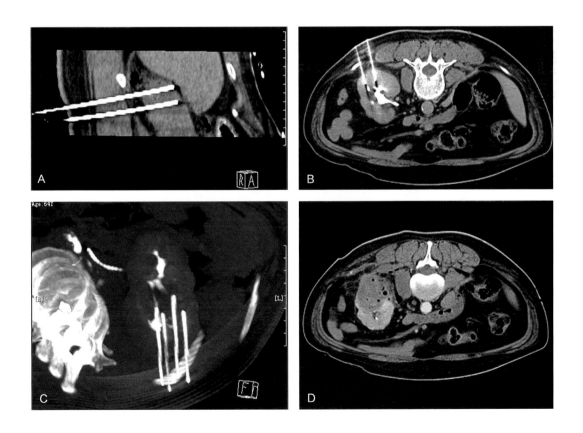

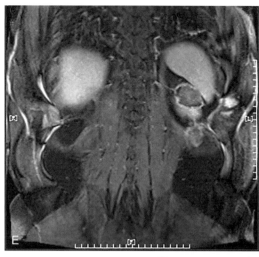
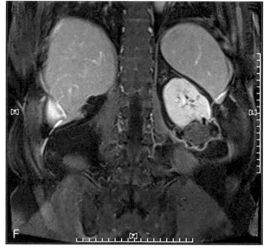

图 9-13　图 9-12 中患者的治疗及随访过程

患者取俯卧位,CT 引导下分别对上极和下极各置入 2 根电极针;A. 上极病灶布针,斜冠状面 CT 重建图像示电极针间保持平行,针间距 1.5~2cm。B. 2 根电极针尖紧贴肾盏。C. 三维重建显示电极针方位。D. 术后即刻 CT 增强扫描示消融区肿胀伴密度减低,内见多个小气泡,未见异常强化,提示病灶完全消融,消融区域与周围正常肾组织间的边界清晰。纳米刀消融 6 个月后随访,患者肌酐和肾小球滤过率均正常。E、F. MRI 增强扫描示左孤立肾上下极纳米刀消融区中心无强化,外缘轮廓不规则呈环形强化,考虑为增生的包膜,消融区与周围正常肾组织边界锐利清晰,肾集合系统无损伤。

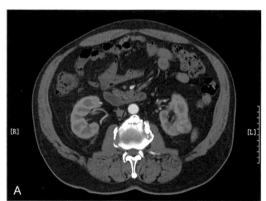
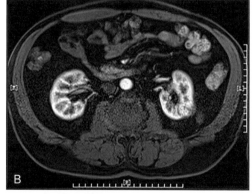

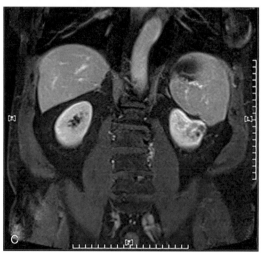

图 9-14　慢性肾炎肾功能不全合并肾癌

A~C. CT 和 MRI 增强扫描示左肾中部背外侧直径 2cm 不规则肿块,动脉期不均质明显强化,病灶部分突出于肾脏后部轮廓之外,内缘毗邻集合系统,穿刺活检证实为肾透明细胞癌。

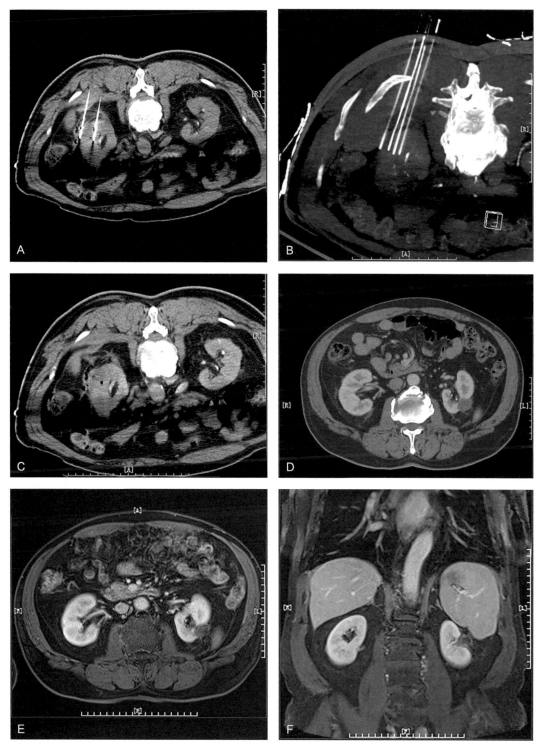

图 9-15　图 9-14 中患者的治疗及随访过程

患者取俯卧位,CT 引导下将 4 根纳米刀电极针经皮穿刺达病灶边缘处。A. CT 横轴位图像示第 1 和第 2 电极针间保持平行,内侧电极针紧贴肾盏,针间距 2.0cm;B. 三维重建示 4 根纳米刀电极针间保持平行,针尖等深,经多点、多次消融,使消融范围覆盖全病灶;C. 术后即刻 CT 扫描示消融区密度减低,内见小气泡影,肾后脂肪间隙可见少量出血,但出血量未见增多,故未予处理;D. 术后 3 个月 CT 增强扫描示左肾消融区密度减低,增强后未见异常强化灶,与正常组织间边界清晰,相邻肾盏未损伤;E、F. 术后 6 个月 MRI 增强扫描示左肾纳米刀消融区体积逐渐缩小,增强后消融区域中央无强化,消融与周围正常肾组织边界锐利清晰,邻近肾盏未见扩张。

(王忠敏　丁晓毅　黄　蔚　孟亮亮　杜　鹏　肖越勇)

参考文献

1. 杨嗣星, 熊云鹤. 肾脏集合系统结构及研究进展. 中华泌尿外科杂志, 2016, 37 (11): 805-407.

2. CHEN W, ZHENG R, BAADE P D, et al. Cancer statistics in China, 2015. CA Cancer J Clin, 2016, 66 (2): 115-132.

3. 王林辉, 时佳子. 肾癌肾部分切除术的指征应该怎么把握. 中华泌尿外科杂志, 2018, 39 (6): 403-406.

4. DAVALOS R V, MIR I L, RUBINSKY B. Tissue ablation with irreversible electroporation. Ann Biomed Eng, 2005, 33 (2): 223-231.

5. EDD J F, HOROWITZ L, DAVALOS R V, et al. In vivo results of a new focal tissue ablation technique: irreversible electroporation. IEEE Trans Biomed Eng, 2006, 53 (7): 1409-1115.

6. MILLER L, LEOR J, RUBINSKY B. Cancer cells ablation with irreversible electroporation. Technol Cancer Res Treat, 2005, 4 (6): 699-705.

7. GOLBERG A, YARMUSH M L. Nonthermal irreversible electroporation: fundamentals, applications, and challenges. IEEE Trans Biomed Eng, 2013, 60 (3): 707-714.

8. TRACY C R, KABBANI W, CADEDDU J A. Irreversible electroporation (IRE): a novel method for renal tissue ablation. BJU Int, 2011, 107 (12): 1982-1987.

9. DEODHAR A, MONETTE S, SINGLE G W, et al. Renal tissue ablation with irreversible electroporation: preliminary results in a porcine model. Urology, 2011, 77 (3): 754-760.

10. SOMMER C M, FRITZ S, WACHTER M F, et al. Irreversible electroporation of the pig kidney with involvement of the renal pelvis: technical aspects, clinical outcome, and three-dimensional CT rendering for assessment of the treatment zone. J Vasc Interv Radiol, 2013, 24 (12): 1888-1897.

11. WENDLER J J, PORSCH M, HÜHNE S, et al. Short-and mid-term effects of irreversible electroporation on normal renal tissue: an animal model. Cardiovasc Intervent Radiol, 2013, 36 (2): 512-520.

12. MAOR E, IVORRA A, LEOR J, et al. The effect of irreversible electroporation on blood vessels. Technol Cancer Res Treat, 2007, 6 (4): 307-312.

13. OLWENY E O, KAPUR P, TAN Y K, et al. Irreversible electroporation: evaluation of nonthermal and thermal ablative capabilities in the porcine kidney. Urology, 2013, 81 (3): 679-684.

14. PECH M, JANITZKY A, WENDLER J J, et al. Irreversible electroporation of renal cell carcinoma: a first-in-man phase I clinical study. Cardiovasc Intervent Radiol, 2011, 34 (1): 132-138.

15. DIEHL S J, RATHMANN N, KOSTRZEWA M, et al. Irreversible Electroporation for Surgical Renal Masses in Solitary Kidneys: Short-Term Interventional and Functional Outcome. J Vasc Interv Radiol, 2016, 27 (9): 1407-1413.

16. TRIMMER C K, KHOSLA A, MORGAN M, et al. Minimally Invasive Percutaneous Treatment of Small Renal Tumors with Irreversible Electroporation: A Single-Center Experience. J Vasc Interv Radiol, 2015, 26 (10): 1465-1471.

17. THOMSON K R, CHEUNG W, ELLIS S J, et al. Investigation of the safety of irreversible electroporation in humans. J Vasc Interv Radiol, 2011, 22 (5): 611-621.

18. WENDLER J J, PECH M, FISCHBACH F, et al. Initial Assessment of the Efficacy of Irreversible Electroporation in the Focal Treatment of Localized Renal Cell Carcinoma With Delayed-interval Kidney Tumor Resection (Irreversible Electroporation of Kidney Tumors Before Partial Nephrectomy [IRENE] Trial-An Ablate-and-Resect Pilot Study). Urology, 2018, 114: 224-232.

19. WAH T M. Image-guided ablation of renal cell carcinoma. Clin Radiol, 2017, 72 (8): 636-644.

20. DUNKI-JACOBS E M, PHILIPS P, MARTIN R C. Evaluation of thermal injury to liver, pancreas and kidney during irreversible electroporation in an in vivo experimental model. Br J Surg, 2014, 101 (9): 1113-1121.

21. BEN-DAVID E, AHMED M, FAROJA M, et al. Irreversible electroporation: treatment effect is susceptible to local

environment and tissue properties. Radiology, 2013, 269 (3): 738-747.

22. WIMMER T, SRIMATHVEERAVALLI G, GUTTA N, et al. Planning irreversible electroporation in the porcine kidney: are numerical simulations reliable for predicting empiric ablation outcomes？. Cardiovasc Intervent Radiol, 2015, 38 (1): 182-190.

第十章
盆腔肿瘤的纳米刀消融治疗

第一节 概　　述

　　盆腔常见的肿瘤为源于男女性泌尿生殖器官和下消化道的肿瘤。肿瘤术后复发、盆腔局部转移常累及局部血管和周围神经,导致下肢水肿、疼痛加重及神经功能丧失。盆腔肿瘤的放射治疗易导致肠管的不可逆损伤,且放射剂量提升困难,无法达到根治性放疗。局部温度消融(thermal ablation)如射频、微波或冷冻消融存在损伤坐骨神经、骶前神经丛、肠管、输尿管和大血管的风险。不可逆电穿孔(irreversible electroporation,IRE)对大血管、膀胱和输尿管以及肠道损伤小,根据实验动物研究 IRE 消融术后最初受损的神经轴突会随着功能的恢复而再生。因此,目前认为 IRE 是盆腔肿瘤消融治疗中一种安全可行的方法。

第二节　盆腔的解剖

　　盆腔是一个以骨盆为界的体腔,盆腔内主要脏器和结构包括生殖器官、膀胱和远端输尿管、结直肠、动静脉、肌肉、神经以及支撑脏器的韧带等。在女性骨盆中,子宫和阴道占据了膀胱与直肠之间的间隙。盆腔内各种器官可能会发生多种不同的疾病。盆腔内有极其丰富的神经穿过或分布,消融治疗可能会导致不可逆的神经损伤或功能丧失,为避免神经相关并发症的发生,必须熟悉盆腔内神经的分布和走形。

　　腰骶干由第 4 和第 5 腰椎神经构成,通过与第 1 至第 4 骶神经前支相连离开骶骨形成骶丛。骶丛向下延伸至骨盆后壁位于骶骨及梨状肌前面。起源于骶丛的神经包括坐骨神经、阴部神经、梨状肌神经、股后皮神经、穿皮神经及盆内脏神经,支配的肌肉包括臀肌、股方肌、闭孔内肌等。坐骨神经由腰神经和骶神经构成,由坐骨大孔离开骨盆进入臀区。阴部神经由第 1~4 骶神经的前支形成,经坐骨大孔出骨盆,经坐骨小孔入会阴,支配会阴区的肌肉和皮肤。股后皮神经和穿皮神经由第 2 和第 3 骶神经构成,支配会阴、大腿、小腿和臀部的皮肤。尾丛是由第 4、5 骶神经和尾神经构成,支配尾骨肌、肛提肌以及骶尾关节。尾神经支配尾骨和肛门之间的皮肤。支配盆腔的自主神经可分为骶交感干、上下腹腔丛和盆内脏神经(S₂~S₄)。骶交感干是腰交感干的延续,位于骶骨前方及直肠后方。左右骶交感干在尾骨前方汇合到奇神经节。这些神经干为支配下肢的下腹部神经丛以及节后交感神经纤维至骶丛提供纤维,进而支配下肢。腹下丛的上部位于骶岬前方,包含来自主动脉丛的交感神经纤维。它向下进入骨盆并分为左右腹下神经。熟悉这些神经的发起和走行方能解释患者的神经受累症状及防止神经的损伤。

第三节　盆腔转移瘤

一、概述

盆腔转移瘤多来自原发盆腔内脏器的肿瘤,也可以由盆腔以外脏器的肿瘤转移来,由于转移瘤常包绕血管、神经和肠管,局部治疗难度很大。温度消融由于易损伤血管及神经无法实施,纳米刀消融对脉管及肠管无严重损伤可以用于局部的消融治疗,但是要选择适合的消融参数以避免出现热效应。由于目前对纳米刀消融治疗盆腔转移瘤的临床应用经验不足,盆腔转移瘤的纳米刀消融治疗方案及参数尚无统一标准。我们结合了国内外开展纳米刀消融的专家及研究机构的经验,总结出目前开展的关于纳米刀消融治疗盆腔转移瘤的参数选择标准,作为开展此类肿瘤纳米刀消融的参考,将在本章进行详细介绍。

二、常见部位及临床表现

盆腔转移瘤多见于盆腔内淋巴结,淋巴系统呈复杂的网络状结构分布于全身,亦是恶性肿瘤转移常见部位及播散通道。盆腔淋巴结主要包括髂总淋巴结、髂外淋巴结、髂内淋巴结、骶淋巴结、腹股沟淋巴结及脏器周围淋巴结等。来源于女性生殖系统的肿瘤如宫颈癌,常见的转移淋巴结为闭孔、髂内及髂外淋巴结;子宫内膜癌常见转移淋巴结为腹主动脉旁及髂内、外淋巴结;卵巢癌常见的转移为腹主动脉旁淋巴结,其次为髂外、闭孔及髂总淋巴结等。男性生殖系统肿瘤如前列腺癌常见的转移部位为髂内、髂外及闭孔淋巴结;阴茎癌可见于腹股沟淋巴结转移;膀胱癌多见于闭孔及髂内淋巴结转移。消化系统肿瘤如结肠癌多经肠周围淋巴结、髂内或闭孔淋巴结等最后向上引流至肠系膜淋巴结或主动脉旁淋巴结。

早期淋巴结转移多不引起明显的临床症状,部分患者由于淋巴结肿大对周围组织产生压迫,或由于肿瘤侵犯与周围组织粘连,引起疼痛,活动受限,排便、排尿困难,或血尿、便血、粪便性状改变等症状,髂血管旁淋巴结肿大包绕压迫髂外静脉常导致下肢水肿和血栓形成。

盆腔腹膜转移瘤多来自腹部、盆腔的恶性肿瘤,如胃、结肠、卵巢及子宫等部位的恶性肿瘤,为肿瘤细胞经血管、淋巴管种植转移或沿系膜、韧带等直接蔓延造成。腹膜转移可发生在腹膜任何位置,常见于位置较低处,如直肠子宫陷凹。临床上主要表现为腹胀、腹痛及大量腹水,继发症状如疼痛、排尿及排便次数改变、消瘦等,并多伴随肿瘤标志物水平升高。

三、影像学表现

(一)淋巴结转移

正常淋巴结在 CT 图像上呈类圆形或椭圆形,与周围脂肪组织区别明显,正常淋巴结直径在 6~20mm,一般认为正常淋巴结短径小于 1.0cm。CT 具有较高的密度分辨率,在 CT 扫描图像上可以清晰地看到淋巴结形态的改变,如长短径比值缩小、边缘毛糙或淋巴结大小改变。肿大的淋巴结常常融合呈团块状压迫邻近结构,增强 CT 扫描时可显示肿大淋巴结密度不均匀,并有无强化坏死区域(图 10-1)。

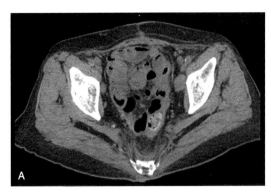
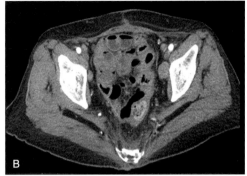
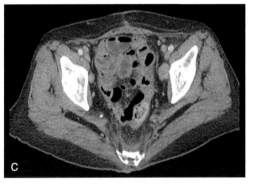

图 10-1 卵巢癌Ⅲc 期术后患者发生淋巴结转移

A. CT 平扫显示紧贴左侧盆壁的等密度椭圆形增大淋巴结;B、C. 增强后动脉期 CT 与静脉期 CT
显示淋巴结边缘轻至中度强化,中心强化程度减低。

  MRI 具有较高的软组织分辨率,在淋巴结与周围组织界限区分上具有更大的优势,但与 CT 扫描一样,多局限于形态学的改变。应用超顺磁性氧化铁(superparamagnetic iron oxide,SPIO)或超小粒径 SPIO(ultra-small SPIO,USPIO)增强扫描时,良、恶性淋巴结会表现出不同强化特征。自旋回波(SE)序列 PDWI 和 T$_2$WI 上正常淋巴结以及反应性增生淋巴结信号降低明显,而早期转移性淋巴结表现为不均匀信号降低,晚期或完全转移性淋巴结信号强度不变。因此,利用此技术可以发现较早期的转移性淋巴结(图 10-2,图 10-3)。

  超声检查操作方便、无放射性,在浅表淋巴结的检查中较为常用。转移性淋巴结在超声检查中主要表现为内部低回声、无回声或混合回声,淋巴结皮质不均匀增厚或消失,淋巴结门偏心或消失。淋巴结长短径比小于 1.5。对于浅表淋巴结,彩色多普勒检查可通过血流变化对淋巴结良恶性进行辅助判断。但由于盆腔淋巴结位置多较深,超声检查应用受限。

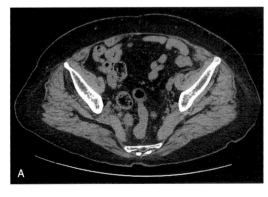
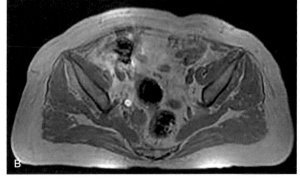

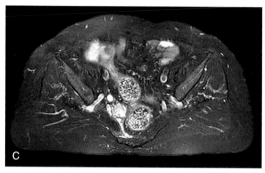
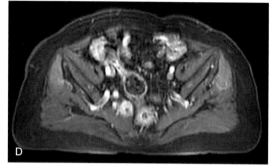

图 10-2 卵巢癌术后

A. CT 平扫显示盆腔直肠旁可见类圆形增大淋巴结;B. T_1WI 显示病灶与肌肉呈等 T_1 信号;C. T_2 压脂显示病灶呈高信号为主;D. MRI 增强显示病灶明显强化,中心可见点状强化程度减低区。

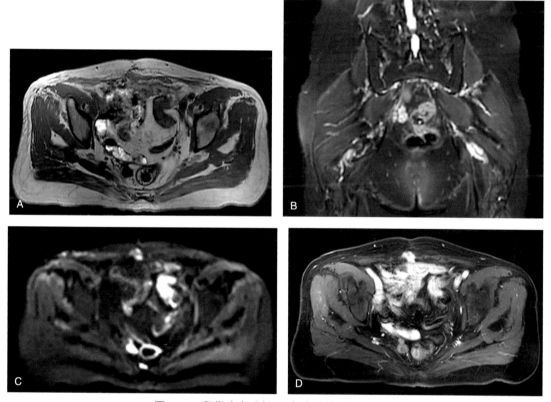

图 10-3 卵巢癌术后(可见复发的转移性淋巴结)

A. 轴位 T_1WI 图像显示直肠右侧淋巴结呈低信号;B. 冠状位 T_2WI 压脂像显示病灶以高信号为主,其内信号不均;
C. 转移淋巴结 DWI 呈高信号;D. T_1WI 增强图像显示病灶边缘呈明显强化,中心区域强化程度较低。

PET 检查大多数肿瘤细胞具有高葡萄糖代谢的特点,肿瘤示踪剂 ^{18}F-FDG 可被肿瘤细胞摄取并参与其代谢过程,PET 据此能够检测到早期转移的肿瘤细胞,尤其是对于形态大小在正常范围内的转移性淋巴结。但反应性淋巴结、炎性组织及肉芽肿性病变均可吸收 ^{18}F-FDG,转移瘤与之鉴别较为困难(图 10-4~ 图 10-6)。

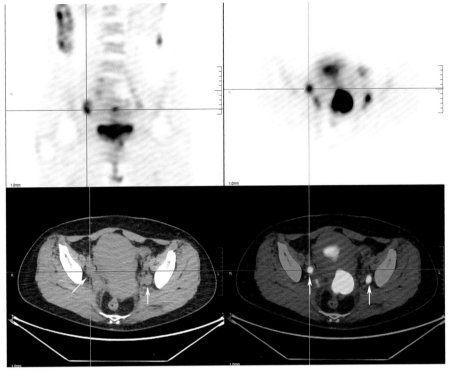

图 10-4　宫颈癌伴盆腔淋巴结转移

轴位 CT 图像显示宫颈明显不规则增大,呈软组织密度肿块,双侧盆壁均可见明显增大淋巴结(粗箭头),较大者长径近 2cm,呈软组织密度;轴位 PET/CT 图像显示宫颈区放射性摄取显著增高,SUVmax:22.8 ;双侧盆壁淋巴结也可见异常放射性摄取增高(细箭头),SUVmax:7.0,提示宫颈癌伴盆腔多发淋巴结转移。

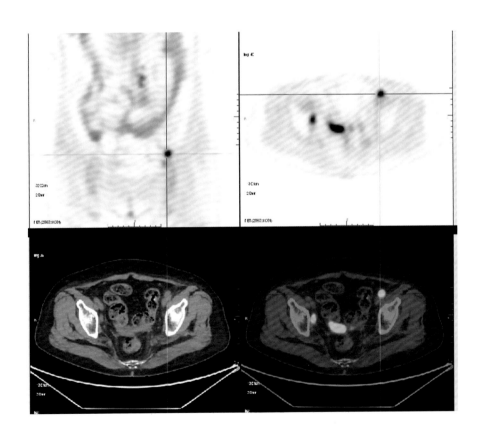

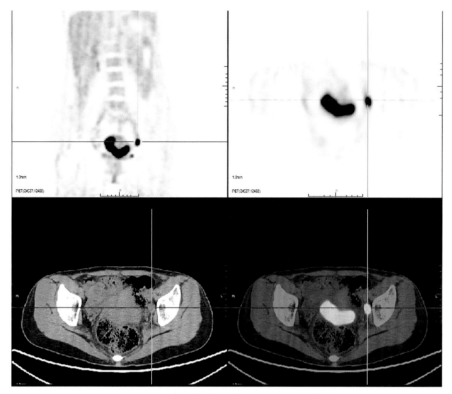

图 10-5　宫颈癌术后复查发现淋巴结转移

CT 平扫中双侧盆壁可见多个较大类圆形淋巴结影；轴位融合的 PET/CT 图像显示
增大淋巴结的 ¹⁸F-FDG 摄取异常增高，提示肿瘤转移。

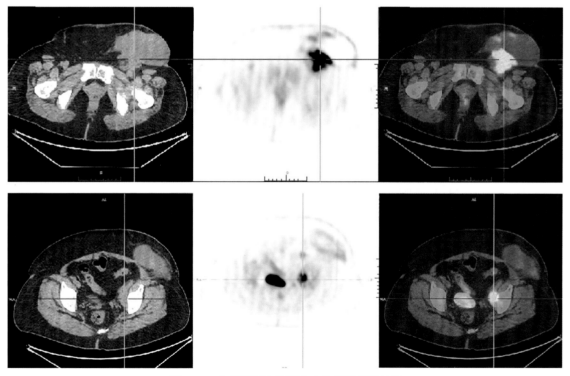

图 10-6　左侧腹股沟区巨大占位伴淋巴结转移

左侧腹股沟区皮下见不规则囊实性肿物，边缘欠规整见絮状影，大小为 129mm×95mm×94mm，实性部分放射性摄取明显增强，最大标准摄取值（SUVmax）：20.0，囊性部分代谢缺损，病灶边缘放射性摄取增高，SUVmax：4.3。另可见左侧盆壁增大淋巴结，大小为 37mm×28mm，放射性摄取增高，SUVmax：9.0。

（二）腹膜转移瘤

正常情况下 CT 或 MRI 不显示腹膜结构或显示为断续细线状，延迟扫描强化与肝脏相似或略低于肝脏，当强化程度高于肝脏时多为异常。当恶性肿瘤患者伴有腹膜异常强化时应注意有腹膜转移瘤可能。腹膜转移瘤 CT/MRI 主要表现为腹膜弥漫性不规则增厚、多发结节或明显实性 / 囊实性结节，肠道表面浆膜增厚，缓慢延迟期强化，强化程度中度至明显，可伴有盆腔积液。

四、纳米刀消融治疗

随着对纳米刀消融技术研究的不断深入，我们对纳米刀的临床应用有了更深入的了解，对纳米刀的优势与不足也有了新的认识。除了胰腺和肝门部肿瘤，纳米刀对盆腔肿瘤消融的优势也逐渐显现出来。盆腔内多为空腔脏器，神经血管束丰富，对于特殊部位的肿瘤，如靠近髂血管、肠管、输尿管和神经束的转移瘤，以往的局部治疗受到很大限制。纳米刀消融能选择性避免损伤血管及神经组织，在盆腔转移瘤的治疗中受到越来越多的关注。我们在动物实验中开腹直视下对肠管进行纳米刀消融，证实纳米刀能够使空腔脏器管壁的完整性得以保留，使得其在盆腔肿瘤的应用中显示出突出的优势。

（一）适应证与禁忌证

盆腔转移瘤采用纳米刀消融治疗时，患者筛选与胰腺肿瘤患者筛选原则基本相同。对于盆腔寡转移瘤，靠近肠管或其他重要脏器、血管、神经等结构，无法进行其他消融治疗时，可采用纳米刀消融。但术前影像学及临床高度怀疑病变侵犯肠管、输尿管及其他空腔脏器者，应慎重选择纳米刀消融。

1. 基本适应标准

（1）年龄在 18~80 周岁，心肺功能可耐受全身麻醉。

（2）盆腔内单发转移瘤且为病理学已确诊的原发恶性肿瘤。

（3）病变靠近神经及血管，热消融无法实施者。

（4）预计生存期在 3 个月以上，KPS 评分 ≥ 50 分。

2. 禁忌证

（1）有严重心律失常、癫痫病史或心脏起搏器植入者以及近期发生过大面积心肌梗死的患者。

（2）严重心、肺、肾功能不全或不能耐受气管插管全身麻醉者。

（3）CT 引导时患者对比剂过敏或因其他原因无法进行 CT 增强者。

（4）血红蛋白<70g/L 或血小板计数<80 × 10⁹/L 者。

（5）距消融区域 2.5cm 内有金属支架或其他金属物植入者（相对禁忌证）。

（6）一般状况差伴大量盆腔积液者。

（7）凝血功能异常者。

（8）急性感染或慢性感染急性期。

（9）妊娠、精神异常或有精神病史且不能自主配合麻醉者。

（二）术前准备

术前除了麻醉评估以外，还应完善影像学检查及实验室检查，术前 1 周内应行增强 MRI/CT 检查，明确病变位置及范围。血液检查包括血常规、凝血功能、血清术前八项、普通生化、肿瘤标志物检查等。经皮治疗的患者血小板计数应>80 × 10⁹/L，条件允许时术前可加做血栓弹力图，评估凝血功能（图 10-7）。

除了上述术前准备外，患者应术前 1d 禁食水，术前当天插胃管及导尿管。

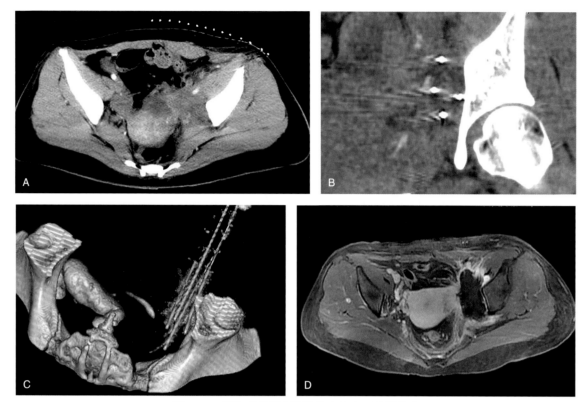

图 10-7　膀胱癌术后盆腔转移瘤纳米刀消融治疗

A. 病灶包绕左侧髂血管及神经,临床综合治疗无效;B、C. CT引导下采用4根纳米刀电极针经皮穿刺入病灶边缘后,术中进行三维重建,测量电极针间距后进行两两电极针间消融,由于前后方向电极针距离大于3cm,故不做此间消融;D. 纳米刀消融术后1周盆腔MRI增强扫描,消融区域低信号,无强化。患者消融术后左下肢运动障碍,考虑消融区域内股神经受损,为自限性,术后2周患者下肢功能逐渐恢复。

(三) 纳米刀消融

全麻完成后,根据病灶位置选择合适体位,以进针便捷和安全为主要原则。术前根据肿瘤大小及位置,以最少电极针创造最佳消融区域为原则,合理选择电极针数。根据术前定位扫描及布针原则制定布针消融计划。在CT或超声引导下将电极针穿刺预定位置,测量电极针间距离,设定消融参数。由于盆腔肠道超声多受肠道气体影响。CT引导时在电极针穿刺到位后行术中三维重建,更好地确定电极针位置。对于盆腔寡转移瘤的纳米刀消融治疗,穿刺时应以尽量避免直接穿刺肠道及其他脏器或血管为原则,术前应对病灶侵及范围有准确的了解,术前MRI及PET/CT检查十分重要。消融参数根据病灶大小选择,电场强度1 500~2 500V/cm,针距1.5~2.3cm,脉冲70~90个/组,脉宽70~90μs。在正式进行脉冲释放之前,应输送10~20个测试脉冲,如果电流超过35A,应确定电极针距是否过小,调整针距后,如电流仍过高,可缩短探针暴露深度0.5~1.0cm并重新测试。如果电流小于20A,则明确针距是否过大,尤其在多电极针测试时,如果电流过小,可考虑增加暴露端0.5~1.0cm。当测试脉冲提示电流在30~35A,电压在2 000~2 500V时可进行正式脉冲释放。消融结束后观察电压及电流走形变化,当电流在30~40A、电压在2 500~3 000V之间且均呈上升趋势时,为理想的消融效果。当消融效果欠佳如一组脉冲释放后电流低于30A或电压低于2 000V,或电流走势平上升不明显、CT扫描消融区域无密度改变时,可考虑在同一部位进行叠加消融。但当病变邻近重要器官时,消融参数应适量调整,初始消融参数可选择电压2 000V,针尖暴露端1.5cm,根据一个循环消融情况进行调整。术后拔针应进行即刻增强扫描确认消融效果及有无并发症。有报道称纳米刀在对转移性淋巴结进行消融时取得了显著效果,但缺乏大量临床研究。

盆腔肿瘤纳米刀消融并发症主要包括局部穿刺出血、神经损伤、肠瘘、血尿等,但由于目前临床开展病例较少,上述并发症仍为少见。对于有消融区域内神经功能受损的患者,术后可给予支持治疗,适量激素减轻局部组织水肿,营养神经以及加强患者功能锻炼,神经功能多在2~4周逐渐恢复。

(四)随访

对于已发生转移的患者除局部治疗,患者应同时结合内科综合治疗。因此,术后随访应结合原发性肿瘤的治疗进行综合评估。常用评估手段包括影像学检查(CT、MRI、超声、PET)、实验室检查及患者临床症状改善评估。IRE术后CT增强扫描消融区域呈无强化的低密度区,边界清晰。MRI增强T_1W扫描则表现为边界清晰无强化的低信号区,PET/CT或MRI与术前比较显示消融区^{18}F-FDG无摄取或摄取减低,消融区范围逐渐缩小。故除了常用的实体瘤临床疗效评价标准(response evaluation criteria in solid tumors,RECIST),还应引用实体瘤PET反应标准(PET response criteria in solid tumors,PERCIST)等进行综合疗效评价。淋巴结消融后多在术后1~3个月随访期间观察到体积缩小改变。对于靠近肠管的病变,随访期间应注意肠壁是否因肿瘤侵犯而造成消融术后缺血坏死,避免迟发性肠瘘。

(五)小结

纳米刀消融由于其独有的选择性消融的优势,除了在胰腺及肝脏的肿瘤中得到广泛应用,近年来其适应证范围也在不断扩大。由于技术较为前沿,对纳米刀的探索需要进一步深入,相信盆腔肿瘤将成为继腹部肿瘤之后纳米刀消融优势充分发挥的另一个部位。但是目前对于盆腔转移瘤纳米刀消融病例较少,临床经验不足,消融参数及并发症的预防还需进一步研究进行总结优化。

第四节 直肠癌术后复发

一、概述

随着外科手术和肿瘤内科治疗的改进,原发性直肠癌的肿瘤预后得到了改善,但是仍有约10%的局部复发率,直接威胁到患者的生存和生活质量。局部复发主要发生在直肠吻合口附近、肠系膜、盆腔脏器、盆腔侧壁结构和骶骨。由于解剖学的复杂性和临床表现多变,疾病的监测和临床管理仍很困难。

目前根据解剖可将复发分为以下四类:①轴向转移(吻合口、直肠系膜、直肠周围软组织或会阴);②向前生长累及泌尿系统和性腺;③向后累及骶骨和骶前筋膜;④累及两侧的盆壁。如果不进行积极治疗,许多患者会出现疼痛、梗阻、出血、感染等,生存期缩短。对于单纯手术难以控制的隐匿性或多发的复发病灶,应考虑行放化疗或单纯化疗的新辅助治疗。若患者以前接受过放疗,受总辐射剂量的限制,再次放射治疗难以实施。

二、临床表现

直肠癌复发的临床表现主要取决于复发的位置,局限于直肠的病变会导致排便习惯改变,血便、脓血便、里急后重等。病变若侵犯膀胱、尿道、前列腺及精囊、子宫、阴道或周围骨质时会出现相应的症状,包括尿路刺激征、宫腔或阴道异常分泌物、盆腔及会阴部疼痛等。晚期患者多有消瘦及恶病质。

三、影像学表现

直肠癌术后随访最常用的影像学手段是 CT 和 MRI,CT 检查对较大的肿块及增大的淋巴结等组织显示较好,对早期较小的病变以及对边界不清肿瘤的显示效果差。直肠癌复发典型 CT 表现为均匀或不均匀的软组织肿块,增强后可不同程度强化,部分存在坏死及环状强化,吻合口变窄、边缘不规则增厚。病变可累及膀胱、前列腺及精囊腺、子宫、阴道及腹股沟或腹膜后淋巴结。MRI 以其高的软组织分辨率以及多平面成像的优势,对肿瘤的复发能做出清晰的显示和及早的诊断。通常表现为吻合口区不规则软组织肿块,T_1WI 呈低信号,T_2WI 和 DWI 呈高信号,增强后呈不均匀状或环状强化。通过 MRI 信号的变化可区分肿瘤组织和相连的正常组织(图 10-8~ 图 10-10)。

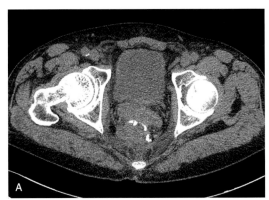
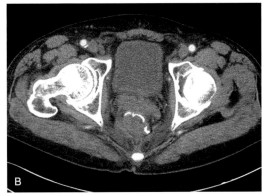
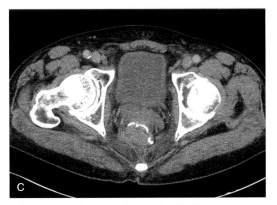

图 10-8　直肠癌术后复发

A. CT 平扫显示术区肠壁增厚,管腔狭窄,边缘毛糙;B. 增强检查动脉期可见增厚肠壁轻度强化;
C. 延迟期可见病灶强化程度较动脉期增高。

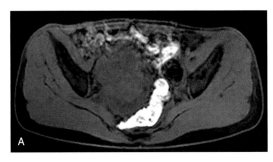
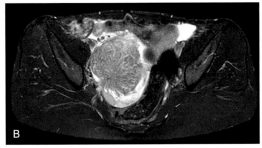

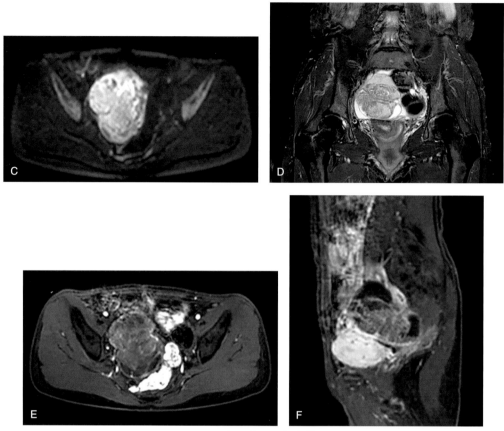

图 10-9 直肠癌术后复发转移

A、B、D. 右侧盆壁见巨大类圆形稍长 T_1、长和短 T_2 异常信号为主混杂信号肿块,内可见囊变坏死;
C. DWI 稍高信号;E. 动脉期病灶中度不均匀异常强化,实质期和延迟期持续强化,肿块内部分区域未见强化;F. 矢状位 T_1 增强图像可见病灶与肠管分界模糊。

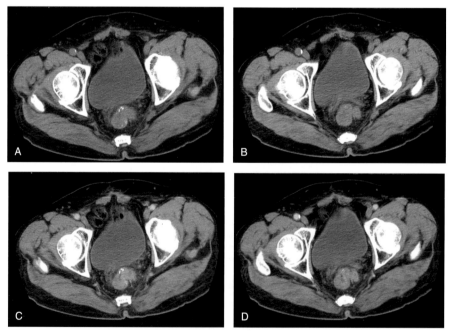

图 10-10 直肠癌术后复发

A、B. CT 平扫显示吻合口区肠壁增厚,其左侧可见软组织密度结节与之相连;
C、D. CT 增强显示复发区域呈轻至中度强化,结节内部密度欠均匀,中心密度较低。

PET/CT 对诊断结直肠癌术后复发及转移有很高的灵敏度,可作为结直肠癌患者术后理想的监测显像方法,但是其特异度不高,摄取增高的病灶有部分被证实为炎性病灶,故确诊仍需病理、实验室检查或其他影像学方法的证实。

四、实验室检查

血清癌胚抗原(CEA)和糖类抗原 19-9(CA19-9)是最常用的消化系统肿瘤生物标志物,其升高能早期预测直肠癌术后的复发与转移,CEA 的灵敏度和特异度较 CA19-9 略高。而多数复发患者的血清缺氧诱导因子 1α(HIF-1α)、糖类抗原 125(CA125)较正常也有增高。还有研究发现淋巴细胞 / 中性粒细胞的比值与直肠癌术后复发及转移的风险呈负相关。上述免疫学指标的联合检测结果对复发的预测和发生有重要的指导价值。

五、纳米刀消融治疗

(一)患者选择

一般状况良好、病灶较小、边缘清楚并经病理证实的盆腔复发性肿瘤患者,可考虑行经皮穿刺 IRE 治疗,尤其适合小于 3cm 的肿瘤。术前应从影像上排除盆腔内外的多发病变,并制订治疗计划。患者需要了解与手术相关的风险,并签署书面知情同意书。

IRE 的绝对禁忌证包括肿瘤经黏膜侵犯周围肠道或广泛累及肠道、输尿管、膀胱或尿道,怀孕,有室性心律失常史,充血性心力衰竭(NYHA 心功能分级 >2 级),难治性高血压及心脏起搏器植入等。相对禁忌证包括冠心病(6 个月内有心肌梗死病史)、房颤、消融区金属异物的存在以及术前 4 周内接受过化疗或免疫治疗。

(二)术前准备

术前进行详细影像学检查,PET/CT 可对患者全身肿瘤原发和转移情况进行检查,也可用来评估肿瘤局部治疗的反应和复发情况。MRI 检查至少含有 T_1、T_2、高 b 值 DWI 和增强序列来评估肿瘤生长的程度及病灶的边界。患者应完善麻醉相关检查并特别注意心脏病史。常规血液检测应包括血常规、生化检查、凝血功能和传染病术前筛查等。对于服用抗凝剂或抗血小板药物的患者,需根据医嘱停药,如停用氯吡格雷和华法林,必要时使用未分离或低分子肝素进行桥联抗凝。

(三)IRE 治疗方案及技术要点

盆腔肿瘤的 IRE 消融均在全身麻醉下进行,应首选经皮穿刺布针,根据肿瘤的位置和手术入路,可以选择俯卧、侧卧或仰卧。为了确定肿瘤及其邻近重要结构的位置,在消融前应先行 CT 增强扫描并使用多平面重建来验证及调整治疗计划。在 CT 引导下将暴露长度为 15~20mm 的电极针穿刺至肿瘤边缘处,针间距离保持在 15~23mm 较为理想。肿瘤的大小和形状决定了电极针的数量和排列,消融范围应超过肿瘤边缘 0.5~1.0cm。连接心电门控装置,使心电脉冲与心脏的不应期同步,以避免心律失常。在 IRE 脉冲释放之前,首先使用周围神经刺激器评估神经肌肉传导以确认肌肉完全放松,必要时应给予额外剂量的肌肉松弛药。对于较大的肿瘤,需要进行一次多针或多次重叠消融。术后立即进行 CT 扫描,评估消融效果及有无出血等并发症(图 10-11)。

影像学引导肿瘤消融的一个主要优点是能够针对残留或复发的肿瘤组织进行二次甚至多次重复消融。当复发肿瘤与反应性炎症组织区分困难时,可于 IRE 术前先行引导下经皮穿刺活检明确。

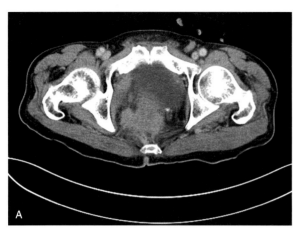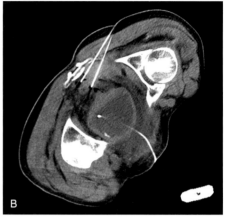

图 10-11　直肠癌外科切除术后复发纳米刀消融治疗

A. CT 增强扫描显示盆腔底部偏右不规则肿块,累及前方的膀胱和右侧的神经束;

B. 患者行侧卧位全麻,于 CT 引导下采用 2 根电极针行肿瘤多区域分段消融。

第五节　前 列 腺 癌

一、概述

前列腺癌发生的风险因素包含高龄、家族病史、种族及饮食习惯等,大多数患者(90% 以上)年龄超过 50 岁。由于预期寿命的提高和前列腺特异性抗原(prostate specific antigen,PSA)的检测,前列腺癌的发病率和检出率不断增加。目前《CSCO 前列腺癌诊疗指南》推荐的前列腺癌治疗方法包括根治性前列腺切除术、放疗(外照射和 / 或近距离照射),联合或不联合雄激素阻断治疗(androgen deprivation therapy,ADT)。前列腺癌根治性治疗的并发症多,包括尿失禁、尿道刺激或梗阻、性功能障碍及肠道相关症状等。放疗中辅助激素治疗会导致潮热、疲劳、抑郁、男性乳房发育、体重增加,停用激素治疗后症状仍可持续。主动监测适合于低风险患者,因为这类患者病情进展缓慢、病死率低。定期 PSA 检测或随机活检,根据病情进展情况实施治疗。有研究在前列腺根治性切除标本中发现,44% 的肿瘤由低风险升级为中或高风险。

当前主要治疗方案的不足促进了前列腺癌局部治疗的发展,局部治疗仅针对肿瘤病灶,同时还能尽量保留对泌尿、肠道和性功能等相关结构的完整性。目前临床应用的消融方式包括冷冻消融、射频消融、高强度聚焦超声、激光消融、光动力治疗、微波消融、间质激光热疗、放射性粒子植入、射波刀局部放疗和 IRE。局部治疗总体比较安全,最常见的并发症包括尿潴留、尿道狭窄和尿路感染。相比于热消融等其他治疗方式的无选择性破坏目标区域,IRE 已被证明对血管、神经以及细胞外基质具有保护作用,这使 IRE 成为前列腺癌局部治疗的理想方法。

二、临床表现

大多数前列腺癌生长速度缓慢,少数生长相对快速,肿瘤常常转移到盆腔淋巴结和骨骼等部位。前列腺癌早期可无症状,晚期可导致排尿困难、血尿、背痛、骨盆疼痛等症状。

三、实验室检查

前列腺癌的实验室检查主要包括 PSA、游离 PSA、血清酸性磷酸酶和碱性磷酸酶。其中 PSA 检测是最重要的观察指标，可增加癌症检测率，但其确诊最终须根据活检结果。前列腺癌抗原 3（prostate cancer antigen 3，PCA3）在绝大多数的前列腺癌组织中存在过度表达，可作为前列腺癌诊断的重要依据。

四、影像学表现

前列腺癌的发现多是由体检行前列腺超声检查发现的，主要表现为位于外周带的边缘清楚或不清的不规则低回声。CT 对于较小的前列腺癌组织与周围正常组织密度差异的识别能力有限。MRI 多参数成像在诊断前列腺癌具有很大的优势，对前列腺癌的检出率和诊断率都很高，其主要包括：①外周带的高信号区中出现单个或多发的团块状低信号或混杂信号区；②部分中央腺体周围的低信号环影中断或消失；③ DWI 显示病变区域的弥漫受限呈高信号，ADC 值降低，其中高 b 值 DWI 的诊断价值尤甚；④ ^{1}H-MRS 能无创地监测代谢产物，前列腺癌组织（Cho+Cr）/Cit 比值显著高于正常组织及良性病变；⑤动态增强扫描，病灶强化早于周围正常组织，强化程度介于中央带与外周带之间，能清晰地显示肿瘤边界与周围侵犯情况（图 10-12，图 10-13）。

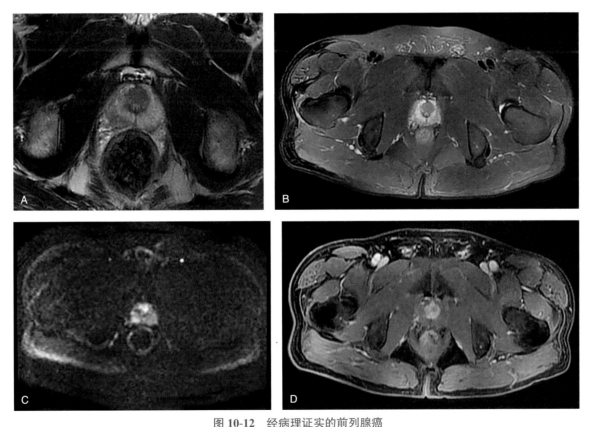

图 10-12　经病理证实的前列腺癌

A. 病灶位于前列腺尖部，T_1WI 显示病灶呈类圆形稍低信号；B. T_2WI 压脂相显示病灶呈稍高信号；

C. DWI 提示病灶区域弥散受限；D. T_1 增强显示病灶呈明显不均匀强化。

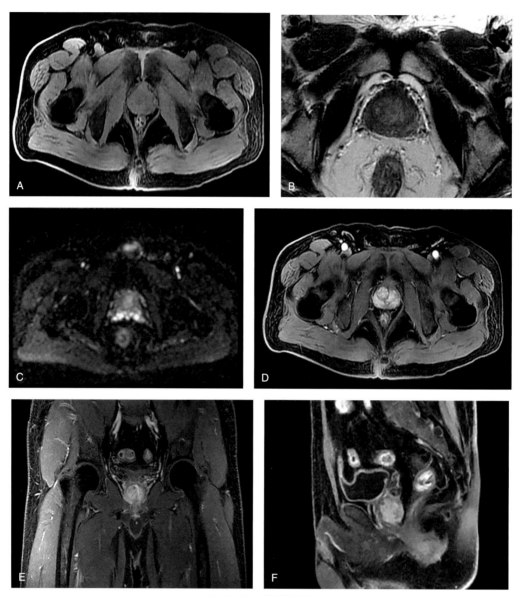

图 10-13　前列腺癌

A、B. 中央叶与右侧外周带分界模糊,右侧外周带见约 22mm 稍长 T_1、稍短 T_2 信号为主异常信号影;
C. DWI 呈异常高信号;D~F. 增强扫描轴位、冠状位及矢状位可见病灶呈明显不均匀强化,为富血供肿块。

　　PET/CT 成像也是前列腺癌患者诊断和分期的有效方法,^{18}F-FACBC 是新型 PET/CT 显像剂,对原发性肿瘤及周围侵犯、淋巴结及远处转移均有很高的灵敏度与特异度,病变部位通常表现为示踪剂摄取增高。PET/MRI 是将 MRI 高软组织分辨率、多参数、多序列成像的优势与 PET 高灵敏度的优势结合,可以更好地显示腺体及腺外受累情况。PET/MRI 的检测前列腺癌的阳性率要高于PET/CT,原因在于 MRI 可清晰地显示前列腺内部结构,并进行肿瘤分期,而 CT 在显示前列腺分叶及周围结构上存在不足。PET/CT 或 PET/MRI 能观察到病灶区域的异常摄取,还能明确周围淋巴结转移情况,是多参数磁共振(multiparametric magnetic resonance imaging,mpMRI)的有力补充(图 10-14,图 10-15)。

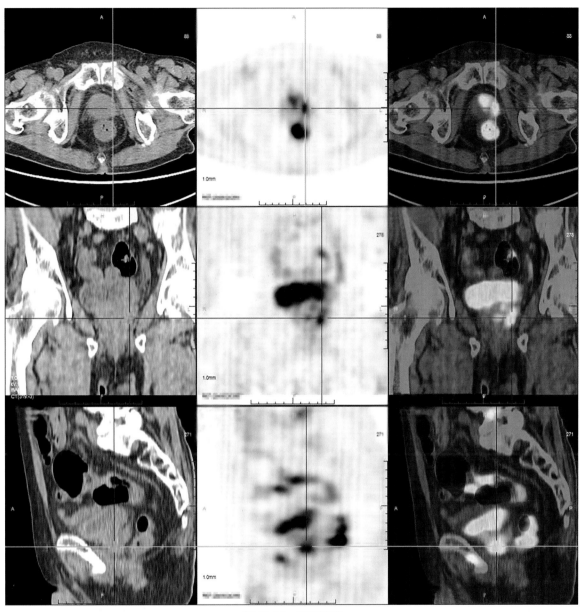

图 10-14　前列腺癌

前列腺左侧外侧带可见较大肿块,侵犯左侧精囊和膀胱左后壁。PET/CT 扫描显示病灶区摄取异常增高,提示恶性。

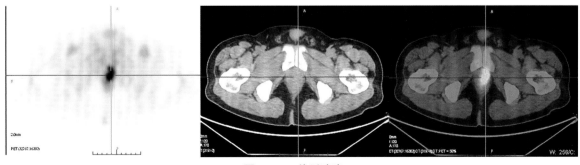

图 10-15　前列腺癌

CT 平扫可见左侧外周带局部略饱满,可见疑似等密度结节;PET/CT 扫描可见病灶区 ^{18}F-FDG 摄取异常增高。

五、纳米刀消融治疗

(一) 方案的选择

前列腺癌的 IRE 局部治疗仅针对肿瘤及局部受累的前列腺组织,不过多损伤正常组织。由于许多前列腺癌是多灶性的且风险级别高,现有成像技术不能准确地检测出全部病灶,因此,对局部治疗患者的选择须极其慎重。大多数研究选择低或中危的前列腺癌进行纳米刀消融,Gleason 评分 ≤3+4,TNM 分期 ≤T_{2c}。考虑到前列腺的治疗对患者性功能的影响,部分学者采用纳米刀作为联合治疗方案对较晚期前列腺癌患者(T_4 期)或放疗后复发者进行治疗,以最大限度提高患者生活质量。因此,对于前列腺癌患者何时采用纳米刀治疗应根据患者个体情况进行权衡。前列腺肿瘤纳米刀消融的引导方式可选用 CT、MRI 等,但是经直肠超声引导更为直观便捷。穿刺过程在超声实时监视下,能尽量避免电极针对尿道及肠道组织的机械性损伤。

(二) 纳米刀消融治疗过程

患者术前禁食 8~12h,接受抗生素治疗,留置导尿管,并须先行影像学检查,规划手术方案。患者体位一般取截石位,全麻后在经直肠超声引导下将纳米刀电极针经会阴部直接穿刺入肿瘤边缘(图 10-16),根据肿瘤的形态和活检阳性病灶的数目来确定消融靶点,一般在超声引导下采用放射性粒子植入用模板进行穿刺,最多 1 次可以同时植入 6 根电极针,也可以根据具体情况调整电极针消融。IRE 脉冲电极放置在预定的靶区进行正式消融治疗前先进行 10 个脉冲释放测试导电性,当电流在 20~40A 时,继续根据此参数进行消融,如测试电流过高或过低,应调整消融参数后重新测试,直到电流符合标准后,再进行正式消融。对于前列腺肿瘤布针,多数专家认为消融区域应包含肿瘤周围至少 0.5cm 范围,但也有研究表明当消融区域覆盖肿瘤边缘正常组织至少 1.0cm 时可明显提高肿瘤治疗效果。我们认为应根据肿瘤大小及位置合理布针,既要考虑针距在 1.0~2.0cm 间以避免消融时电极针之间消融不彻底,同时也要尽可能大的包围肿瘤边缘正常组织结构,避免肿瘤残留(图 10-17)。

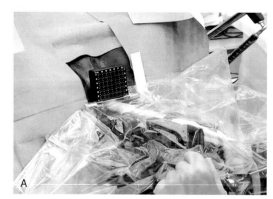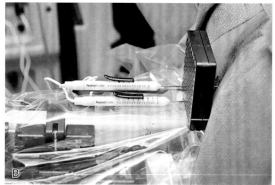

图 10-16 前列腺癌纳米刀消融

截石位经直肠超声引导采用定位模板穿刺将纳米刀电极针经会阴部穿刺入肿瘤边缘。

(三) 术后随访

随访内容通常包括 PSA 检测和定期的前列腺活检。IRE 治疗后一般仍可检测到 PSA 高水平。建议术后第 1 年每 3 个月进行 1 次 PSA 检测,第 2 年每半年进行 1 次,之后每年进行 1 次。根据医生建议在 IRE 手术后 6 个月或 1 年至少进行 1 次活检复查。当临床怀疑复发时,应再次行前列腺活检。应在术后半年时进行 1 次 mpMRI 增强扫描,以后 5 年内每年检查 1 次。结果表明,

mpMRI 能准确地观察到前列腺癌消融的效果、消融的区域以及是否有病灶残留。此外,还可以使用 mpMRI 对肿瘤组织、坏死区域或纤维化区域的体积进行定量分析以评估其疗效。

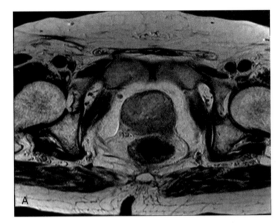 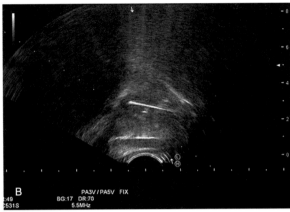

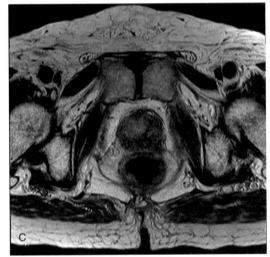 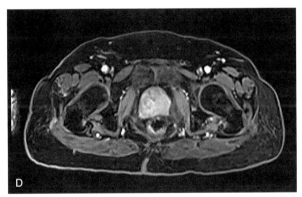

图 10-17　前列腺癌纳米刀消融治疗

A. 术前 MRI T_1WI 显示病灶呈长 T_1 低信号,位于左侧外围叶突出于前列腺轮廓之外;B. 超声引导下经侧后方途径经皮穿刺,2 根电极针位于肿瘤边缘处进行 IRE 消融;C. 术后 1 个月 MRI 复查,T_1WI 显示病灶缩小;D. 术后 MRI 增强 T_1WI 显示病灶体积缩小、消融区无强化。

(四) 疗效与安全性

前列腺区 IRE 手术的安全性和可行性曾在比格犬身上进行验证。治疗过程顺利,没有出现尿潴留。双侧局灶性消融后仍保留大部分腺体功能。病理结果显示消融区坏死,未见邻近重要结构损伤,如包膜、尿道、直肠壁、血管、神经血管束等。早期前列腺癌的 IRE 局部治疗已经开始了 I 期和 II 期临床试验。共有 100 名低至中度风险(Gleason 评分为 6 或 7 分),病灶局限的患者接受了 IRE 治疗。结果表明,IRE 能有效消融病变区内的所有肿瘤组织。另一项对 429 位低至高风险前列腺癌患者使用 IRE 治疗的研究中,发现 IRE 不仅对较小前列腺癌的治疗效果与根治性手术相当,还能对复发性肿瘤进行治疗,并最大程度保留患者的勃起功能和生活质量,术后无严重并发症。这些临床试验证实 IRE 是一种安全有效的治疗手段。

(五) 临床应用及新进展

腔内泌尿外科学会临床研究办公室(Clinical Research Office of the Endourological Society,CROES)正在开展前列腺癌 IRE 局部治疗的首个多中心随机对照试验(NCT01835977)。计划 200

例单发局限病灶、低至中等风险（Gleason 评分为 6 分或 7 分）的前列腺癌患者将采用 IRE 进行治疗，随后对患者的生活质量和功能状态进行评估。通过 PSA 检测、术后 TTMB 检测以及后续的 mpMRI 来确定肿瘤的控制情况。

　　IRE 还可应用于前列腺癌放疗后局部复发的挽救性消融。这类患者存在经活检证实的局部复发，但尚未发生淋巴结或远处转移。之前，挽救性消融治疗手段主要是高强度聚焦超声和冷冻消融。由于能最大程度保留组织和功能，IRE 将会成为用于挽救性消融治疗的更佳选择。

　　总之，IRE 在前列腺癌局部治疗及复发后治疗中有潜在的应用价值。其创伤小、疗效确切且安全性高，能很好地保留泌尿生殖器功能。虽然前期的试验已证实其良好的临床应用前景，但作为一种全新的消融方式，仍需更多的前瞻性临床试验来证实其对脏器功能的保护作用和治疗效果。

（肖越勇　孟亮亮　牛立志　马洋洋　魏颖恬　胡效坤）

参考文献

1. MARIJNEN C A. Organ preservation in rectal cancer: have all questions been answered？. Lancet Oncol, 2015, 16 (1): e13-e22.

2. RAYMOND E, O'CALLAGHAN M E, CAMPBELL J, et al. An appraisal of analytical tools used in predicting clinical outcomes following radiation therapy treatment of men with prostate cancer: a systematic review. Radiat Oncol, 2017, 12 (1): 56.

3. VALERIO M, CERANTOLA Y, EGGENER S E, et al. New and Established Technology in Focal Ablation of the Prostate: A Systematic Review. Eur Urol, 2017, 71 (1): 17-34.

4. ERIE A J, MORRIS J M, WELCH B T, et al. Retrospective Review of Percutaneous Image-Guided Ablation of Oligometastatic Prostate Cancer: A Single-Institution Experience. J Vasc Interv Radiol, 2017, 28 (7): 987-992.

5. SAVIC L J, CHAPIRO J, HAMM B, et al. Irreversible Electroporation in Interventional Oncology: Where We Stand and Where We Go. Röfo, 2016, 188 (8): 735-745.

6. SCHOELLNAST H, MONETTE S, EZELL P C, et al. The delayed effects of irreversible electroporation ablation on nerves. Eur Radiol, 2013, 23 (2): 375-380.

7. SCHOELLNAST H, MONETTE S, EZELL P C, et al. Acute and subacute effects of irreversible electroporation on nerves: experimental study in a pig model. Radiology, 2011, 260 (2): 421-427.

8. LI W, FAN Q Y, JI Z W, et al. The effects of irreversible electroporation (IRE) on nerves. PLoS One, 2011, 6 (4): e18831.

9. LI Y, DIAO F, SHI S, et al. Computed tomography and magnetic resonance imaging evaluation of pelvic lymph node metastasis in bladder cancer. Chin J Cancer, 2018, 37 (1): 3.

10. MILLER D S. Patients with endometrial cancer at risk for lymphatic metastasis should undergo pelvic and periaortic lymphadenectomy as part of their initial surgery. Cancer, 2017, 123 (2): 192-196.

11. FISCHEROVA D. Ultrasound scanning of the pelvis and abdomen for staging of gynecological tumors: a review. Ultrasound Obstet Gynecol, 2011, 38 (3): 246-266.

12. O'BRIEN J S, PERERA M, MANNING T, et al. Penile Cancer: Contemporary Lymph Node Management. J Urol, 2017, 197 (6): 1387-1395.

13. DENKCEKEN T, CANPOLAT M, BAYKARA M, et al. Diagnosis of pelvic lymph node metastasis in prostate cancer using single optical fiber probe. Int J Biol Macromol, 2016, 90: 63-67.

14. LEE D, MATSUDA T, YAMASHITA K, et al. Significance of Lateral Pelvic Lymph Node Size in Predicting Metastasis and Prognosis in Rectal Cancer. Anticancer Res, 2019, 39 (2): 993-998.

15. KIM H S, BRISTOW R E, CHANG S J. Total parietal peritonectomy with en bloc pelvic resection for advanced

ovarian cancer with peritoneal carcinomatosis. Gynecol Oncol, 2016, 143 (3): 688-689.

16. ABTAHI S M, MAO Y, PRAPRUTTAM D, et al. Magnetic resonance imaging of pelvic metastases in male patients. Magn Reson Imaging Clin N Am, 2014, 22 (2): 201-215.

17. KITAJIMA K, SUENAGA Y, UENO Y, et al. Fusion of PET and MRI for staging of uterine cervical cancer: comparison with contrast-enhanced ^{18}F-FDG PET/CT and pelvic MRI. Clin Imaging, 2014, 38 (4): 464-469.

18. LAGHI A, BELLINI D, RENGO M, et al. Diagnostic performance of computed tomography and magnetic resonance imaging for detecting peritoneal metastases: systematic review and meta-analysis. Radiol Med, 2017, 122 (1): 1-15.

19. VROOMEN L, SCHEFFER H J, MELENHORST M, et al. Irreversible Electroporation to Treat Malignant Tumor Recurrences Within the Pelvic Cavity: A Case Series. Cardiovasc Intervent Radiol, 2017, 40 (10): 1631-1640.

20. SIMMERMAN E, CHUNG J, LAWSON A, et al. Application of Irreversible Electroporation Ablation as Adjunctive Treatment for Margin Enhancement: Safety and Efficacy. J Surg Res, 2020, 246: 260-268.

21. NIESSEN C, JUNG E M, SCHREYER A G, et al. Palliative treatment of presacral recurrence of endometrial cancer using irreversible electroporation: a case report. J Med Case Rep, 2013, 7: 128.

22. WAHL R L, JACENE H, KASAMON Y, et al. From RECIST to PERCIST: Evolving Considerations for PET Response Criteria in Solid Tumors. J Nucl Med, 2009, 50 (Suppl 1): 122-150.

23. JAFFE C C. Measures of response: RECIST, WHO, and new alternatives. J Clin Oncol, 2006, 24 (20): 3245-3251.

24. LAFRANCESCHINA S, BRUNETTI O, DELVECCHIO A, et al. Systematic Review of Irreversible Electroporation Role in Management of Locally Advanced Pancreatic Cancer. Cancers (Basel), 2019, 11 (11): 1718.

25. NARAYANAN G, DOSHI M H. Irreversible Electroporation (IRE) in Renal Tumors. Curr Urol Rep, 2016, 17 (2): 15.

26. FRÜHLING P, NILSSON A, DURAJ F, et al. Single-center nonrandomized clinical trial to assess the safety and efficacy of irreversible electroporation (IRE) ablation of liver tumors in humans: Short to mid-term results. Eur J Surg Oncol, 2017, 43 (4): 751-757.

27. SAINI A, BREEN I, ALZUBAIDI S, et al. Irreversible Electroporation in Liver Cancers and Whole Organ Engineering. J Clin Med, 2018, 8 (1): 22.

28. HERIOT A G, BYRNE C M, LEE P, et al. Extended radical resection: the choice for locally recurrent rectal cancer. Dis Colon Rectum, 2008, 51 (3): 284-291.

29. HAGEMANS J A W, VAN REES J M, ALBERDA W J, et al. Locally recurrent rectal cancer; long-term outcome of curative surgical and non-surgical treatment of 447 consecutive patients in a tertiary referral centre. Eur J Surg Oncol, 2020, 46 (3): 448-454.

30. BOUCHARD P, EFRON J. Management of recurrent rectal cancer. Ann Surg Oncol, 2010, 17 (5): 1343-1356.

31. JIMENEZ R E, SHOUP M, COHEN A M, et al. Contemporary outcomes of total pelvic exenteration in the treatment of colorectal cancer. Dis Colon Rectum, 2004, 46 (12): 1619-1625.

32. TERSTEEG J J C, VAN ESCH L M, GOBARDHAN P D, et al. Early local recurrence and one-year mortality of rectal cancer after restricting the neoadjuvant therapy regime. Eur J Surg Oncol, 2019, 45 (4): 597-605.

33. FEENEY G, SEHGAL R, SHEEHAN M, et al. Neoadjuvant radiotherapy for rectal cancer management. World J Gastroenterol, 2019, 25 (33): 4850-4869.

34. KOOM W S, CHOI Y, SU J S, et al. Reirradiation to the pelvis for recurrent rectal cancer. J Surg Oncol, 2012, 105 (7): 637-642.

35. MESSIOU C, CHALMERS A, BOYLE K, et al. Surgery for recurrent rectal carcinoma: The role of preoperative magnetic resonance imaging. Clin Radiol, 2006, 61 (3): 250-258.

36. BALYASNIKOVA S, BROWN G. Optimal Imaging Strategies for Rectal Cancer Staging and Ongoing Management. Curr Treat Options Oncol, 2016, 17 (6): 32.

37. SHAO H S, MA X L, GAO Y, et al. Comparison of the diagnostic efficiency for local recurrence of rectal cancer using CT, MRI, PET and PET-CT: A systematic review protocol. Medicine (Baltimore), 2018, 97 (48): e12900.

38. GROSSMANN I, DE BOCK G H, MEERSHOEK-KLEIN KRANENBARG W M, et al. Carcinoembryonic antigen (CEA) measurement during follow-up for rectal carcinoma is useful even if normal levels exist before surgery. A retrospective study of CEA values in the TME trial. Eur J Surg Oncol, 2007, 33 (2): 183-187.

39. MIKI H, AKIYOSHI T, OGURA A, et al. Pretreatment Serum Carbohydrate Antigen 19-9 Concentration Is a Predictor

of Survival of Patients Who Have Undergone Curative Resection of Stage IV Rectal Cancer. Dig Surg, 2018, 35 (5): 389-396.

40. RASHEED S, HARRIS A L, TEKKIS P P, et al. Hypoxia-inducible factor-1alpha and-2alpha are expressed in most rectal cancers but only hypoxia-inducible factor-1alpha is associated with prognosis. Br J Cancer, 2009, 100 (10): 1666-1673.

41. YOSHIDA D, MINAMI K, SUGIYAMA M, et al. Prognostic Impact of the Neutrophil-to-Lymphocyte Ratio in Stage Ⅰ - Ⅱ Rectal Cancer Patients. J Surg Res, 2020, 245: 281-287.

42. SCHAEFER O, LANGER M. Detection of recurrent rectal cancer with CT, MRI and PET/CT. Eur Radiol, 2007, 17 (8): 2044-2054.

43. MOTTET N, BELLMUNT J, BOLLA M, et al. EAU-ESTRO-SIOG Guidelines on Prostate Cancer. Part 1: Screening, Diagnosis, and Local Treatment with Curative Intent. Eur Urol, 2017, 71 (4): 618-629.

44. PARKER C, GILLESSEN S, HEIDENREICH A, et al. Cancer of the prostate: ESMO Clinical Practice Guidelines for diagnosis, treatment and follow-up. Ann Oncol, 2015, 26 (Suppl 5): 69-77.

45. RESNICK M J, KOYAMA T, FAN K H, et al. Long-term functional outcomes after treatment for localized prostate cancer. N Engl J Med, 2013, 368 (5): 436-445.

46. VORDERMARK D. Quality of life and satisfaction with outcome among prostate-cancer survivors. N Engl J Med, 2008, 359 (2): 201-202.

47. DINH K T, MAHAL B A, ZIEHR D R, et al. Incidence and Predictors of Upgrading and Up Staging among 10, 000 Contemporary Patients with Low Risk Prostate Cancer. J Urol, 2015, 194 (2): 343-349.

48. BLAZEVSKI A, SCHELTEMA M J, AMIN A, et al. Irreversible electroporation (IRE): a narrative review of the development of IRE from the laboratory to a prostate cancer treatment. BJU Int, 2020, 125 (3): 369-378.

49. KHOKHLOVA V A, ROSNITSKIY P B, TSYSAR S A, et al. A novel method for non-invasive mechanical ablation of prostate tumors using pulsed focused ultrasound. Urologiia, 2019, 31 (6) 67-73.

50. WOODRUM D A, KAWASHIMA A, GORNY K R, et al. Magnetic Resonance-Guided Prostate Ablation. Semin Intervent Radiol, 2019, 36 (5): 351-366.

51. CHEN Y Y, HOSSACK T, WOO H. Long-term results of bipolar radiofrequency needle ablation of the prostate for lower urinary tract symptoms. J Endourol, 2011, 25 (5): 837-840.

52. LEPOR H. Focal Ablation of Prostate Cancer. Rev Urol, 2018, 20 (2): 107-111.

53. LEFEVRE J H, PARC Y, LEWIN M, et al. Radiofrequency ablation for recurrent pelvic cancer. Colorectal Dis, 2008, 10: 781-784.

54. KARAGIANNIS A, VARKARAKIS J. Irreversible Electroporation for the Ablation of Prostate Cancer. Curr Urol Rep, 2019, 20 (10): 63.

55. COLLETTINI F, ENDERS J, STEPHAN C, et al. Image-guided Irreversible Electroporation of Localized Prostate Cancer: Functional and Oncologic Outcomes. Radiology, 2019, 292 (1): 250-257.

56. GUENTHER E, KLEIN N, ZAPF S, et al. Prostate cancer treatment with Irreversible Electroporation (IRE): Safety, efficacy and clinical experience in 471 treatments. PLoS One, 2019, 14 (4): e0215093.

57. TSAUR I, HENNENLOTTER J, OPPERMANN E, et al. PCA3 and PSA gene activity correlates with the true tumor cell burden in prostate cancer lymph node metastases. Cancer Biomark, 2015, 15 (3): 311-316.

58. KRISTAL A R, CHI C, TANGEN C M, et al. Associations of demographic and lifestyle characteristics with prostate-specific antigen (PSA) concentration and rate of PSA increase. Cancer, 2006, 106 (2): 320-328.

59. GOODE R R, MARSHALL S J, DUFF M, et al. Use of PCA3 in detecting prostate cancer in initial and repeat prostate biopsy patients. Prostate, 2013, 73 (1): 48-53.

60. JUNKER D, QUENTIN M, NAGELE U, et al. Evaluation of the PI-RADS scoring system for mpMRI of the prostate: a whole-mount step-section analysis. World J Urol, 2015, 33 (7): 1023-1030.

61. CRISTEL G, ESPOSITO A, BRIGANTI A, et al. MpMRI of the prostate: is there a role for semi-quantitative analysis of DCE-MRI and late gadolinium enhancement in the characterisation of prostate cancer？ Clin Radiol, 2019, 74 (4): 259-267.

62. BIN X, YONG S, KONG Q F, et al. Diagnostic Performance of PET/CT Using ^{18}F-FACBC in Prostate Cancer: A

Meta-Analysis. Front Oncol, 2019, 9: 1438.

63. ELSCHOT M, SELNAES K M, SANDSMARK E, et al. Combined ^{18}F-Fluciclovine PET/MRI Shows Potential for Detection and Characterization of High-Risk Prostate Cancer. J Nucl Med, 2018, 59 (5): 762-768.

64. KNORR K, EIBER M, MAURER T, et al. PET-CT and PET-MRI of the prostate: From ^{18}F-FDG to ^{68}Ga-PSMA. Radiologe, 2017, 57 (8): 631-636.

65. GAUR S, TURKBEY B. Prostate MR Imaging for Posttreatment Evaluation and Recurrence. Radiol Clin North Am, 2018, 56 (2): 263-275.

66. STABILE A, GIGANTI F, ROSENKRANTZ A B, et al. Multiparametric MRI for prostate cancer diagnosis: current status and future directions. Nat Rev Urol, 2020, 17 (1): 41-61.

67. ONIK G, MIKUS P, RUBINSKY B. Irreversible electroporation: implications for prostate ablation. Technol Cancer Res Treat, 2007, 6 (4): 295-300.

68. TSIVIAN M, POLASCIK T J. Bilateral focal ablation of prostate tissue using low-energy direct current (LEDC): a preclinical canine study. BJU Int, 2013, 112 (4): 526-530.

69. NEAL R E, MILLAR J L, KAVNOUDIAS H, et al. In vivo characterization and numerical simulation of prostate properties for non-thermal irreversible electroporation ablation. Prostate, 2014, 74 (5): 458-468.

70. TING F, TRAN M, BOHM M, et al. Focal irreversible electroporation for prostate cancer: functional outcomes and short-term oncological control. Prostate Cancer Prostatic Dis, 2016, 19 (1): 46-52.

71. VALERIO M, STRICKER P D, AHMED H U, et al. Initial assessment of safety and clinical feasibility of irreversible electroporation in the focal treatment of prostate cancer. Prostate Cancer Prostatic Dis, 2014, 17 (4): 343-347.

72. VAN DEN BOS W, MULLER B G, DE BRUIN D M, et al. Salvage ablative therapy in prostate cancer: international multidisciplinary consensus on trial design. Urol Oncol, 2015, 33 (11): 491-497.

73. VAN DEN BOS W, DE BRUIN D M, VAN RANDEN A, et al. MRI and contrast-enhanced ultrasound imaging for evaluation of focal irreversible electroporation treatment: results from a phase Ⅰ-Ⅱ study in patients undergoing IRE followed by radical prostatectomy. Eur Radiol, 2016, 26 (7): 2252-2260.

74. SCHELTEMA M J, VAN DEN BOS W, SIRIWARDANA A R, et al. Feasibility and safety of focal irreversible electroporation as salvage treatment for localized radio-recurrent prostate cancer. BJU Int, 2017, 120 (Suppl 3): 51-58.

75. DA SILVA R D, KIM F J. Prostate Cancer-Local Treatment after Radiorecurrence: Salvage Cryoablation. Int Braz J Urol, 2018, 44 (3): 435-439.

76. GOLBARI N M, KATZ A E. Salvage Therapy Options for Local Prostate Cancer Recurrence After Primary Radiotherapy: a Literature Review. Curr Urol Rep, 2017, 18 (8): 63.

第十一章
腹膜后肿瘤的纳米刀消融治疗

第一节　概　　述

　　腹膜后肿瘤是指原发或转移至腹膜后间隙非特定器官的良恶性肿瘤。原发性腹膜后恶性肿瘤包括滑膜肉瘤、平滑肌肉瘤、脂肪肉瘤和恶性纤维组织细胞瘤等；良性肿瘤包括脂肪瘤和血管平滑肌脂肪瘤等。而转移性肿瘤中最多见的是腹膜后淋巴结转移瘤。腹膜后肿瘤由于位置较深、发病隐匿，发现时多已失去根治性手术机会。腹膜后肉瘤对放化疗敏感性差，疗效不佳。目前影像学引导下的消融治疗在腹膜后肿瘤中应用较广泛，但由于腹膜后肿瘤发现时通常包绕神经和大血管，导致消融治疗仅作为"减瘤术"使用，无法完全灭活肿瘤。不可逆电穿孔（irreversible electroporation，IRE）目前在腹膜后肿瘤中的临床应用较少，但由于其对大血管、神经以及肠道基本不会造成损伤，故其已被视为一种较温度消融疗效更佳、安全性更好的治疗方式。

第二节　腹膜后解剖

　　腹膜后间隙位于腹后壁腹膜和腹横筋膜之间，向上延续至膈，向下延续为盆腔的腹膜外间隙。以肾前筋膜（Gemta's 筋膜）和肾后筋膜（Zuekerkandle's 筋膜）为分界线，可将腹膜后间隙分为肾旁前间隙、肾周间隙和肾旁后间隙。肾旁前间隙横贯中线，上方延伸至膈肌穹隆，并延伸至纵隔。肾旁前间隙包括胰腺、十二指肠、腹膜后升结肠和降结肠段、小肠肠系膜根部和横结肠系膜。由于脂肪稀少，除非它因积液而膨胀，否则在 CT 上很难清楚地鉴别此间隙。肾周间隙延伸至中线，其右侧与肝脏裸区相邻，左侧与膈下间隙相邻，通过膈肌裂隙与纵隔相通。肾周间隙呈倒锥形，其尖端指向骨盆，底部位于横膈膜上。此间隙内包括肾、肾上腺、输尿管及周围脂肪（脂肪囊）。肾周间隙下部与髂窝相通；肾前筋膜越过主动脉和下腔静脉的前方与对侧肾前筋膜连续，肾后筋膜向后内附着于腰椎体。肾周间隙的下部封闭，可防止发生在该间隙里的肿瘤向盆腔扩散。在肾周空间的肾周脂肪内，有一薄薄的隔膜，可包含并引导液体的扩散。该间隙被肾周筋膜和脂肪包绕，在 CT 上很好辨认。肾旁后间隙是位于肾后筋膜与覆盖腰大肌和腰方肌前面的髂腰筋膜之间的区域，内部为脂肪组织、腰交感神经干、乳糜池和淋巴结等，无脏器结构，因此该区域内的病变通常是由其他间隙或结构蔓延扩散过来的。

第三节　腹膜后常见肿瘤的病理

腹膜后肿瘤多起源于脂肪、神经、淋巴、纤维和肌肉等组织。腹膜后恶性肿瘤中最常见的是脂肪肉瘤，其次是平滑肌肉瘤和恶性纤维组织细胞瘤，韧带样纤维瘤、畸胎瘤、脂肪瘤等也不罕见。不同组织来源肿瘤的病理类型各不相同。

一、脂肪肉瘤

根据脂肪肉瘤的形态学特征和细胞发育异常，将其分为五种类型：①高分化脂肪肉瘤（well-differentiated liposarcoma，WDLPS）；②去分化脂肪肉瘤（dedifferentiated liposarcoma，DDLPS）；③黏液样／圆细胞脂肪肉瘤（myxoid/round cell liposarcoma，MLPS）；④多形性脂肪肉瘤；⑤混合性脂肪肉瘤。WDLPS 也可分为三个亚型：脂肪瘤性、硬化性和炎性脂肪肉瘤。WDLPS 和 DDLPS 是最常见的腹膜后脂肪肉瘤，而混合性脂肪肉瘤最为罕见且预后差。腹膜后的脂肪肉瘤组织学形态主要由近乎成熟的脂肪细胞构成，但其中可见含小脂滴的脂肪母细胞及梭形、核大深染的细胞。硬化性脂肪肉瘤在上述病变的基础上，瘤内发生明显的纤维组织增生和玻璃样变。炎症性脂肪肉瘤形态除硬化性脂肪肉瘤的特点外，瘤组织内还有大量以淋巴细胞和浆细胞为主的炎细胞浸润。

二、平滑肌肉瘤

平滑肌肉瘤是起源于肠壁平滑肌、肠壁黏膜肌或肠壁血管平滑肌的恶性间叶组织肿瘤。患者预后极差。肿瘤易发生转移，血行播散是最主要的转移途径。根据瘤细胞的分化程度，腹膜后平滑肌肉瘤可分为高、中、低分化三种类型。梭形的瘤细胞常平行排列，并可见与核长轴平行的肌源纤维。平滑肌肉瘤中可见明显的核分裂象。

三、恶性纤维组织细胞瘤

从组织发生来看，肿瘤中有不同比例的成纤维细胞样细胞和组织细胞样细胞。典型形态是由纺锤形（成纤维细胞样）和圆形（组织细胞样）细胞组成，呈梭形排列，并伴有多形性巨细胞和炎症细胞。较少见的肿瘤呈单一形态，主要由成纤维细胞样细胞（多形性纤维肉瘤）或组织细胞样细胞（软组织网状细胞肉瘤）组成。

四、腹膜后良性纤维瘤病

组织学上，本病无明显肿瘤细胞，主要由分化型成纤维细胞组成。而侵袭性纤维瘤多表现为细胞异型性明显、核分裂象多见、坏死明显。

第四节　腹膜后常见肿瘤的临床表现

腹膜后肿瘤生长于腹膜后的疏松结缔组织间隙，局限于周围区域，但很少向后生长并穿透背部。早期肿瘤通常无症状,只有通过体检才能发现。由于缺乏具体的表现,腹膜后肿瘤患者当可触及肿块、发生腹痛和胃肠道症状时已发展到晚期。肿瘤变得更大时会因压迫、推移或侵犯邻近器官而引起症状。腹膜后肿瘤的临床症状取决于其原发部位的特殊性质。肿瘤压迫浸润血管、神经或其他重要器官或结构可导致相应的症状和综合征。

腹膜后肿瘤最常见的症状是疼痛,包括腹痛、腰背部痛、腿痛等。疼痛的性质可能是钝痛、尖锐痛、剧痛或绞痛。疼痛主要发生在肿瘤生长的部位,但有时很难确定疼痛的准确位置。肿瘤直接压迫是腹痛最常见的原因,输尿管压迫导致肾盂积水可间接引起腰痛。恶心、呕吐、排便习惯改变和便秘等胃肠道症状在这些患者中较为常见。有部分患者可能会出现腹胀,有些患者甚至出现肠梗阻。晚期腹膜后恶性肿瘤患者中有 40%~50% 的患者会出现厌食、体重减轻、虚弱和疲劳。

腹膜后肿瘤位于肾或输尿管附近,患者有时会出现泌尿系和生殖系的症状,如血尿、尿频、尿急、尿痛和排尿困难等。肿瘤引起的输尿管阻塞会导致肾积水和氮质血症等相关症状。如果腹膜后肿瘤压迫门静脉或肝静脉,可能发生腹水和腹部静脉曲张。少数病例可能出现呕血。偶尔可以观察到低血糖,这是由于低分化的腹膜后肉瘤分泌胰岛素样生长因子,或代谢率高的较大肿瘤对脂肪酸的利用加速所致。如果肿瘤通过胃肠道浸润,患者可能会发生急性或慢性胃肠道出血。腹膜后肿瘤的其他临床表现包括腹胀、脾大、淋巴结肿大、面色苍白、咳嗽、气短、静脉血栓形成,以及腹腔内出血、黄疸、恶病质等。

第五节　腹膜后常见肿瘤的影像学表现

一、脂肪肉瘤

脂肪肉瘤的影像学表现主要与肿瘤内所含有的脂肪和软组织成分的比例相关。肿块形态不规则,且其内可见脂肪成分时应考虑到本病。CT 图像上,低级别病变通常表现为大量的低密度脂肪成分和薄的分隔;高级别的病变则表现为大量的软组织密度成分。病变较大时,可见多发的分隔。增强检查可见软组织成分和分隔明显强化(图 11-1)。

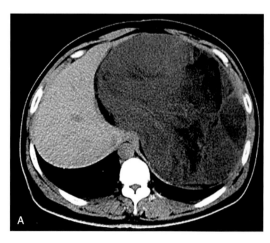
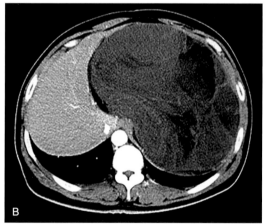

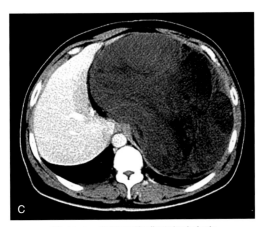

图 11-1　腹腔及腹膜后脂肪肉瘤
A~C. 腹腔及腹膜后区域见巨大椭圆形混杂低密度肿块影,边界较清,其内可见脂肪密度影,
并见分隔;增强扫描未见明确强化。

MRI 图像上,黏液型肿瘤的胶质成分通常表现为 T_2 高信号、T_1 呈均匀低信号;脂肪成分呈 T_1 高信号,压脂相或同反相位病灶信号发生明显降低;增强前病变可呈囊状,但增强后病变可见延迟强化,并可呈网格状(图 11-2)。

二、平滑肌肉瘤

CT 图像显示腹膜后平滑肌肉瘤多为大的分叶状肿块(图 11-3)。肿块主要为实性,但常含有囊变或坏死。病灶呈不均匀强化实性部分强化明显,坏死区域为不规则的低密度区,部分病例无强化,钙化很少见。局部侵犯包括侵犯右肾、肝、右肾上腺、胰腺、胃和脊柱等。血行转移比淋巴转移更常见,多转移到肺和肝脏。发生在血管内的平滑肌肉瘤中,表现与肿瘤血栓一致,包括血管异常扩张和腔内病变的不均匀强化。

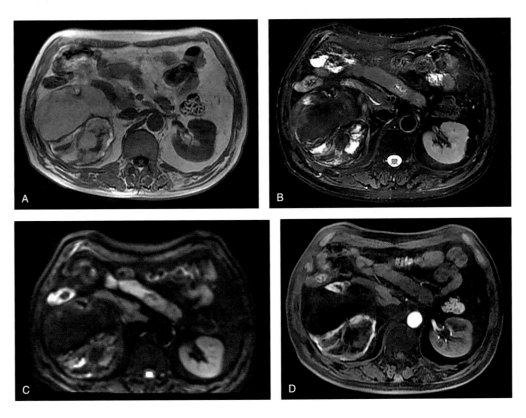

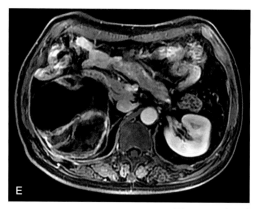
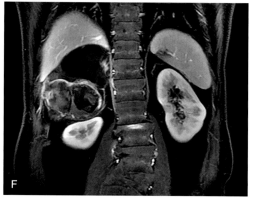

图 11-2　右侧肾上腺区脂肪肉瘤

A、B. 右侧肾上腺区见巨大团块状长及短 T_1、短及稍长 T_2 信号为主混杂信号肿块影;C. DWI 局部呈稍高信号;
D~F. 脂肪抑制序列局部信号显著减低,增强扫描局部可见条片轻 - 中度持续强化。

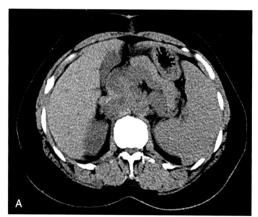
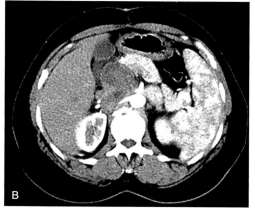

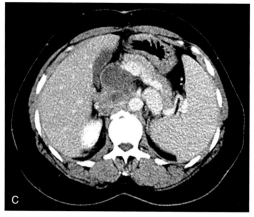

图 11-3　右侧腹膜后平滑肌肉瘤

A. 肿块位于右肾中下部与下腔静脉间,CT 平扫可见病灶呈等、低混杂密度团块影,内见斑点状钙化及脂肪;
B. 动脉期实性部分轻度强化;C. 静脉期病灶呈持续性轻 - 中度强化;病变包绕右肾静脉,下腔静脉受压推移。

　　MRI 图像上腹膜后平滑肌肉瘤实体部分为 T_1 低至等信号和 T_2 高信号(图 11-4)。坏死区域与肌肉相比,呈典型的 T_1 低信号和 T_2 高信号。如果合并出血,T_1 信号可以高于肌肉信号。肿瘤实体部分通常表现为不均匀强化。血管内瘤体在黑血成像序列通过降低血液信号而突出高信号的肿瘤,能很好地显示血管内肿瘤的扩张程度。增强成像也有助于评估血管受累的程度,并区分肿瘤和血栓。

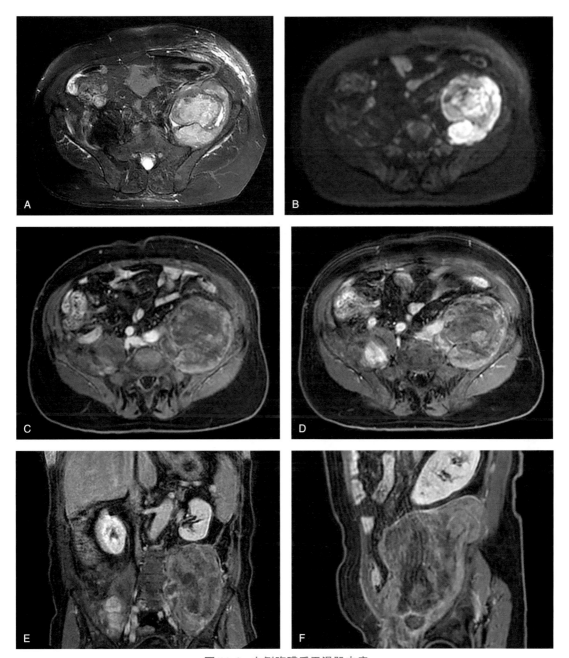

图 11-4 左侧腹膜后平滑肌肉瘤

A. MRI 腹膜后腰大肌与髂腰肌走行区(左侧为主)见不规则团片状混杂异常信号,以等信号及稍长 T_2 信号为主,其间见短 T_2 信号;B. DWI 上病灶大部分呈显著高信号,局部呈等信号及稍低信号;C. 增强扫描动脉期明显不均匀强化;D~F. 病灶延迟强化,与邻近腰大肌、髂腰肌分界不清。

三、恶性纤维组织细胞瘤

本病是起源于间叶组织的恶性肿瘤,好发于腹膜后。CT 检查在肿瘤较小时多表现为边界清楚、密度均匀的团块状等或稍低密度(相对于肌肉)肿块,少数密度增高,增强扫描病灶呈均匀性增强。当肿瘤较大,形态呈分叶状或不规则形,边缘与周围组织分界不清,内部可发生液化坏死,表现为中心低密度区,增强扫描呈现周边增强,囊变坏死部分无强化。此外,在少部分病灶中可见斑点状或小团块状钙化影。

MRI 检查的表现主要与组织成分相关,T_1WI 信号多不均匀,一般多呈等或低信号。以组织细胞为主的肿瘤在 T_2WI 上多呈高信号,以纤维成分为主的肿瘤则呈等信号,液化坏死部分肿瘤在 T_2WI 上多呈高信号。MRI 较 CT 的优势主要在于能清晰显示病灶的边界与肿瘤侵犯情况。

四、腹膜后淋巴结转移瘤

正常淋巴结呈类圆形或椭圆形,与周围脂肪组织分界明显,正常淋巴结短径通常小于 1.0cm。当肿瘤侵犯淋巴结时,其血流及形态均可发生改变。CT 具有较高的密度分辨率,可以清晰地看到淋巴结形态的改变,如长短径比值缩小、边缘毛糙或淋巴结大小改变。肿大的淋巴结常常融合呈团块状压迫邻近结构,增强 CT 扫描时可显示肿大淋巴结密度不均匀,并可见无强化坏死区域(图 11-5)。

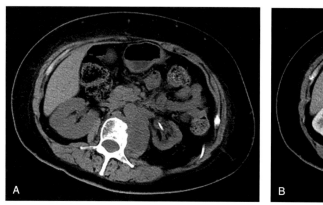
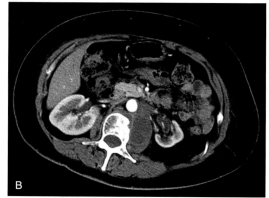
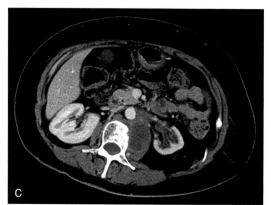

图 11-5　腹膜后淋巴结转移瘤
A. CT 平扫示多发淋巴结异常增大,部分融合;B、C. 增强扫描可见增大淋巴结呈边缘轻度强化,
中央区强化程度较低,病变侵及左侧腰大肌。

MRI 具有较高的软组织分辨率,在淋巴结与周围组织界限区分上更有优势,但与 CT 扫描一样,多局限于形态学的改变。当应用 SPIO 或 USPIO 增强扫描时,良、恶性淋巴结会表现出不同强化特征,在自旋回波(SE)序列 PDWI 和 T_2WI 上,正常淋巴结以及反应性增生淋巴结信号降低明显。而在早期或部分转移的淋巴结表现为不均匀信号降低,而晚期或完全转移性淋巴结信号强度不变。因此,利用此技术可以发现较早期的转移性淋巴结。

五、腹膜后良性纤维瘤

CT 检查通常表现为单发的类圆形肿块,边缘清楚,大小不等,呈膨胀性生长,肿瘤较大时会引起周围器官和血管的变形、移位。肿块密度一般较均匀,呈等或略高密度,肿块较大时密度欠均匀,部分会发生囊变坏死。增强扫描动脉期病灶周围常见迂曲血管状强化,病灶内部轻度强化,静脉期及实质期呈延迟强化(图 11-6)。

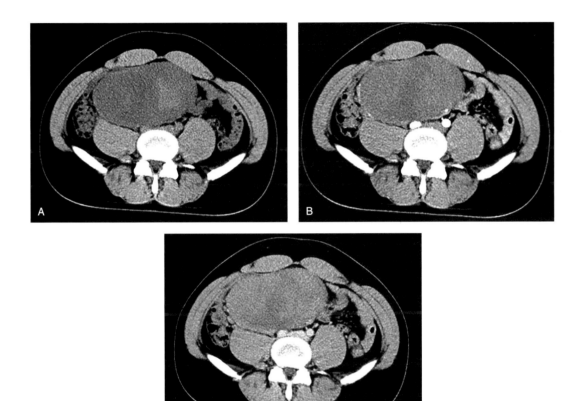

图 11-6　腹膜后良性纤维瘤病
A. CT 平扫示腹主动脉前方椭圆形肿块,边界清楚,密度欠均匀;B、C. 增强扫描动脉期及延迟期
可见病灶乏血供,呈轻 - 中度强化,周边可见迂曲的肠系膜血管。

MRI 检查病灶较小时信号通常较均匀,T_1 呈稍低或等信号,T_2 呈稍高信号。病灶较大时 MRI 信号主要取决于肿块的组成成分,若发生囊变、坏死则信号不均匀;肿瘤组织密集的区域通常表现为 T_1 及 T_2 稍低信号;变性、坏死区域表现为 T_1 低信号、T_2 高信号。

第六节　腹膜后肿瘤的治疗

一、手术治疗

腹膜后肿瘤的最佳治疗方法是对整个肿瘤进行彻底的手术切除,是患者获得潜在治愈的最佳手段。手术切除的原则是在保证安全的前提下尽可能地实施根治性切除,手术过程中必须保证肿块不发生破碎以免发生腹膜播散。目前越来越多的学者针对腹膜后肿瘤主张施行间室切除术,特别是针对那些复发风险高的肿瘤亚型。术前应用 CT 或 MRI 进行三维立体定位。广泛的血管受累、多灶性的腹膜种植、肝肾等腹腔脏器的受累和远处转移等情况都使肿瘤的根治性切除术无法实施。

姑息性手术应该以患者的意愿结合解决顽固性腹痛或肠梗阻等临床症状为出发点。在患者自愿的前提下,应充分考虑到肿瘤的生物学特性、手术获益、手术的风险和并发症、预计的生存期。通常姑息性手术仅适用于少数患者,用来控制症状。此外,针对不可切除的肿瘤,一些机构尝试了术中放疗,术中放疗对肿瘤的局部控制率有改善,但尚未被证明能提供更好的生存获益。

二、全身综合治疗

目前手术以外的多模式治疗方法(放疗、化疗、靶向或免疫治疗)的临床数据有限,效果存在很大争议。发生在腹膜后的肿瘤,除了淋巴瘤对化疗较为敏感外,多数并无特效的化疗药物。手术联合放疗对脂肪肉瘤患者有生存获益。部分患者会接受新辅助放化疗,术前进行放疗或者化疗以减小肿瘤,有利于手术切除并降低局部复发率。但目前来说新辅助放化疗对腹膜后恶性肿瘤的作用尚未得到很好证实。免疫治疗目前在腹膜后肿瘤中的应用较少且效果欠佳。在编号为 SARC028 的针对派姆单抗的临床研究中,10 例脂肪肉瘤患者中仅有 2 例对免疫抑制剂产生客观反应,10 例平滑肌肉瘤患者均无客观反应。

三、介入微创治疗

介入微创治疗技术主要包括经皮穿刺各种温度消融术、高强度聚集超声治疗(俗称海扶刀)、放射性粒子植入和经皮穿刺动脉内灌注化疗与栓塞术等。介入微创治疗较外科手术显著的优点是可以分次或多次重复进行治疗,对于无法手术切除的较大病灶、复发或转移性病灶有着独特的优势,其主要适应证包括:无法外科切除的腹膜后肿瘤、术后复发及转移性肿瘤;对无法手术的巨大肿瘤实施减瘤术以延缓肿瘤进展,减轻或消除患者症状。其中冷冻消融术在腹膜后良性和恶性肿瘤中的应用均取得良好的效果。对于较小的软组织肿瘤,冷冻消融术能实现对肿瘤的完全灭活,达到类似外科手术切除的效果。而对于较大的脂肪肉瘤或平滑肌肉瘤等,冷冻消融能起到减瘤的作用。一项对 CT 引导下冷冻消融术治疗 39 例腹膜后复发性软组织肉瘤的研究显示,冷冻消融能显著减轻患者的疼痛症状,肿瘤较小者能在治疗后立即得到缓解,而较大者则在术后逐渐减轻。术后只有少数患者存在发热、呕吐和局部疼痛等轻微并发症。

不同微创治疗手段可以联合应用于复发性腹膜后恶性肿瘤的治疗。外科切除联合消融治疗尤其值得提倡,因为腹膜后肿瘤体积往往比较大,直接消融治疗效率低,外科切除术难以彻底根除。患者术后 1 个月身体恢复就应当进行影像学检查,此时即使发现病灶复发,往往因为复发病灶较小,消融治疗效率很高,但如果术后时间过长复发的肿瘤生长体积较大则无法实施高效的消融治疗。消融治疗联合其他方法,如消融联合 ^{125}I 粒子植入治疗腹膜后复发性肉瘤,结果证明该联合疗法安全性高、可行性好,具有良好的局部控制疗效。

第七节 腹膜后肿瘤的纳米刀消融治疗

纳米刀消融治疗是近年来逐渐兴起的另一种先进的微创治疗手段,它是一种非温度消融技术,利用超短而强的电场在细胞膜上形成永久性的纳米孔,以破坏细胞内稳态,进而导致细胞凋亡。目前针对腹膜后肿瘤的纳米刀消融治疗的报道很少,但根据我们对纳米刀应用的经验,纳米刀消融由于其特殊的凋亡机制和对消融区域内正常血管、神经的保护,该方法适用于腹膜后肿瘤的微创治疗,有着很好的临床应用前景和优势。

典型病例介绍：

病例 1：男,53 岁。因腹膜后嗜铬细胞瘤术后 22 年,第 4 次术后复发 2 个月余于 2015 年 8 月 26 日入院。患者于 1993 年以高血压起病,最高 180/120mmHg,体检发现左侧肾上腺占位,于 1993 年 11 月 28 日在当地医院行切除术。1999 年 10 月在原手术部位再次发现占位性病变,再行手术治疗。病理诊断：嗜铬细胞瘤。2013 年 10 月 30 日在当地医院行第 3 次手术治疗,术后病理示：腹膜后嗜铬细胞瘤。免疫组化：瘤细胞 CgA(+),Ki-67(低),支持细胞 S-100(+)。2015 年 5 月 30 日于中国人民解放军总医院行腹部 MRI 示：左肾切除术后改变,于腹膜后左侧脊柱旁、腹主动脉左侧 2 个直径大于 3cm 的多血供肿块。诊断为嗜铬细胞瘤术后复发。2015 年 6 月 10 日患者开始口服依维莫司 10mg/d,服用 10 天后出现口腔溃疡、皮疹、胸闷、心率加快,停药 10 天后减量至 5mg/d,仍有口腔溃疡、皮疹。继续减量至 2.5mg,仍不能耐受不良反应后停药。

外科会诊认为腹膜后嗜铬细胞瘤经过 4 次手术导致局部广泛粘连,病灶多发、累及邻近多个脏器,第 4 次手术过程中出现大出血,再次手术难度很大而且无法根除,故不适合再次手术治疗。

入院时 CT 如下图所示(图 11-7)：

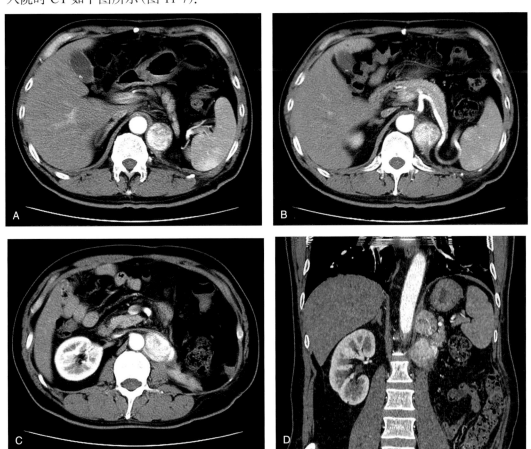

图 11-7　腹膜后嗜铬细胞瘤术后

A、B. 腹部 CT 增强扫描显示左肾缺如,腹膜后腹主动脉左侧显示 2 个类圆形肿块,直径>3cm,动脉期强化显著,病灶紧贴腹主动脉、胰腺尾部、脾动脉和膈脚;C. 足侧病灶呈横行走向,贴近腹主动脉和左侧残留肾静脉;D. 冠状位 CT 重建显示 2 个病灶呈头足方向排列。

　　患者住院后经详细检查,综合考虑认为:由于病灶的位置特点紧邻腹主动脉、脾动脉和胰腺尾部等结构,温度消融治疗容易损伤邻近结构导致严重并发症,因此不适合;虽然病灶经多次外科切除后复发,但病理学检查仍提示为良性肿瘤,故局部放射性粒子植入治疗亦不考虑;纳米刀消融由于创伤小、无温度效应、不损伤邻近结构,最终确定实施全麻下 CT 引导纳米刀消融治疗。全麻成功后,调整患者体位为左侧卧位,行 CT 平扫背部定位,采用 4 根 19G 电极针长度 20cm,经皮穿刺分别对 2 个病灶进行消融(图 11-8)。针尖裸露 15mm;消融后电流上升明显表示肿瘤细胞膜完全打穿,拔针后即刻 CT 增强扫描显示病灶无强化、轮廓模糊等现象证实瘤细胞膜完全破坏之改变。术后 1 个月行腹部增强磁共振扫描显示病灶体积缩小,强化幅度显著减低。随后每年复查 MRI 显示病灶进行性萎缩,纳米刀消融术后 5 年病灶无复发(图 11-8)。

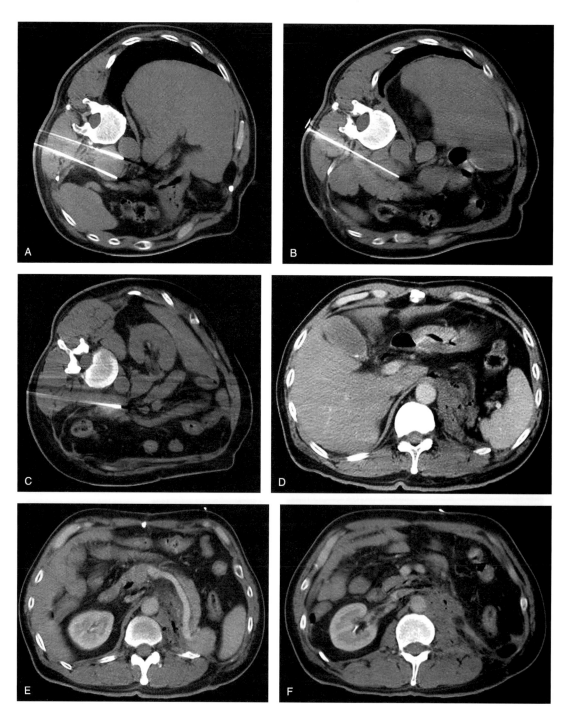

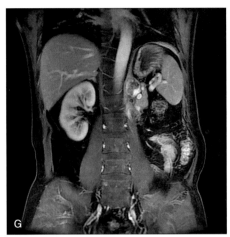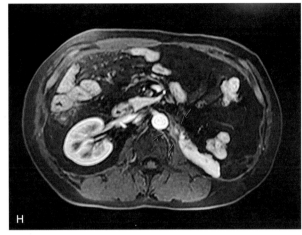

图 11-8　纳米刀消融过程及术后随访

A~C. CT 引导下患侧卧位,19G 电极针经皮穿刺达病灶边缘,其中内侧电极针紧贴腹主动脉壁,消融时将此针调整为正极,针尖裸露 15mm,采取后退重叠法消融,消融区完全涵盖全部病灶;D~F. 拔针后患者改为仰卧位,行 CT 增强扫描显示原病灶轮廓不清楚、形态不规整,消融区内可见散在气泡影,邻近血管及胰腺等结构无损伤;动脉期病灶未见强化现象表明消融彻底;G. 术后 1 个月磁共振增强冠状位扫描显示病灶较消融前体积缩小,强化程度明显降低;H. 术后 5 年磁共振增强扫描 T_1WI 显示病灶显著萎缩(箭头)。

　　病例 2:男,70 岁。2017 年 5 月因左肾积水就诊于当地医院,诊断左侧输尿管狭窄,行左肾双 J 管置入术治疗。2017 年 11 月 28 日因急性肠梗阻再次就诊,行全身 PET/CT 检查示:左下腹软组织密度影与邻近小肠分界不清,葡萄糖代谢明显增高,考虑恶性病变侵犯邻近小肠可能。全麻下行剖腹探查术,术中发现结肠肿瘤固定侵及小肠无法分离,术中行胃空肠吻合术联合肠粘连松解术治疗。病理学诊断为中分化管状腺癌浸润,侵犯肠壁全层达浆膜下脂肪组织。术后多期化疗患者仍感左中腹间断性疼痛,患者于 2018 年 3 月以结肠癌术后复发入院。

　　入院后经过全面检查,CT 扫描发现降结肠吻合口处高密度金属线状影,内侧不规则肿块向周围生长,系肿瘤复发累及空肠导致局部小肠梗阻、近端小肠扩张,肿瘤向腹膜后区生长包裹左侧输尿管并于局部形成软组织肿块。考虑到病变范围广泛、累及小肠全层和左侧输尿管,无法再次外科手术切除,内科保守治疗无效,给予 CT 引导下纳米刀消融治疗(图 11-9)。全麻成功后取右侧卧位,于 CT 引导下采用 3 根电极针由侧后腹壁穿刺进针经左侧腹膜后区达病灶处,3 根电极针平行排列,针尖裸露 15mm 行后退重叠消融,消融区涵盖左侧输尿管。术后即刻 CT 增强扫描显示病变无强化,消融区周围可见散在电离的低密度气体影,肠管轮廓未见异常。术后 7 天患者出现高热、白细胞增多,给予患者口服稀释的碘对比剂,于 CT 扫描发现结肠吻合口瘘,对比剂由吻合口流出达腹膜后间隙,给予 CT 引导下置管引流处理。

　　此病例为晚期结肠癌。外科切除术中发现肿瘤累及肠管全层、侵犯小肠无法彻底切除,给予姑息治疗胃空肠吻合术联合肠粘连松解术。术后化疗无效,患者出现左侧腹部疼痛并逐渐加重。纳米刀消融旨在消灭肿瘤细胞保留正常组织结构,但是此例患者因为肿瘤侵犯并替代肠管全层,肠管已经无正常结构,纳米刀消融术后肿瘤细胞凋亡坏死导致肠管破溃发生肠瘘。另外,结肠吻合口处金属吻合钉在消融过程中所起到的作用有待进一步探讨。

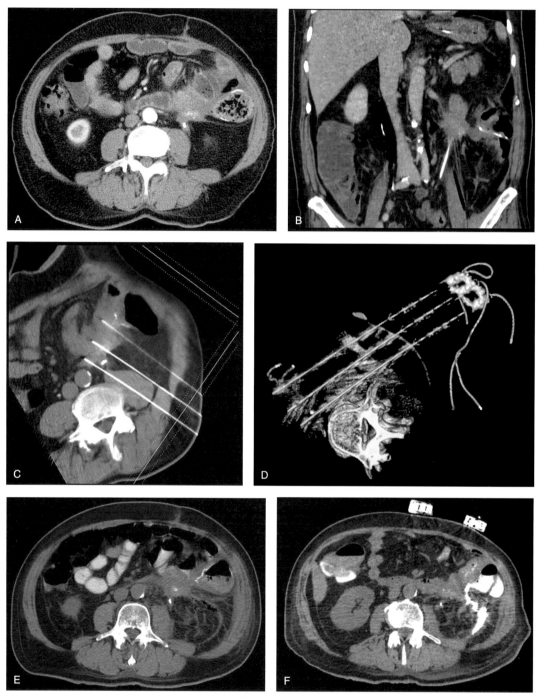

图 11-9　结肠癌术后复发的纳米刀消融过程

A、B. CT 增强扫描显示降结肠吻合口周围软组织密度影累及局部结肠和空肠近端,形成不规则软组织肿块,导致肠管梗阻、局部肠管扩张;病变向腹膜后生长累及左侧输尿管(其内可见高密度 J 形管);C、D. 全麻成功后患者行右侧卧位,于 CT 引导下采用 3 根电极针平行穿刺达病变处,消融区涵盖吻合口和输尿管,针尖裸露 15mm,电压 2 200~3 000V,脉冲 90 个;E. 拔针后改变体位为仰卧位行 CT 增强扫描显示消融区边界清楚,吻合口处软组织无强化,腹膜后可见电离的低密度气体影;F. 术后 1 周患者出现高热,血白细胞增高,给予口服对比剂后行 CT 扫描显示吻合口瘘(箭头),给予 CT 引导下置管引流治疗。

(肖越勇　蒋天安　孟亮亮)

参考文献

1. IMPROTA L, TZANIS D, BOUHADIBA T, et al. Overview of primary adult retroperitoneal tumours. European journal of surgical oncology, 2020, 46 (9): 1573-1579.

2. KEIL S, BRUNERS P, BREHMER B, et al. Percutaneous radiofrequency ablation for treatment of recurrent retroperitoneal liposarcoma. Cardiovascular and interventional radiology, 2008, 31 (Suppl 2): S213-S216.

3. FAN W Z, NIU L Z, WANG Y, et al. Initial Experience: Alleviation of Pain with Percutaneous CT-Guided Cryoablation for Recurrent Retroperitoneal Soft-Tissue Sarcoma. Journal of vascular and interventional radiology: JVIR, 2016, 27 (12): 1798-1805.

4. VROOMEN L, SCHEFFER H J, MELENHORST M, et al. Irreversible Electroporation to Treat Malignant Tumor Recurrences Within the Pelvic Cavity: A Case Series. Cardiovasc Intervent Radiol, 2017, 40 (10): 1631-1640.

5. SAVIC L J, CHAPIRO J, HAMM B, et al. Irreversible Electroporation in Interventional Oncology: Where We Stand and Where We Go. Röfo, 2016, 188 (8): 735-745.

6. LI Y, DIAO F, SHI S, et al. Computed tomography and magnetic resonance imaging evaluation of pelvic lymph node metastasis in bladder cancer. Chin J Cancer, 2018, 37 (1): 3.

7. ABTAHI S M, MAO Y, PRAPRUTTAM D, et al. Magnetic resonance imaging of pelvic metastases in male patients. Magn Reson Imaging Clin N Am, 2014, 22 (2): 201-215.

8. VILLANO A M, ZEYMO A, NIGAM A, et al. Radical excision for retroperitoneal soft tissue sarcoma: A national propensity-matched outcomes analysis. Surgery, 2020, 168 (5): 831-837.

9. VIJAY A, RAM L. Retroperitoneal liposarcoma: a comprehensive review. American journal of clinical oncology, 2015, 38 (2): 213-219.

10. FAIRWEATHER M, WANG J, JO V Y, et al. Surgical Management of Primary Retroperitoneal Sarcomas: Rationale for Selective Organ Resection. Annals of surgical oncology, 2018, 25 (1): 98-106.

11. FAIRWEATHER M, GONZALEZ R J, STRAUSS D, et al. Current principles of surgery for retroperitoneal sarcomas. Journal of surgical oncology, 2018, 117 (1): 33-41.

12. VAN HOUDT W J, ZAIDI S, MESSIOU C, et al. Treatment of retroperitoneal sarcoma: current standards and new developments. Current opinion in oncology, 2017, 29 (4): 260-267.

13. NUSSBAUM D P, RUSHING C N, LANE W O, et al. Preoperative or postoperative radiotherapy versus surgery alone for retroperitoneal sarcoma: a case-control, propensity score-matched analysis of a nationwide clinical oncology database. The Lancet. Oncology, 2016, 17 (7): 966-975.

14. LOUIE R J, WANG K, ROYCE T J, et al. Does Timing Matter？ Surgical Outcomes in High-grade Sarcomas after Neoadjuvant Radiation Therapy. The Journal of surgical research, 2020, 254: 118-124.

15. MCKINLEY S K, DELANEY T F, MULLEN J T. What Is the Role of Neoadjuvant Radiation Therapy for Retroperitoneal Sarcoma？ Advances in surgery, 2020, 54: 273-284.

16. ALMOND L M, GRONCHI A, STRAUS D, et al. Neoadjuvant and adjuvant strategies in retroperitoneal sarcoma. European journal of surgical oncology: the journal of the European Society of Surgical Oncology and the British Association of Surgical Oncology, 2018, 44 (5): 571-579.

17. TAWBI H A, BURGESS M, BOLEJACK V, et al. Pembrolizumab in advanced soft-tissue sarcoma and bone sarcoma (SARC028): a multicentre, two-cohort, single-arm, open-label, phase 2 trial. The Lancet. Oncology, 2017, 18 (11): 1493-1501.

18. GUNN A J, JOE W B, SALEI A, et al. Percutaneous Cryoablation of Stage T_{1b} Renal Cell Carcinoma: Safety, Technical Results and Clinical Outcomes. Cardiovasc Intervent Radiol, 2019, 42 (7): 970-978.

19. REIS J, CHANG Y, SHARMA A K. Radiofrequency ablation vs microwave ablation for osteoid osteomas: long-term results. Skeletal Radiology, 2020, 49 (12): 1995-2000.

20. JI Z, SUN H, JIANG Y, et al. Comparative study for CT-guided ^{125}I seed implantation assisted by 3D printing coplanar and non-coplanar template in peripheral lung cancer. J Contemp Brachytherapy, 2019, 11 (2): 169-173.

21. YANG T, NG D M, DU N, et al. HIFU for the treatment of difficult colorectal liver metastases with unsuitable indications for resection and radiofrequency ablation: a phase I clinical trial. Surgical Endoscopy, 2021, 35 (5): 2306-2315.

22. LU M, YAO W, ZHANG T, et al. Feasibility and Efficacy of Microwave Ablation Combined with Iodine-125 Seed Implantation in Local Control of Recurrent Retroperitoneal Liposarcomas: Initial Clinical Experience. The Oncologist, 2017, 22 (12): 1500-1505.

23. SIMMERMAN E, CHUNG J, LAWSON A, et al. Application of Irreversible Electroporation Ablation as Adjunctive Treatment for Margin Enhancement: Safety and Efficacy. J Surg Res, 2020, 246: 260-268.

24. JIANG T A, ZHAO Q, TIAN G, et al. Irreversible electroporation ablation of end-stage metastatic retroperitoneal lesions: Report on three cases and literature review. Experimental and therapeutic medicine, 2019, 18 (3): 2243-2249.

第十二章
纳米刀联合免疫治疗在胰腺癌治疗中的作用

第一节 概 述

全球胰腺癌的发病率和死亡率均呈上升趋势,2019 年美国癌症协会发布的数据显示美国胰腺癌新发病例数男性居第 10 位、女性居第 9 位,死亡率居恶性肿瘤第 3 位。中国国家癌症中心最新统计数据亦证实,胰腺癌居中国城市男性恶性肿瘤发病率的第 8 位,居一线城市人群恶性肿瘤死亡率的第 6 位。胰腺癌为最难治疗的肿瘤之一。患者总体 5 年存活率为 7%,存在远隔转移的患者 5 年存活率仅 2%。2014 年我国胰腺癌发病人数约 9.22 万,发病率 6.74/10 万,死亡人数约 8.11 万,死亡率 5.93/10 万,发病和死亡分别占恶性肿瘤中第 10 位和第 6 位。世界范围内胰腺癌病例数占总癌症病例数的 2.5%,死亡数却占 4.5%。胰腺癌的生长部位解剖结构复杂,早期即侵犯包绕血管生长,且有着相对特殊的肿瘤微环境,导致目前已有的治疗手段单独或联合治疗效果差,胰腺癌的病死率、生存时间等重要指标均未得到明显改善。免疫治疗在胰腺癌治疗中的作用越来越引起大家的关注,近期大量的基础和临床应用研究表明免疫治疗在胰腺癌的治疗中将发挥更大作用。

第二节 免疫系统与肿瘤发生的相互作用

免疫系统是清除人体内有害异物、抵御外来病原入侵的重要防御屏障。除了抵御外来入侵人体的病毒及细菌外,免疫系统还可以及时识别和清除人体内发生变异的细胞及代谢产物,并修补受损组织及器官,维持人体内环境及正常生理功能的稳定。随着对肿瘤免疫研究不断深入,免疫系统在肿瘤发生及发展过程中的重要作用得到充分认识。免疫系统不仅对肿瘤细胞有杀伤作用,同时也具有促进肿瘤生长及转移的作用。在肿瘤的治疗方面,也陆续发现并开发出不同作用机制的肿瘤免疫疗法。

免疫系统可作为防御肿瘤的屏障,清除或抑制某些病毒感染,抑制病毒诱导的肿瘤形成(图 12-1)。慢性炎症环境可促进肿瘤的发生及进展,而免疫系统可以通过清除病原体、抑制炎症反应避免进入慢性炎症阶段,从而避免肿瘤发生。对于人体内的肿瘤细胞,免疫系统能迅速识别其表达的特异性抗原,在其对人体造成危害前迅速将其清除,起到免疫监视的作用。但是即便人体内存在着如此强大的防御系统,肿瘤仍在不断地发生。随着人们对肿瘤与免疫系统的深入研究,逐渐提出了"肿瘤免疫编辑"学说,该学说将肿瘤免疫分为清除、平衡和逃逸三个阶段:免疫系统将可识别的肿瘤细胞清除;而免疫原性较低的肿瘤细胞留存下来与免疫系统共存;随着肿瘤细胞的变异,携带有不同基因突变的肿瘤细胞出现,它们既逃脱了免疫系统的监视,还可以通过诱导和招募免疫抑制细胞,抵抗免疫系统自身的杀伤作用,从而出现了肿瘤的免疫逃逸。

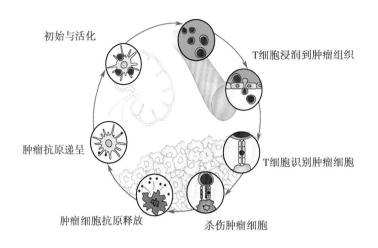

图 12-1　肿瘤的免疫循环

随着肿瘤微环境(tumor microenvironment,TME)概念的提出,人们越来越认识到肿瘤是一个复杂的整体。除了肿瘤细胞以外,肿瘤内还含有一些正常人体所含有的细胞(如成纤维细胞、血管内皮细胞、炎症细胞以及肿瘤浸润的免疫细胞等)、趋化因子、胶原、透明质酸等结构。这些结构共同为肿瘤创造了一个独特的微环境,并建立起自身防御屏障,促进肿瘤的发生及进展(图 12-2)。在此过程中,肿瘤内浸润的免疫细胞发挥了重要的作用,TME 中促进肿瘤生长的免疫细胞包括肿瘤相关巨噬细胞(tumour-associated macrophage,TAM)、树突状细胞(dendritic cell,DC)、肥大细胞、髓源性抑制细胞(myeloid-derived suppressor cell,MDSC)等。他们可以通过分泌具有促肿瘤效应的细胞因子如表皮生长因子(epidermal growth factor,EGF)、血管内皮生长因子(vascular endothelial growth factor,VEGF)以及某些趋化因子,并且可以产生促进血管生成和促侵袭性的基质降解酶作用,既改善了微环境中营养物质的输送和氧气的供应,又促进了肿瘤细胞脱落、移位。这些细胞一旦被招募,可以促进癌症细胞表型向恶性发展,并且通过细胞间相互作用,促进肿瘤细胞的免疫逃逸,有利于肿瘤的发生和转移。除此之外,肿瘤可以被其相关抗原特异性 CD8$^+$T 细胞浸润,但通常 T 细胞活性较低并不能完全根除肿瘤细胞,目前研究表明引起肿瘤微环境中 T 细胞功能失调的主要原因是 T 细胞的无能和衰竭。当 T 细胞不能完全被激活或受慢性炎症长期激活刺激时,T 细胞功能受损即可出现无能和衰竭的表现。衰竭的 T 细胞高水平表达程序性死亡蛋白 1(programmed death-1,PD-1)、细胞毒性 T 淋巴相关抗原 4(cytotoxic T-lymphocyte-associated protein 4,CTLA-4)、CD160 等抑制性表面

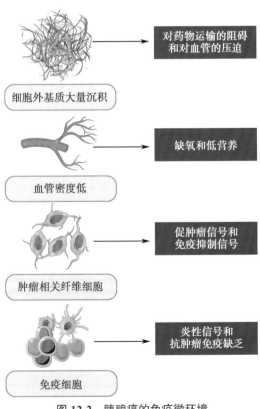

图 12-2　胰腺癌的免疫微环境

分子,进一步防止 T 细胞活化,因此使肿瘤细胞得以逃逸。除此之外,调节性 T 细胞(regulatory T cell,Treg)的招募是肿瘤细胞免疫逃逸的另一种机制,Treg 能够抑制多种免疫活性细胞(如 CD4⁺、CD8⁺T 细胞)的激活与增殖,通过 CTLA-4 表达结合活化的应答 T 细胞所表达的 CD80 和 CD86,共同抑制效应 T 细胞功能,帮助肿瘤细胞逃脱免疫系统的监视。

总的来讲,随着肿瘤发生发展与免疫系统之间的相互作用关系的逐步明确,使得肿瘤的治疗有了新的方向,从非特异的细胞毒性药物发展到靶向治疗,目前针对免疫靶点的免疫治疗手段也逐渐成熟。目前临床常用的免疫治疗方法包括细胞因子治疗、单克隆抗体免疫治疗、PD-1/PD-L1 治疗、CAR-T 治疗、肿瘤疫苗、溶瘤病毒等免疫治疗方法,他们主要通过分泌刺激性细胞因子、激活免疫细胞、抑制 Treg 以及抑制 CTLA-4 和 PD-1/PD-L1 来提高免疫细胞活性,从而杀灭肿瘤细胞。但单一的免疫治疗方案仍不能彻底杀灭肿瘤,在此基础上,又衍生出免疫治疗联合其他疗法的治疗方案,提高机体对肿瘤细胞的免疫杀伤作用,协同杀伤肿瘤细胞。

第三节　免疫联合治疗方法

为了进一步提高肿瘤免疫治疗效果,临床上常采用联合治疗方式进行,即通过放、化疗或介入治疗方式增强肿瘤免疫原性,增加肿瘤浸润淋巴细胞(tumor infiltrating lymphocyte,TIL)的数量和活性以及减弱肿瘤微环境中的免疫抑制。

化疗通过细胞毒性药物直接杀伤肿瘤细胞,但在杀灭肿瘤的同时也对免疫细胞产生损害。因此,传统观念一直认为化疗对免疫系统具有抑制作用。随着研究的不断深入,人们发现化疗在起到细胞杀伤作用的同时,可促进肿瘤细胞表达和释放免疫原性物质,化疗时细胞表面热休克蛋白(heat shock protein,HSP),尤其是 HSP70 表达增加,增强了肿瘤对免疫细胞的敏感性。不同的化疗药物介导肿瘤免疫效应不同,但可以通过调节肿瘤抗原表达的质量来改变肿瘤细胞的免疫原性。除此之外,化疗被认为能够诱发肿瘤免疫原性细胞死亡(immunogenic cell death,ICD),诱导 DC 成熟,增强其抗原提呈能力。当然,通过化疗也可以清除体内部分 Treg、MDSC,同时减少其对免疫系统的负反馈作用。

放疗通过对肿瘤细胞 DNA 破坏、上调肿瘤细胞表面 MHC 分子表达增加肿瘤抗原释放并且增强 T 细胞与之结合的能力,并且放疗还可以活化 cGAS-STING 通路,激活天然免疫应答机制。当然,通过对肿瘤微环境的重塑与促肿瘤血管正常化,放疗可以与免疫检查点抑制剂互相作用,协同提高肿瘤杀伤效应。但放疗同时也可以促使诱导免疫抑制的趋化因子分泌,抑制免疫作用,并且放疗联合免疫检查点抑制剂也同时增加了不良事件的发生,因此,放疗剂量与联合治疗时机尚需探索。

介入治疗由于其微创、安全,常与免疫治疗联合使用。在胰腺癌的治疗中较为常用的介入疗法包括热消融和冷消融两种。热消融通过高温使肿瘤细胞瞬间坏死,细胞内容物(DNA、RNA、IL-6、TNF-α、HSP 等)释放刺激免疫系统激活。其中 HSP 最为常见,细胞内的 HSP 可通过抑制细胞凋亡来维持肿瘤细胞活性,一旦其释放到细胞外则会引起特异性免疫反应,并且活化 DC,增强人体免疫细胞活性。当然,有研究观察到 RFA 术后 Treg 的减少,因而 RFA 也降低了肿瘤细胞的免疫耐受性。冷消融时,由于低温使得细胞超微结构得以保留,组织通透性增加,冷冻后大面积坏死肿瘤组织吸收,从而释放大量肿瘤特异性抗原入血,炎症反应产物和细胞因子也同时得到释放,激活人体免疫杀伤系统,因此提高了免疫治疗效果。但同时也有研究观察到,过大、过多地冷冻肿瘤组织,反而会引起术后免疫抑制,而不利于免疫治疗。虽然机制未明,但目前有猜测是由于大量抗原释放引起 Treg 增多反而最终降低了免疫细胞活性,而且在消融治疗后细胞坏死的同时也常伴有边缘细胞凋亡出现,当大面积细胞凋亡出现时,吞噬细胞的吞噬作用减少了肿瘤细胞内容物的释放,而不成熟的树突状细胞也会导致细胞因子产生减少,再加上协同刺激因素缺乏,会导致免疫细胞活性的降低,因此不利于免疫效应的产生。因此,对于局部治疗促进抗原释放的时机及治疗程度,仍然需要更深层的探索。

局部治疗均会改变肿瘤生长的微环境,但介入治疗诱导的免疫反应对肿瘤仍然是把"双刃剑",如何选择介入治疗的方式及时机,怎样将抗原暴露最大化的机制仍不清晰。值得庆幸的是,随着医疗水平的不断进步,对于肿瘤的认识也在不断地更新,免疫疗法是治疗肿瘤"古老的新型利器",将其疗效最大化还有一段路要走。

第四节　不可逆电穿孔的免疫效应

不可逆电穿孔利用高压短频电脉冲释放,在消融区域组织细胞膜上形成纳米级不可逆电穿孔,破坏细胞稳态,引起细胞凋亡。纳米刀治疗后导致消融区内细胞的膜结构发生损伤,治疗时将电极穿刺到肿瘤组织内并在电极间发出 90 个直流能量为 1 000~3 000V/cm 的脉冲。随着跨膜电位的增加,作用于细胞膜形成孔洞的能量逐渐积累。细胞膜上孔洞的形成是因为电场作用下的磷脂的波动半径增加,原有潜在亲水孔道被增大,导致相邻脂质层间隙达到临界半径的稳定极限,从而形成一个疏水孔隙,再进一步形成亲水孔道,最终这些在细胞膜上产生的微孔发挥作用导致肿瘤细胞死亡。由于细胞凋亡是一种非裂解性死亡形式,无细胞内容物外溢,并不会引起机体炎症反应,因此过去认为纳米刀不会引起机体免疫应答,无免疫效应。

目前的研究多通过半胱氨酸天冬氨酸蛋白酶 3(caspase-3)和 TUNE 染色的试验方法,明确了消融区内细胞以凋亡为主要死亡形式。而凋亡是一种细胞程序性的死亡方式,凋亡细胞碎片形成带有膜结构的凋亡小体,凋亡小体多被吞噬和消化而一般不被释放,故没有新抗原的暴露。因此传统理论认为纳米刀不支持抗肿瘤免疫发挥作用,甚至还会导致一定种程度上的免疫耐受。随着临床研究深入,IRE 术后可观察到患者循环血中效应 T 细胞增加且 Treg 减少,并且与患者预后相关。在 IRE 联合免疫检查点抑制剂的研究中,也可以观察到研究对象在 IRE 联合免疫治疗后生存期的获益,并且 IRE 可重塑肿瘤微环境,破坏肿瘤自身"屏障",使肿瘤细胞更容易受到破坏。虽然 IRE 消融后以诱导细胞凋亡为主特征,但 IRE 电脉冲释放时破坏细胞膜,导致部分抗原和细胞因子的释放,引起局部炎症,引发级联放大的免疫反应。IRE 虽然属于常温消融,但在电极针边缘,仍可观察到组织凝固性坏死,所以 IRE 消融后会在局部肿瘤组织内产生与热消融类似的免疫反应。总的来说,IRE 消融可以诱导免疫效应产生。

IRE 消融过程中所产生的细胞死亡方式可能并不单一,不同的细胞死亡方式与病灶形态、消融参数、消融区域形态及细胞与电极针间的距离可能相关。最初,人们认为细胞死亡的方式只有凋亡和坏死两种,显然这种认识并不全面。目前研究发现,除坏死以外,程序性细胞死亡方式有细胞凋亡、坏死性细胞凋亡、铁死亡以及细胞焦亡几种形式。除细胞凋亡外,其他细胞死亡方式均可引起机体免疫效应。IRE 消融过程中,由于组织不均质表现及瘤体内细胞分布位置不同,同一消融参数作用下可能分别出现细胞凋亡、坏死性细胞凋亡以及细胞焦亡三种细胞死亡方式。当然,对于贴近电极针边缘的组织,还会出现凝固性坏死。坏死性细胞凋亡和细胞焦亡均为细胞裂解性死亡,同时会伴随有细胞膜破裂,DAMP 释放,最终引起较强的免疫效应。

第五节　不可逆电穿孔联合免疫治疗在胰腺癌中的应用

　　研究发现胰腺癌的肿瘤生物学特性和微环境是疗效欠佳的主要原因之一。首先,胰腺癌细胞(pancreatic ductal adenocarcinoma,PDAC)与其周围微环境相互作用,使其中的成纤维细胞活化形成星形细胞(pancreatic stellate cell,PSC),PSC 产生大量的胶原间质成分,使肿瘤细胞包绕较厚的基质,既阻碍了药物进入瘤内,又压迫血管,保护肿瘤细胞免受特异性的免疫攻击,达到免疫逃逸。PSC 还可以与其他几种细胞(内皮细胞、免疫细胞,可能还有神经细胞)相互作用,促进肿瘤的进展。同时肿瘤微环境的细胞因子作用于肿瘤细胞,通过基因突变及上皮 - 间质转化(epithelial-mesenchymal transition,EMT),导致转移发生。第二,肿瘤内较低的血管密度导致了瘤内低氧和乏养,进而缺乏肿瘤免疫细胞,也使得药物在肿瘤内难以达到有效血药浓度。第三,PDAC 细胞通过对微环境内免疫细胞的负反馈调节达到免疫逃逸的效果。PDAC 细胞通过高表达 PD-L1,促进PDAC 细胞与 Treg 表面的 PD-1 结合,并通过抑制 DC 细胞,促进 Treg 和 M2 巨噬细胞活化,从而抑制 T 细胞激活,达到免疫抑制。第四,PSC 作为胰腺癌微环境的关键成员之一,释放促肿瘤生长信号和免疫抑制信号,在免疫抑制、代谢重组、ECM 重塑、旁分泌信号通路介导 PDAC 的浸润、转移和耐药等方面均起到了重要作用。而且 PSC 通过促进 PDAC 周围微环境的重塑和产生 IL-6,CXCL12 等抑制因子,导致肿瘤局部缺氧及血管减少及招募 Treg 细胞,形成具有免疫抑制作用的微环境达到免疫逃避。

　　目前在胰腺癌患者中单独应用免疫治疗的效果欠佳,可能与胰腺癌较低的微卫星不稳定性、胰腺癌的抗原性较低、肿瘤周围微环境及胰腺癌的易转移性和高侵袭性相关。总之,由于 PDAC 的突变负荷低、淋巴细胞计数低、存在炎症因子和缺氧,其独特的微环境非常不利于免疫治疗,需要调整治疗策略,寻找合适的治疗方案克服其不利影响。纳米刀治疗胰腺癌的主要机制是导致肿瘤细胞的凋亡,然而凋亡可以导致免疫耐受。Al-Sakere 等对甲基胆蒽诱导的小鼠皮下肉瘤使用纳米刀治疗后检测 CD4$^+$T 淋巴细胞、CD8$^+$ T 淋巴细胞和巨噬细胞的数量,发现纳米刀的治疗不会导致免疫细胞浸润。传统理论认为纳米刀与免疫治疗结合难以发挥出协同作用。

　　PD-1/PD-L1 是一种负性免疫调节因子,与肿瘤发生、发展密切相关。PD-1/PD-L1 信号通路的激活,有助于肿瘤免疫逃逸,是目前肿瘤治疗的新方向。PD-L1 在多种肿瘤细胞表面高表达,其与 T 细胞表面的 PD-1 结合,通过负反馈抑制细胞毒性 T 细胞,促进肿瘤细胞的免疫逃逸。而抑制 PD-1 与 PD-L1 的结合能够恢复 T 细胞、NK 细胞的活性,增强机体的抗肿瘤免疫反应。有学者将 PD-1 抑制剂与化疗联合使用,发现疗效有一定程度改善。

　　CD8$^+$ T 淋巴细胞在肿瘤免疫中起至关重要的作用。然而,最新研究证明在纳米刀治疗后的原位小鼠胰腺癌组织中可见 CD8$^+$ T 淋巴细胞浸润。多数研究提示在纳米刀治疗原位接种胰腺癌的小鼠后,CD8$^+$ T 淋巴细胞的浸润并不是立刻发生的,文献报道多发生于治疗后第 7 天左右。而在异位接种的胰腺癌小鼠 T 淋巴细胞的浸润在纳米刀术后 1 天时即明显可见。因此尽管已有相当数量的动物实验数据,但是动物实验数据恰恰提示不同动物、不同肿瘤细胞系、不同接种部位不同纳米

刀参数均可能影响 $CD8^+$ T 淋巴细胞浸润。对于胰腺癌患者在纳米刀治疗后何时发生 $CD8^+$ T 淋巴细胞的浸润仍需研究,只有当此时间参数明确后 PD-1 抗体的使用才能有的放矢,从而避免过早或者过晚。

纳米刀与 PD-1 抗体联合应用的研究尚处于起步阶段,但 Zhao 等将纳米刀与 PD-1 抗体联合用于小鼠原位接种胰腺癌模型的治疗中,纳米刀与 PD-1 抗体联合组的小鼠存活时间明显长于单用 PD-1 组和纳米刀组,提示纳米刀与 PD-1 抗体联合具有广泛的研究前景和应用价值。Zhao 等还将 CTLA-4 抗体、PD-1 抗体与纳米刀三者联合应用于小鼠原位接种胰腺癌模型,结果提示小鼠存活时间反而缩短,低于纳米刀与 PD-1 抗体组,其主要原因可能是 CTLA-4 抗体的毒性过大。因此纳米刀与免疫疗法联合时需要认真考虑其不良反应。

第六节　展　　望

纳米刀作为一种新的物理消融方法目前多应用于肝门区和胰腺等特殊部位的肿瘤消融,以避免损伤血管、神经和胆道系统。当前正处于对纳米刀认识不断深入的转折点,即由以往纳米刀消融与免疫系统无关的认识向纳米刀可以在一定程度上改善抗肿瘤免疫的认识转变。随着电穿孔技术研究的不断更新,高频不可逆电穿孔及纳秒级脉冲释放均可引起免疫性细胞死亡,因此在消融的同时会伴有免疫激活效应产生,这也解释了为什么临床上观察到纳米刀消融单个病灶后会引起其他病灶及转移淋巴结的消退。无论是哪一种脉冲释放形式,其引起的细胞死亡形式都不是单一的,组织的不均质性以及消融区域电压及电流分布差异均可引起细胞死亡形式的差异,因此 IRE 消融后产生的免疫效应也不一定相同。IRE 联合免疫治疗无疑可以增强肿瘤的治疗效果,使患者获得更大收益,但无论哪一种联合方式,如何找到最合理的消融参数,使得免疫激活效应最大化是我们未来几年甚至十几年的研究方向,肿瘤的个体化治疗任重而道远。

（魏颖恬　张立成　李竞　肖越勇　张忠亮）

参考文献

1. RYAN D P, HONG T S, BARDEESY N. Pancreatic adenocarcinoma. N Engl J Med, 2014, 371 (11): 1039-1049.
2. 杨军, 李贺, 郑荣寿, 等. 2014 年中国胰腺癌发病与死亡分析. 中国肿瘤, 2018, 27 (6): 420-425.
3. BRAY F, FERLAY J, SOERJOMATARAM I, et al. Global cancer statistics 2018: GLOBOCAN estimates of incidence and mortality worldwide for 36 cancers in 185 countries. CA Cancer J Clin, 2018, 68 (6): 394-424.
4. TAKAHASHI K, EHATA S, KOINUMA D, et al. Pancreatic tumor microenvironment confers highly malignant properties on pancreatic cancer cells. Oncogene, 2018, 37 (21): 2757-2772.
5. NCCN. NCCN Clinical Practice Guidelines in Oncology: Pancreatic Adenocarcinoma. 2018.
6. WILSON J S, PIROLA R C, APTE M V. Stars and stripes in pancreatic cancer: role of stellate cells and stroma in cancer progression. Front Physiol, 2014, 5: 52.
7. WATT J, KOCHER H M. The desmoplastic stroma of pancreatic cancer is a barrier to immune cell infiltration. Oncoimmunology, 2013, 2 (12): e26788.
8. SEO Y D, PILLARISETTY V G. T-cell programming in pancreatic adenocarcinoma: a review. Cancer Gene Ther, 2017,

24 (3): 106-113.

9. MARTINEZ-BOSCH N, VINAIXA J, NAVARRO P. Immune Evasion in Pancreatic Cancer: From Mechanisms to Therapy. Cancers (Basel), 2018, 10 (1): 6.

10. HILMI M, BARTHOLIN L, NEUZILLET C. Immune therapies in pancreatic ductal adenocarcinoma: Where are we now ? World J Gastroenterol, 2018, 24 (20): 2137-2151.

11. FENG M, XIONG G, CAO Z, et al. PD-1/PD-L1 and immunotherapy for pancreatic cancer. Cancer Lett, 2017, 407: 57-65.

12. LAGHI L, BEGHELLI S, SPINELLI A, et al. Irrelevance of microsatellite instability in the epidemiology of sporadic pancreatic ductal adenocarcinoma. PLoS One, 2012, 7 (9): e46002.

13. PICO D E COANA Y, CHOUDHURY A, KIESSLING R. Checkpoint blockade for cancer therapy: revitalizing a suppressed immune system. Trends Mol Med, 2015, 21 (8): 482-491.

14. BLANK C U, HAANEN J B, RIBAS A, et al. CANCER IMMUNOLOGY. The "cancer immunogram". Science, 2016, 352 (6286): 658-660.

15. LE LARGE T Y S, BIJLSMA M F, KAZEMIER G, et al. Key biological processes driving metastatic spread of pancreatic cancer as identified by multi-omics studies. Semin Cancer Biol, 2017, 44: 153-169.

16. FERGUSON T A, CHOI J, GREEN D R. Armed response: how dying cells influence T-cell functions. Immunol Rev, 2011, 241 (1): 77-88.

17. AL-SAKERE B, BERNAT C, ANDRE F, et al. A study of the immunological response to tumor ablation with irreversible electroporation. Technol Cancer Res Treat, 2007, 6 (4): 301-306.

18. KEIR M E, BUTTE M J, FREEMAN G J, et al. PD-1 and its ligands in tolerance and immunity. Annu Rev Immunol, 2008, 26: 677-704.

19. FRANCISCO L M, SAGE P T, SHARPE A H. The PD-1 pathway in tolerance and autoimmunity. Immunol Rev, 2010, 236: 219-242.

20. NOMI T, SHO M, AKAHORI T, et al. Clinical significance and therapeutic potential of the programmed death-1 ligand/programmed death-1 pathway in human pancreatic cancer. Clin Cancer Res, 2007, 13 (7): 2151-2157.

21. DONG W, WU X, MA S, et al. The mechanism of anti-PD-L1 antibody efficacy against PD-L1 negative tumors identifies NK cells expressing PD-L1 as a cytolytic effector. Cancer Discov, 2019, 9 (10): 1422-1437.

22. MAHALINGAM D, GOEL S, APARO S, et al. A Phase Ⅱ Study of Pelareorep (REOLYSIN) in Combination with Gemcitabine for Patients with Advanced Pancreatic Adenocarcinoma. Cancers (Basel), 2018, 10 (6): 160.

23. ZHAO J, WEN X, TIAN L, et al. Irreversible electroporation reverses resistance to immune checkpoint blockade in pancreatic cancer. Nat Commun, 2019, 10 (1): 899.

24. JOSE A, SOBREVALS L, IVORRA A, et al. Irreversible electroporation shows efficacy against pancreatic carcinoma without systemic toxicity in mouse models. Cancer Lett, 2012, 317 (1): 16-23.

25. WHITE S B, ZHANG Z, CHEN J, et al. Early Immunologic Response of Irreversible Electroporation versus Cryoablation in a Rodent Model of Pancreatic Cancer. J Vasc Interv Radiol, 2018, 29 (12): 1764-1769.

第十三章
纳米刀肿瘤消融围手术期护理

第一节 概 述

一、护理相关要点

1. 术前评估及健康宣教，做好围手术期人文关怀。

2. 手术间环境管理，如温度、湿度的管理。

3. 急救药物及物品的准备，以及麻醉药的管理。

4. 仪器设备、特殊耗材的准备及管理。

5. 三个时机的安全核对，包括患者姓名、床号、住院号、手术名称、部位、麻醉方式等。

6. 配合麻醉医生静脉麻醉给药及气管插管。

7. 输液管路、尿管、引流管、气管插管、中心静脉导管等各种管路的安全管理。

8. 手术体位安置、安全固定并实时观察各管路是否安全通畅。

9. 预防术中低体温。

10. 术中密切观察患者生命体征，观察麻醉深度。

11. 手术苏醒期防坠床，防各管路脱出。

12. 术后并发症的观察及预防。

二、护理在纳米刀手术围手术期的重要性

纳米刀不可逆电穿孔消融术是一种不依赖热量形式的新型肿瘤消融技术，它通过释放高压脉冲在肿瘤细胞上形成纳米级永久性穿孔，同时也引起人体产生如下反应：①电流通过人体能引起骨骼肌抽搐；②电流通过人体可引起呼吸肌抽搐，造成缺氧；③电流可引起严重的心律失常或心搏骤停，甚至死亡；④在做某些部位的治疗时血流动力学会有剧烈的变化。因此，为防止术中突发情况需要医护人员严谨、团结协作共同处理突发应急事件，更需要专科化精细化配合好手术，保障手术顺利完成。

第二节 纳米刀肿瘤消融术前护理

1. 手术前期护理访视

（1）手术护士应在纳米刀手术实施前 1~2d 访视患者，告知患者禁食水时间，做好胃肠道准备等；

术前做好个人卫生,洗澡更衣,特殊部位备皮;手术当日不佩戴首饰不化妆。充分了解患者的既往史,特别注意患者有无高血压、心律失常等心脏病病史。

(2)检查化验单是否齐全;术前有无凝血异常或使用过抗凝药,如使用抗凝药物需停药一周后复查凝血无异常再次择期手术;检查术前是否有低钾血症等电解质紊乱情况。

(3)了解患者体内是否有金属植入物、心脏支架、起搏器(装有起搏器的患者术前心内会诊并将起搏器调制手术模式),胆道支架等。

(4)告知患者手术前会留置胃管(根据病情),手术中会留置尿管,并告知其重要性以及配合方法,使患者有心理准备。

(5)向患者讲解纳米刀的基本原理及其操作过程,术前、术中、术后的注意事项,耐心回答患者提出的问题,减轻患者的紧张、焦虑的情绪。

(6)女性患者询问是否在生理期。

(7)与手术医生麻醉医生沟通手术特殊用物,特殊体位。

(8)提前一天将液体、肩背、暖被放入温箱备用。

2. 材料装备　准备手术敷料、一次性手术物品及特殊手术耗材、特殊用物,备好体位垫。

(1)仰卧位需30cm×40cm硅胶垫1个,腘窝垫1个,足跟垫2个,约束带2根。

(2)仰卧双臂过伸位需准备仰卧位双臂过伸体位垫(专用)1个或头架1个,30cm×40cm硅胶垫1个,腘窝垫1个,足跟垫2个,约束带2根,薄海绵垫,绷带。

(3)侧卧位需准备塑形垫,头圈,40cm×100cm的硅胶垫1个,30cm×40cm海绵垫2个,30cm×40cm厚海绵垫1个,腋垫1个,抱枕1个,约束带1个,挡板1个。

(4)俯卧位需准备俯卧位硅胶头圈,大海绵枕头3个,腘窝垫1个,约束带2个。备好急救车及抢救仪器设备,连接负压吸引器。

第三节　纳米刀肿瘤消融术中护理

一、患者入室前

1. 患者入手术室前　巡回护士提前进入手术室,调节房间温度22~26℃,湿度40%~60%,检查常用吸引器、除颤仪、急救车处于备用状态,降压药、抗心律失常药物等急救用物是否备齐。

2. 室内仪器设备合理布局　室内需使用的仪器设备较多,确认纳米刀主机、麻醉机、同步心电监护仪、高压注射器、输液泵等装置布局是否合理。我科室CT机器居中,患者采用足先进体位,右侧扇形分布依次为麻醉机、心电监护仪、输液装置及高压注射器,左侧为纳米刀主机同步心电监护仪,注意电线管路等合理整理,避免缠绕。

3. 请领麻醉药　双人双锁管理,与麻醉医生共同核对,配置药物。

4. 准备温液体、肩背、暖被。

二、患者入室后

1. 安全核对　患者入室后进行安全核对,安全核对应在麻醉实施前、手术开始前、患者离开手术室前三个时机进行,且由麻醉医生、手术医生、巡回护士三方使用两种以上的方法共同核对患者及手术信息。

2. 上手术床 安全核对无误后协助患者上手术床,脱去病号服,使用温箱内的肩背及手术小被子覆盖,保护患者的隐私,束腿带初步固定。

3. 预防压力性损伤 根据手术体位将患者易受压部位(如骨隆突处、骶尾部、足跟)涂抹赛肤润或甘油,预防压力性损伤,手术时间大于 4h 应填写手术患者皮肤预警表,并每间隔 1h,用手轻托或按摩受压部位。束腿带再次固定。

4. 建立静脉通路 应选择较粗大的血管并避开动脉穿刺部位(术中实时动脉血压),输液管路使用三通及延长管,方便术中给药以及输液管路的长度足够满足手术床的前后移动。连接心电监护,注意外周血压计应避免与输液通路在同一侧肢体。

5. 配合麻醉 协助麻醉医生给药、插管,并提倡唱药。给药后麻醉医生使用面罩加压给氧,巡回护士应注意按压胃贲门部,预防术后胃胀气。协助固定气管插管。

6. 眼睛的保护 麻醉后眼睛无法自然闭合的,应使用专用眼贴或 3M 透明敷料粘贴于患者眼睑上,预防暴露性结膜炎等并发症。

7. 留置尿管 留置尿管时应注意用无菌液状石蜡充分润滑导尿管,动作轻柔,预防尿道损伤,减少尿道刺激。

8. 粘贴电极片 巡回护士术中需正确掌握心电同步仪和心电监护仪的使用,调整二者导联模式一致。电极片粘贴时应注意:①粘贴前局部皮肤备皮、清洁,用 75% 酒精擦拭脱脂以降低皮肤电阻抗;②避开手术野;③避开破损皮肤处;④同一部位粘贴 2 套电极片需间隔 3cm 以上,避免相互干扰。术中密切观察电压、电流状况,IRE 主机在术中可能会出现高电流保护而致机器不工作,多因过度打击导致靶区电流超出正常范围。若出现,则关闭仪器背面电源开关,10s 后重启机器即可。

9. 合理摆放体位 纳米刀手术借助现代影像学技术,需在 CT 下进行,根据肿瘤部位综合考虑合理摆放手术体位。体位摆放原则:①在减少患者生理功能影响的前提下,充分暴露手术野,保护患者隐私;②保持身体正常的生理弯曲及生理轴线,维持各肢体、关节的生理功能体位,防止过度牵拉、扭曲及血管神经损伤;③保持患者呼吸通畅,气管插管不打折、循环稳定、输液通路、尿管引流通畅;④注意分散压力,防止局部长时间受压,保持患者皮肤完整性;⑤正确约束患者,松紧度适宜(以容纳 1 指为宜)维持体位稳定,防止术中移位、坠床。

10. 常用体位 常用体位有仰卧位、过伸仰卧位、侧卧位、俯卧位。患者的体位摆放根据病灶位置和进针路径灵活设置,体位摆放原则是穿刺进针方便和利于麻醉和术中呼吸管理。

(1)仰卧位:患者于 CT 扫描床上取仰卧位,在腋下手横铺手术中单,患者双手紧贴放于身体两侧,并用中单包裹,腘窝处垫硅胶垫或海绵垫,足跟处垫足跟垫或海绵垫抬高(图 13-1)。

(2)过伸仰卧位:患者取仰卧位,头部垫专用体位垫,患者双手举过头顶并固定,腘窝处垫硅胶垫或海绵垫,足跟处垫足跟垫或海绵垫抬高(图 13-2)。如患者肩关节活动障碍,可借助头架将术侧肢体固定,先

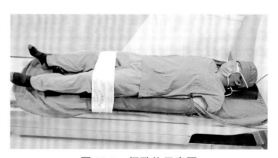

图 13-1 仰卧位示意图

用治疗巾包裹肢体,使用薄海绵垫及绷带悬吊于头架上(图 13-3),悬吊好后用束腿带将手臂向对侧牵拉,防止术中手臂下滑(图 13-4)。

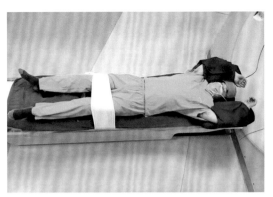

图 13-2　过伸仰卧位

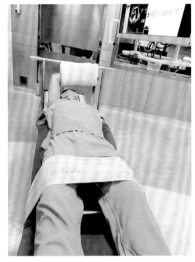

图 13-3　头架将术侧肢体固定

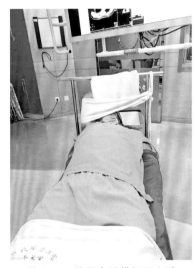

图 13-4　使用束腿带加固上肢

（3）侧卧位：此体位不易固定，术中患者往往移位导致穿刺针位置发生移位，需要仔细固定。

1）备用床准备：术前将塑形垫放于手术床上，塑形垫内颗粒塑形成簸箕形状，将抽气管连接于负压吸引器上，少量抽气，使垫内颗粒不移动。在塑形垫上依次铺制 40cm×100cm 的硅胶垫、海绵垫，并用中单包裹。

2）体位摆放：患者取侧卧于塑型垫上，注意下方腋窝处留一拳位置，避免臂丛神经受损，抽气使塑形垫固定成形，利用两侧的高度使躯干固定牢固。头圈置于头下，耳朵放在圈内，上侧腿伸直，下侧腿屈曲，在两膝之间、下方膝关节及双侧踝关节下各放 1 个海绵垫，双上肢自然屈曲向上放于面前，双手之间放抱枕，腋下垫一腋垫，在大腿上 1/3 处约束带约束（图 13-5）。

（4）俯卧位：使用俯卧位垫（海绵大枕头）进行摆放俯卧位，3 个俯卧位垫分别置于肩胛至上胸、盆骨下和膝至足下。保证腹部悬空，头部使用医用俯卧位硅胶头垫，头偏向一侧，注意眼睛耳朵不受压，保持呼吸道通畅，气管插管不打折；双手自然抱头或紧贴身体两侧中单包裹，膝关节上 10cm 垫硅胶垫抬高，预防膝关节受压，双手自然抱头或平行于身体两侧，女性患者注意保护乳房勿受压，男性患者生殖器勿扭转；翻身时要注意轴位翻身约束带固定于膝关节上 10cm 及肩胛处（图 13-6）。

三、手术开始后

1. 因纳米刀手术在 CT 定位下进行，术中反复多次进行 CT 检查，巡回护士应妥善固定各类管道（呼吸管路、引流管路、输液管路）等，防止脱出、扭曲、打折等。

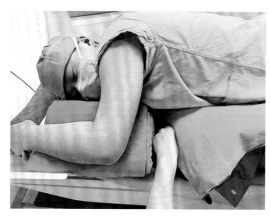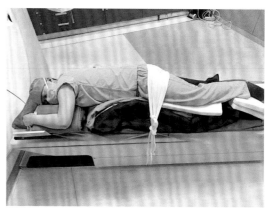

图 13-5 侧卧位的体位摆放

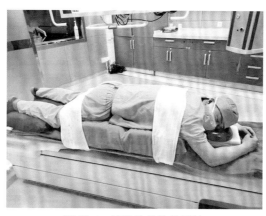

图 13-6 俯卧位的体位摆放

2. CT床进出扫描架时,CT机架孔径壁勿碰压消融针,避免污染、移位的发生。

3. 纳米刀手术要求患者肌肉完全处于放松状态,消融过程产生的直流电压可导致肌肉周期性剧烈收缩,从而引发位置变动,导致消融针波动,造成周围组织器官划伤及坠床的风险。巡回护士需密切观察患者电刺激下肌肉收缩程度,提醒麻醉医生是否需要加深麻醉深度。

4. 密切关注患者生命体征,纳米刀存在高压脉冲消融过程中即使深度麻醉及肌肉松弛麻醉下仍可出现血压快速升高、电压脉冲可干扰心电活动等特点,故术中严密监测生命体征尤为重要。

四、手术结束后

1. 患者术中麻醉深度深,使用肌肉松弛药量大,则麻醉复苏期相对较长。

2. 将患者眼贴去除掉,将体位换成平卧位并妥善固定(如束腿带固定双下肢,中单进行双手固定,保证患者手臂不下垂),医务人员要一直陪护在患者两侧并再次确定患者固定牢固,预防因躁动或意识不清造成术后坠床及麻醉苏醒期的意外脱管情况。

3. 再次检查吸引器,将吸引器打开,吸引器与吸引器皮管及吸痰管依次连接好,处于备用状态。

4. 患者苏醒时及时告知患者手术已做完,并告诉患者主动配合。

5. 麻醉苏醒后使用过床易(图13-7)协助患者过床(可有效保护医务人员腰部不受损伤,节约体力,也可避免因患者体重过大造成落床速度过快),麻醉医生负责抬起并保护患者头颈部,巡回护士负责轻抬患者双腿,手术医生一人在CT床侧,另一人在转运平车床侧,两床并齐,患者侧身放过床易,合力将患者轻滑至转运平车上。

6. 患者完全清醒,且生命体征平稳后由麻醉医生、手术医生、巡回护士共同将患者送回病房。

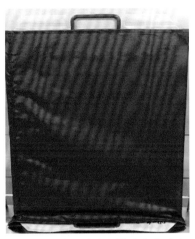

图 13-7　使用过床易协助患者过床

第四节　纳米刀肿瘤消融术后护理

1. 生命体征的监测　保持呼吸道通畅,密切观察心电监护变化,监测麻醉后不良反应,嘱患者去枕平卧 6h,持续低流量吸氧,氧流量调节至 2L/min。如患者发生恶心、呕吐,嘱咐患者将头偏向一侧,以免发生误吸,及时清理口腔分泌物及呕吐物,并遵医嘱给予止吐药物(如格拉司琼、昂丹司琼等)。

2. 意识与皮肤温度的观察　如患者意识尚清,但烦躁焦虑,精神紧张,面色、皮肤苍白、口唇、甲床轻度发绀,心率加快,呼吸频率增加,出冷汗,脉搏细速,血压可骤降也可略降,脉压缩小、尿量减少等休克症状,立即报告医生,及时处理。

3. 各种导管的护理　患者的尿管、胃管、引流管等妥善固定,并观察引流液的颜色、性质和量。留置胃管患者每日早晚 2 次口腔护理,留置尿管患者每晚 1 次会阴冲洗,术后第 1 天可酌情拔出尿管,预防泌尿系感染。

4. 消化道护理　对于术后禁食水的患者,应遵医嘱给予肠外营养支持。拔出胃管后饮食由流食到半流食,再到普食,逐步过渡。

5. 感染、发热护理　术后发热较为常见,是肿瘤消融后缺血、坏死、吸收的表现,一般体温<38.5℃,无须抗炎治疗,3d 内可自行缓解,伤口有渗血、渗液时应及时更换敷料,术后 3d 内穿刺点需保持干燥,不能洗澡,可用温水擦身,以防止手术部位的感染。

6. 疼痛护理　告知患者术后应用止疼泵的方法,当疼痛难忍时可按压止疼泵(最短间隔时间 8min),如仍不能缓解,可遵医嘱对症处理。

7. 预防静脉血栓　纳米刀消融术中不同程度损伤了血管内皮,患者术后有发生静脉血栓的可能性,因此术后遵医嘱预防性使用抗凝药物或弹力袜。

(马 丽　李 婕)

参考文献

1. 郭莉, 李徐梅. 手术室专科护理. 北京: 人民卫生出版社, 2019.
2. 肖越勇, 张欣. 纳米刀消融技术在肝癌中的应用. 肝癌电子杂志, 2015, 2 (2): 23-24.
3. 李康妹, 李书英, 曾健滢等. 不可逆性电穿孔消融治疗胰腺癌术后胃十二指肠出血护理. 全科护理, 2019, 17 (9): 1069-1071.
4. 梁小婷, 刘艳玲, 陈佳娜, 等. 60 例胰腺癌 LAPC 纳米刀治疗的围术期护理. 护理实践与研究, 2020, 17 (23): 117-119.
5. 费晓燕, 戚倩. 恶性肿瘤患者纳米刀介入治疗的护理配合. 护士进修杂志, 2019, 34 (6): 559-561.
6. 唐姗姗, 齐新荣, 郭海涛. 全身麻醉手术患者眼部护理研究进展. 医学研究与教育, 2020, 37 (4): 49-53.
7. 伍晓玲. 个性化防护在全麻患者术中护理的应用. 世界最新医学信息文摘, 2019, 19 (75): 355-356.
8. 武伟, 李丽霞, 刘庆, 等. 单操作孔全胸腔镜下肺叶切除的手术配合. 军医进修学院学报, 2010, 31 (11): 1054-1055.
9. LEI Y Y, LIU B X. Perioperative nursing of patients with pancreatic cancer treated with a nanoknife. Journal of Nanoscience and Nanotechnology, 2020, 20: 6584-6590.
10. 何晓峰, 肖越勇. 纳米刀肿瘤消融治疗的临床应用进展. 中华放射学杂志, 2014, 48 (10): 1270-1271.
11. 陈玉珍, 贺月珍. 麻醉复苏室护理安全隐患分析及措施. 实用临床护理学杂志, 2018, 3 (30): 58-59.
12. 姜丹, 吕晓娇. PACU 患者发生术后恶性呕吐的危险因素分析及护理策略. 空军医学杂志, 2020, 36 (6): 540-542.
13. 张新枝, 李玲玲, 祁晓磊. 规范化护理流程在 CT 引导下纳米刀消融术治疗胰腺癌中的应用. 中华肿瘤防治杂志, 2018, 25 (S1): 233-234.